U0308910

呼吸科常见病
诊断与防治

荣磊 等 主编

江西科学技术出版社

江西·南昌

图书在版编目（CIP）数据

呼吸科常见病诊断与防治 / 荣磊等主编 .— 南昌：
江西科学技术出版社，2020.6（2024.1 重印）
ISBN 978-7-5390-7307-1

Ⅰ．①呼… Ⅱ．①荣… Ⅲ．①呼吸系统疾病－常见病
－诊疗 Ⅳ．① R56

中国版本图书馆 CIP 数据核字（2020）第 069811 号

选题序号：ZK2019394

责任编辑：宋　涛

呼吸科常见病诊断与防治
HUXIKE CHANGJIANBING ZHENDUAN YU FANGZHI

荣磊 等　主编

出版发行	江西科学技术出版社	
社　　址	南昌市蓼洲街 2 号附 1 号	
	邮编：330009　　电话：（0791）86623491　　86639342（传真）	
经　　销	全国新华书店	
印　　刷	三河市华东印刷有限公司	
开　　本	880mm×1230mm　　1/16	
字　　数	293 千字	
印　　张	9.25	
版　　次	2020 年 6 月第 1 版　　2024年1月第1版第2次印刷	
书　　号	ISBN 978-7-5390-7307-1	
定　　价	88.00 元	

赣版权登字：-03-2020-138

编 委 会

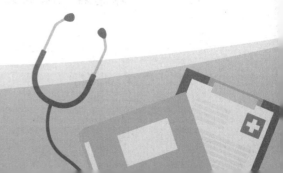

前　言

　　临床医学是一门不断发展的学科，新的研究和临床实践正在不断地丰富着医学知识，诊断和治疗技术也在不断地发生革命性的变化。现代呼吸系统的诊疗技术也得到了迅速发展，更先进的诊疗操作技术应用于临床，使得许多疑难危重疾病的诊断和救治率得到明显提高。对于一些过去认识模糊的疾病有了更清楚的了解，对于一些过去无法治疗的疾病有了更多的干预手段，特别是在疑难病例的诊疗中起到了重要作用。然而随着呼吸系统疾病的发病率的增长，临床呼吸科医生也面临着来自病人更大的需求。为适应这一需要，不断总结和丰富临床诊疗经验，提高呼吸科医师解决常见和疑难问题的能力，编者们特组织编写了此书。

　　本书首先介绍了呼吸系统的解剖、呼吸系统生理功能以及呼吸系统疾病常用检查方法，其次介绍了呼吸系统急危重症、肺部感染性疾病、弥漫性肺部疾病、慢性支气管炎与慢性阻塞性肺疾病、肺血栓栓塞症、肺动脉高压与肺源性心脏病、胸膜疾病等的诊疗，最后介绍了肺部肿瘤疾病的内容。

　　本书融入呼吸科疾病新进展和新观点，思路清晰，内容丰富，切实结合临床实际，具有较强的实用性和可操作性。

　　在编写过程中，虽力求做到写作内容完整，但由于各位作者的临床经验和编写风格有所差异，书中难免存在疏漏和不足之处，望广大读者批评指正，以便再版时修正。

编　者

2020 年 6 月

目 录

第一章 呼吸系统的解剖

第一节 上呼吸道

上呼吸道由鼻、口腔以及咽构成（图 1-1）。从通气角度而言，作为呼吸系统的开口，上呼吸道是吸入气流进入下呼吸道的必由径路；同时，上呼吸道作为整个呼吸道清除防御机制的重要组成部分，还有滤过和清除吸入气流中的微小异物、对吸入气流提供有效的温化和湿化处理的重要功能；上呼吸道空间占气道解剖无效腔的 30% ~ 50%，因此对肺泡通气也有着重要的影响。当然，上呼吸道的完整对发音和嗅觉功能也是至为关键的。喉在解剖学上虽属下呼吸道，但是从功能上考虑，则应属上呼吸道的一部分。

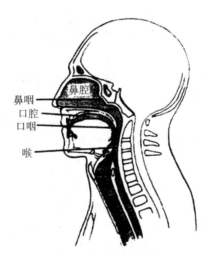

鼻咽
口腔
口咽
喉
鼻腔

图 1-1 上呼吸道由鼻、口腔及其后的咽腔构成

一、鼻

鼻由外鼻和鼻腔构成。外鼻的上三分之一由刚性的鼻梁骨所支撑，其下三分之一则为鼻软骨。鼻腔位于硬腭之上，鼻中隔将其一分为二。

鼻腔是一有骨骼支撑的刚性器官，在吸气相气道内压形成负压时可以保护鼻通道不因受大气压迫而增加阻力。鼻腔的形状进口小而出口大，吸入气流进入鼻腔后即可扩布而与鼻黏膜表面有最大的接触，有利于有效地吸收其温度和湿度。鼻腔内壁均由黏膜覆盖，其前部三分之一为鳞状上皮组织，其余则均为假复层纤毛柱状上皮。鼻黏膜上毛细血管、杯状细胞及腺体等分布十分丰富，因此鼻具有温化、湿化以及滤过、清洁吸入气流的基本功能。

鼻中隔前部为软骨，可因偏移而造成一侧鼻道的狭窄。在放置经鼻人工气道时，如果一侧插入困难常系鼻中隔偏移所致，改从对侧插入则多能成功。

在两侧鼻腔的侧壁上各排列有三条前后方向的弯曲骨性突起，是为鼻甲。鼻甲下方的鼻腔通道自上而下分别称为上、中、下鼻道。鼻甲的存在增加了鼻腔黏膜的表面积。成人鼻腔的容积仅约 30 cm³，其表面覆盖的黏膜面积却达 160 cm³ 左右，鼻黏膜与经鼻气流之间因此可有充分的湿热交换，是为鼻腔温化、湿化功能的解剖结构基础。一般，鼻黏膜上每天为湿化吸入气流所提供的水分可达 1 000 mL 左右，吸入气流经过鼻腔而到达鼻咽水平时其相对湿度可以提高到 75% ~ 80%。

在鼻腔之前，鼻前庭密布的鼻毛、鼻道的弯曲径路、鼻黏膜表面丰富的黏液则可以截留、沉积、黏着吸入气流中的异物颗粒，是呼吸系统清除防御机制的第一道屏障。临床上建立各种形式的人工气道时吸入气流可因改道绕过鼻腔，或者由于吸入鼻内的气流量过大而得不到鼻的有效温化湿化，在这些情况下即均须以人工手段对吸入气流进行有效的温化、湿化或气雾化处理，这也是呼吸治疗中的重要内容之一。

二、咽

咽为上呼吸道鼻腔和门腔后方的空间，又可分为鼻咽、口咽和咽喉三部分。

（一）鼻咽部

鼻咽部的位置最高，在软腭的上方，因为与鼻腔后方相连故名之。鼻咽腔的上界为颅底蝶骨及枕骨的基底部，后方为咽后壁。鼻咽部覆盖着带纤毛的假复层柱状上皮。鼻咽部有咽鼓管开口，咽鼓管沟通鼻咽腔及中耳，对中耳内的液体引流至为重要，并因此而维持中耳内的适当气压和鼓膜的正常运动。

任何影响鼻咽腔内咽鼓管开口引流通畅的因素都有可能引起中耳炎和听力下降。在需要保持咽部通道的通畅而留置鼻咽导管或气管插管时，可能会因导管压迫咽鼓管开口而造成不良反应。

（二）口咽部

口咽部为软腭与舌根之间的气道空间，系鼻咽部向下的延续。口咽腔同时与前方的口腔相沿，故实为鼻、口两个方向而来的气流径路；因此在上呼吸道梗阻时根据患者的具体情况，可有经鼻或经口建立人工气道的两种选择。

口咽后壁上丰富的淋巴组织包括扁桃体则为呼吸系统清除防御机制中的重要环节。

（三）喉咽部

喉咽部为咽的最深部，在舌根以下到食管开口之间，其前方即为喉。喉咽部周围均为肌肉软组织结构，缺乏骨性支撑，所以在昏迷、麻醉等意识丧失的情况下或者睡眠呼吸暂停综合征及帕金森综合征等患者，都可以因为局部肌肉特别是舌肌的松弛而失去必要的张力支撑，加上患者又多处仰卧，因而极易造成舌根后坠，不同程度地堵塞此段咽部气道，成为常见的气道急诊。

此外，进行气管插管时需要看清的一些重要解剖标志如会厌、会厌角、会厌杓状软骨反折及杓状软骨等。因此喉咽部在上呼吸道气道管理和气管插管中有着重要的意义。

头的位置对喉咽部气道是否通畅有很大的影响。人在低头时，咽部气道因为大角度前曲、咽后壁向前压迫而可能会有不同程度的堵塞，造成与平卧位时舌根后坠同样的后果。但是，无论体位如何，只要将颈部垫起、头部后仰，便可使咽后壁后移、并使整个上呼吸道口、咽及喉拉直在一条轴线上；如果将下颌上抬而带动舌根前移，则更可加大咽部气道前后壁间的空间（图1-2）。在心肺复苏、咽部气道梗阻，或者需要气管插管、支气管镜介入时都应采取这个位置使患者的咽部气道得到满意的开放和暴露。

口咽及舌咽部分布着第九对颅神经即喉返神经感觉支的末梢。咽部受刺激时，冲动经反射弧由第十对颅神经即迷走神经的运动支传出而形成呕吐及吞咽动作，将异物排出或吞入食管内，以防气管吸入，是为咽反射。咽反射为正常人呼吸道所有的保护性反射之一。病理情况下如药物过量、麻醉、中枢神经系统病变或昏迷时，咽反射可能消失而造成气道吸入。由于咽反射较喉反射、气管反射及气管隆嵴反射等其他三个保护性反射受损早而恢复晚，因此被用来作为评估整个呼吸道保护性反射机制是否完好的指标。

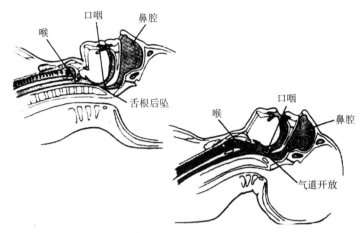

图1-2　头的位置对咽部气道的通畅与否有很大影响，头部后仰可以增加咽喉壁与舌根的距离而开放咽部气道

三、喉

喉的体表解剖位置在颈前第四到第六颈椎水平，为上、下呼吸道连接的部位，其上为喉咽部，往下则与气管相连。喉具有四个方面的基本功能：连通上、下呼吸道，保护下气道以免异物进入，参与咳嗽动作及语言发声。

喉是由软骨群构成的中空器官，各软骨由喉肌群及膜状组织相连。甲状软骨为喉中最大的一块软骨，由两翼在前正中相连，形成"喉结"。甲状软骨的下方借环甲膜与环状软骨相连，在体表上，紧接甲状软骨下缘约指尖宽的间隙即为环甲膜的投影位置。环甲间隙有重要的临床意义，环甲膜穿刺和紧急情况下的环甲膜切开术均由此处进入气管。

喉的开口为声门，约在甲状软骨下部的水平，为两侧声带间的间隙。声带为杓状软骨与甲状软骨间的一对韧带膜，其前部结合在一起附着于甲状软骨上，后部则附着在甲状软骨后方两侧之活动的杓状软骨上，因此两侧声带的边缘所形成的声门为一扇面向后的八字形开口（图1-3）。声带的活动由杓状软骨所牵动，除了发声之外也随呼吸舒缩，吸气时声门开大，特别在深吸气时声门明显打开；屏气时则可关闭成一细缝。在成人，声门为上呼吸道最狭窄的部位，各种原因的声带水肿较容易造成声门的明显梗阻甚至引起窒息，是为最紧急的气道急诊。但在幼儿，上呼吸道最狭窄的部位则在声门稍下的环状软骨水平，相应的声门下水肿造成的梗阻和威胁也要更大。

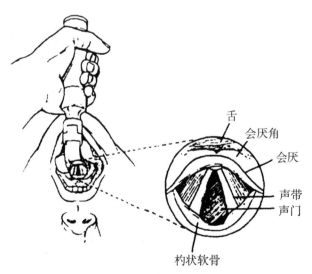

舌
会厌角
会厌
声带
声门
杓状软骨

图1-3　喉的解剖

声带为甲状软骨与杓状软骨之间两片膜性韧带的增厚边缘，两侧声带在前并在一起附于甲状软骨，而在后方则分开附着于杓状软骨，其间的八字形裂隙即为声门。声门为喉的开口，也即进出气管的关卡会厌为一片叶状弹性软骨，也为喉的重要组成（图1-4）。会厌的基底部附着于甲状软骨前缘，其游离的体部可以后翻盖住喉的上口而将声门封闭，这在吞咽时可防止食物吸入气管。

喉反射为呼吸道保护性反射之一。喉部受到异物刺激时，冲动由迷走神经感觉支传入，通过迷走神经运动支、喉返神经传出，使声带合拢、会厌关闭而制止异物进入气管内。各种病理情况下特别在昏迷时，喉反射可能消失而造成气道吸入甚至窒息。喉黏膜由上皮覆盖，在声带以上为复层鳞状上皮，声带以下部位的喉黏膜则为假复层柱状纤毛上皮。

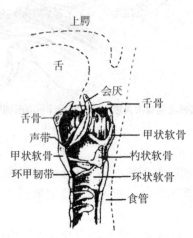

图1-4　会厌为叶片状软骨，其基底附着于甲状软骨前缘，吞咽和屏气时游离的体部可在咽喉肌肉群的支配下覆盖喉的上口

第二节　下呼吸道

下呼吸道从气管开始，分支为主支气管、叶支气管、段支气管，越分越细，直到肺泡共分24级。其中，从气管到终末细支气管为气体的传导部分；从呼吸性细支气管到肺泡为气体的交换部分（表1-1）。

表1-1　支气管分支的名称、级数及其结构特点

气管	等级	数目	直径（mm）	软骨	平滑肌	营养	供应范围	位置关系	上皮
气管	0	1	18	U型	连接软骨的缺口处				纤毛柱状上皮
支气管	1	2	13						
叶支气管	2~3	4~8	7~5	不规则或螺旋形软骨片	螺旋形的平滑肌束	支气管循环	两肺、单肺、肺叶、肺段、次级小叶	与血管（主要与动脉）伴行，居于结缔组织的包鞘内	立方上皮
段支气管	4	16（18）	4						
小支气管	5~11	32~2 000	3~1						
细支气管及终末细支气管	12~16	4 000~65 000	1~0.5	缺如	发达的螺旋形平滑肌束	初级小叶	直接位于肺实质内	立方上皮向扁平上皮过渡	
呼吸性细支气管	17~19	13 000~500 000	0.5以下		平滑肌束介于肺泡之间	肺循环			
肺泡管	20~22	1 000 000~4 000 000	0.3		薄的平滑肌束布于肺泡膈内		肺泡	组成肺实质	肺泡上皮
肺泡囊	23	8 000 000	0.3以下						
肺泡	24	3亿以上							

一、气管

在结构上由透明的 C 形软骨环作为支架，内覆黏膜，外被结缔组织及平滑肌纤维所形成。气管为喉与气管叉之间的扁圆形管道。气管软骨环呈 C 形铁蹄形（约占气管周径的 2/3），直径约 1.8 cm，横径比矢径大 1/4。其数目为 12 ~ 19 个不等，以 14 ~ 16 环居多数，占 87%，男性比女性平均多一个软骨环。每一气管软骨环都可能形成倒置的 Y 型叉。气管起于环状软骨下和纵隔内的分叉之间，全长约 11 cm。可分为颈部和胸部两段。颈段气管较短，上端与喉相接，下界为胸廓上口平面，其后为食管，前面有皮肤、颈部筋膜、胸骨舌骨肌和胸骨甲状肌覆盖，在活体上于颈静脉切迹处可以触及；胸段气管系从胸廓上口平面至气管叉之间的一段，较颈段长，居上纵隔内，两胸膜囊之间。气管的上端紧接喉部，下端则由两根主支气管与心包膜背面的结缔组织纤维固定在纵隔内。气管两端有一定的活动范围，其长度可略有改变，一般在 10 ~ 12 cm 之间。由于肺的影响，气管分叉略向右侧偏移。人体所处位置及运动可影响气管的位置及长度。

二、主支气管

气管在分叉处分为左右支气管（又称主支气管）。左右支气管之间的角度（即气管分叉处夹角），一般为 65° ~ 80°，平均 70°。该角度大小有重要意义，角度过大提示气管分叉下淋巴结肿大，角度过小提示可能因一侧支气管受压移位所致。支气管壁的构造与气管类似，软骨环相对较小，膜壁相对较大，软骨环的数目左、右不等，右侧的一般为 3 ~ 4 个，左侧一般为 7 ~ 8 个。

三、支气管树

（一）右支气管

右支气管较左支气管粗、短和陡直，平均长度男性为 2 cm，女性为 1.9 cm，与气管中轴延长线之夹角为 25° ~ 30°，相当于第 5 胸椎水平经右肺门人右肺。异物坠入右支气管机会较多，吸入性病变如肺脓肿也以右侧为多，尤以右下叶更著。此外，行支气管镜检查或支气管插管也以右侧较容易。

（二）左支气管

左支气管较右支气管细长和更趋于水平位，平均长度为男 4.8 cm，女 4.5 cm，与气管中轴延长线之夹角为 40° ~ 50°；相当于第 5 胸椎水平经左肺门入左肺。左支气管的长度约为右支气管的 2.5 倍。支气管管壁的软骨，从叶、段、亚段等支气管起，即逐渐变为不规则的螺旋形或裂解成为不完整的块片。待到达 7 级分支的小支气管，管径从 3.5 mm 缩小到 1 ~ 2 mm 时，软骨片迅速减少直至消失。

从细支气管到终末支气管，是气体传导的后 5 级膜性管道，连续于表层的立方形上皮细胞到此结束。黏膜下层组织逐渐退化变薄，肌纤维从管壁左右侧交织成为双螺旋的结构却有所增加。当肌纤维收缩时，终末细支气管黏膜可呈现出纵形皱襞。细支气管及其分支已无软骨支持，管腔的通畅性就不像软骨性气道，容易受到胸腔内压力波动的影响。

细支气管平均分出 20 根管径约 0.5 mm 的终末细支气管，每根终末细支气管再发出 50 根左右管径相似的呼吸性细支气管即为气体交换气道。

（三）支气管在肺内的分支

左右支气管肺门处按肺叶分为肺叶支气管（二级支气管），左肺分上、下叶支气管，右肺分上、中、下叶支气管。叶支气管再分为肺段支气管（三级支气管），每侧肺一般分为 10 个段支气管，每个段支气管分布于所属区域的肺组织（肺段）。肺段支气管再依次分支为细支气管，终末细支气管。从终末细支气管再向下分支即为呼吸性细支气管，肺泡突出于其壁上。

将肺内支气管剥离出来，或在活体用支气管造影剂造影观察时，可见到全部支气管反复分支，犹如树木的分支，故常称为"支气管树"。

（1）右支气管在肺内的分支：即从右支气管的 1 ~ 2.5 cm 处分出右上叶支气管后，向下成为中间支气管，并由此再发出中叶支气管。主支气管的主干延伸下去即为下叶支气管。肺上叶分出尖支（1）、后支（2）和前支（3）；右中叶分出外侧支（4）和内侧支（5）；右下叶分出背支（6）、内基底支（7）、前基底支（8）、外基底支（9）和后基底支（10）等肺段支气管。

（2）左支气管在肺内的分支：左支气管在距离气管分支 3 cm 处进入肺。左上叶支气管分出上、下两支支气管；上支支气管分出尖后支（1+2）和前支（3），下支为舌支支气管（相当于右肺中叶），分为上舌支（4）和下舌支（5）。左下叶为左支气管向下延伸的气道。分出背支（6）后，又分出内基底支，由内基底支和前基底支合并而成（7+8）、外基底支（9）和后基底支（10）支气管。由于左上叶的尖支与后支支气管，以及左下叶的内基底与前基底支等支气管，均是合并着的，故左侧的两叶肺内，实际上只有 8 个段性支气管。

（四）支气管分支的特点及意义

支气管树以一分为二或一分为三的分支到达肺的外周。分支支气管的管径虽小于主干，但其总截面积则大于其主干。气管的管径与 4 级亚段支气管的总截面积均为 2.5 cm。但从第 5 级起，小支气管的总截面积开始增加。随着小支气管的 7 级分支成 2 050 支时，总截面积即上升到 19.6 cm^2，约为气管的 8 倍。此后又反复分成 6 万余支终末细支气管时，总截面积达 180 cm^2，为气管截面积的 72 倍。

临床上将管径小于 2 mm 者称为"小气道"，其中包括部分小支气管和细支气管。小气道具有气流阻力小和极易阻塞等特点，在平静吸气时，空气进入狭窄的鼻咽，产生涡流；到气管和大支气管的分叉处，涡流更为明显，气流阻力显著上升。在肺周围部分，支气管分为数目众多的小气道，管径的总截面积陡然增加，吸入空气到此分散，形成层流，气流阻力迅即下降，故小气道的阻力只占总气道阻力的极小部分，使吸入的空气能均匀地分布到所有肺泡内。另外，小气道为膜性气道，管壁无软骨支持。故当小气道发炎，有痰液阻塞时，或在最大呼气气道外压力大于气道内压力时，小气道极易闭合。如阻塞性肺疾病，其病变多先从小气道开始。

四、气管与支气管的组织结构

（一）气管和支气管的管壁

其组织结构相似，均由黏膜、黏膜下层和外膜构成。尤以软骨性气管及其分支最具有代表性。

（1）黏膜、黏膜上皮为假复层纤毛柱状上皮，上皮表层几乎全由纤毛细胞构成，其间散在一些能分泌黏液的杯状细胞和基底细胞，K 细胞及 Clara 细胞，纤毛细胞和杯状细胞的比例约为 5：1；支气管分支越细，杯状细胞的数目就越少，到细支气管时黏膜仅为一层纤毛细胞和极少的杯状细胞。

（2）黏膜下层为一疏松的结缔组织层，位于黏膜的固有膜与黏膜下组织之间，二者无明显分界线，有弹力纤维和黏液腺、混合腺等分布其间（其中黏液腺占大多数，包括黏液细胞和浆细胞）并与纤维软骨层中的软骨和环形弹力纤维相联结。

（3）外膜由透明软骨和纤维组织构成。气管软骨呈马蹄形，缺口位于背侧，由平滑肌束和结缔组织连续，构成膜壁。平滑肌收缩时气管管径变小。随着支气管向外周伸延，支气管中的软骨片越来越小。到达细支气管时，壁内即不再存在软骨，而由一层排列呈螺旋状的平滑肌包绕，当该平滑肌收缩时，支气管变窄变短，在细支气管上皮中有一种无纤毛而浓染颗粒的细胞称 Clara 细胞，具有分泌功能，与生成肺泡表面活性物质有关。

（二）支气管腺体

（1）混合腺体由黏液和浆液两类分泌细胞、分泌管和收集管等构成，由导管引入气道腔的开口。主要位于黏膜下层，以中型支气管最多，密度达 1 个 /mm^2，成人约 6 000 个。

（2）腺体每日的分泌量约 4 mL，为杯状细胞分泌量的 40 倍。因而较大气道的分泌物主要由腺体供应。

腺体大小及数目变化很大，其内还含有可以分泌组胺、肝素、5- 羟色胺的肥大细胞、淋巴细胞和肺 K 细胞。腺体分泌受诸多因素影响，比如慢性气管炎及支气管炎时，腺泡增多，腺体增大，分泌量增加。另外，腺体分泌受迷走神经的支配，乙酰胆碱的刺激可使之增加，而阿托品抑制其分泌。α 及 β 肾上腺素能制剂的刺激，也可改变腺体的分泌量及成分。组胺、前列腺素、血管活性肠肽等递质，以及钙离子等也能改变腺体分泌的质量。腺体分泌物成分颇为复杂，有多糖、清蛋白、球蛋白、钾离子、钠离子、溶菌酶、转移因子以及某些特殊抗体。呼吸道的某些非特异性免疫功能可能与此有关。杯状细胞和浆液细胞是传导性气道上皮层的分泌细胞。在吸入异物和刺激性气体后，两种细胞的分泌量均明显增加。

（三）支气管的纤毛

（1）上下呼吸道除了声带，咽后壁等之外，均分布有纤毛。纤毛是从黏膜纤毛细胞长出，每个细胞约有 200 根纤毛，每平方厘米（cm^2）有 15 ~ 20 亿根。纤毛长为 7 ~ 10 mm，直径为 0.3 μm。表面由纤毛外膜覆盖，内部由纵行排列的微管组成。微管的数目、排列方式是所有的纤毛都一致的。

（2）在正常生理状态下，所有的纤毛均以同一个频率（22 次/秒），向同一个方向（头端）纤动，它是组成气道的黏液纤毛清除装置的主要成分之一，在维护气管支气管肺树的健康上，具有极为重要的意义。正常成人每天呼吸约 900 L 的空气中绝大部分有害物质是靠纤毛清除掉的，气管和支气管的纤毛呈致密的绒毯状，而末梢气道则呈孤立一簇一簇的。纤毛对外界环境变化甚为敏感，在温度过高或过低以及有害气体（如工业污染、吸烟）的作用下，其正常的纤动功能就要受到影响，当 pH 低于 6.5 时，纤毛的纤动就停止；睡眠和重力不影响纤毛的摆动；在病理情况下，如慢性气管炎或支气管炎，腺体过度分泌，纤毛不能有效摆动，黏液不能及时清除，则易阻塞小气道而发生感染；细菌和病毒又可损伤纤毛，加重感染等。另外当气管插管或切开时，直接影响了上呼吸道的湿化功能，可破坏黏液毯，使纤毛运动受影响；某些药物对纤毛运动有影响，如前列腺素能增加支气管黏液浆液的分泌量，阿托品对纤毛清除装置亦具有抑制作用。

五、气管和支气管的血液供应及淋巴回流和神经支配

（一）气管部分

（1）颈段由甲状腺下动脉的气管支分布，该支与甲状腺上动脉的气管支和支气管动脉吻合。

（2）胸段上部主要来自食管动脉的细小分支，小部分来自甲状腺下动脉。

（3）胸段下部的血液来自支气管动脉，后者的分支沿气管向上与来自食管动脉的分支互相吻合，气管周围有静脉丛通过气管静脉引流入甲状腺下静脉。

（4）气管的淋巴丰富，可分为两组。一组位于黏膜，另一组位于黏膜下层。其淋巴管入邻近的淋巴结，如支气管前淋巴结、气管旁淋巴结以及气管支气管淋巴结等，气管黏膜下层的淋巴管，在气管分叉处与动脉周围和支气管周围淋巴管吻合，气管的炎症可沿淋巴管传播到肺。

（5）气管的神经来自迷走神经的分支和喉返神经的气管支以及交感神经，它们主要分布到气管平滑肌及黏膜。

（二）支气管部分

（1）其主要由甲状腺下动脉的气管支、主动脉分出的支气管动脉、肋间动脉和胸廓内动脉的纵隔前动脉供血。

（2）支气管动脉还与肺动脉间有侧支循环，故中、小支气管远端直接由肺动脉供血。

（3）支气管的静脉回流有经气管静脉入甲状腺下静脉，经支气管前静脉入无名静脉，经支气管后静脉入奇静脉，最后均回肺静脉、上腔静脉和后纵隔静脉。

（4）支气管的淋巴也甚丰富，主要注入气管支气管淋巴结。

（5）神经来自迷走神经的支气管前支和后支，喉返神经的气管支以及交感神经的分支。

第三节 肺的组织结构

肺泡为气道最末一级亦即第二十四级的分支，是肺内进行气体交换的主要部位。

不过在功能上，终末细支气管即第十七级支气管以下的分支，其管壁上就已经有气体交换，所以又称呼吸性细支气管。呼吸性细支气管约有三级分支，其上皮逐渐由纤毛柱状细胞转变为扁平鳞状细胞，而杯状细胞则几乎消失。从第二十级分支起，呼吸性细支气管又有三级分支即肺泡管，肺泡管的管壁已经完成肺泡化，肺泡管上的平滑肌可以调节其管腔。肺泡管与肺泡相通，其末端则分支成囊状盲管即肺

泡囊。第一级肺泡管与其相应的肺泡组织构成初级肺小叶，通常认为初级肺小叶是肺的基本功能单位。

肺实质和肺泡是肺组织的基本结构，肺循环的小支和肺毛细血管分布在肺实质之中。肺实质和肺泡壁上的结缔组织富含胶原纤维、弹性纤维及蛋白多糖，结缔组织所形成的网状构架是肺内的重要结构。一方面，作为肺的支架，其胶原纤维与肺泡上皮、肺毛细血管基膜的胶原纤维相融合而把肺内的组织结构组合在一起；另一方面，又通过移行相连于气道管壁上的结缔组织网络，使得肺组织与支气管连接成一个互相支持和影响的整体。

与气管支气管相比，肺泡的胚胎发育较晚。肺泡的发育主要在出生之后，新生儿的肺泡仅 1 700 万 ~ 2 000 万个，到 18 个月时则已增长到 1.3 亿，接近于成人的 40%。肺泡的增长基本与体表面积的增长呈线性关系。由于身长的差异，成人的肺泡一般在 2.1 亿 ~ 6.1 亿之间。

成人肺泡大致为多角形，充气时其直径为 200 ~ 250 μm。肺泡壁的表面由肺泡上皮所覆盖，上皮表面则有一薄层衬液；肺泡壁内有着丰富的毛细血管网以及结缔组织，但在某些部位肺泡之间则直接以肺泡隔相邻；肺泡之间存在着孔隙，称为肺泡孔，相邻肺泡内的气、液可经此交通（图 1-5）。在呼吸性细支气管与相邻的肺泡间则存在着另一形式的称为 Lambert's 管的细小交通管道，为肺泡与细小支气管间提供更多的侧支交通，可防止局部肺泡管堵塞时其远端的肺泡发生肺泡不张。皮细胞

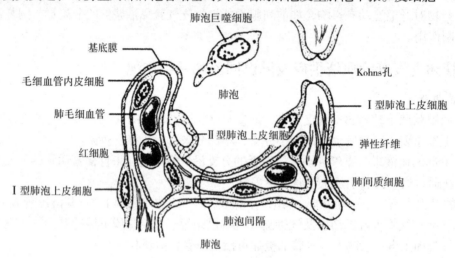

图 1-5 肺泡的组织结构

一、肺泡上皮构成

肺泡上皮的细胞有 I 型和 II 型肺泡上皮两种，两种细胞都贴附于上皮的基膜上（图 1-6）。

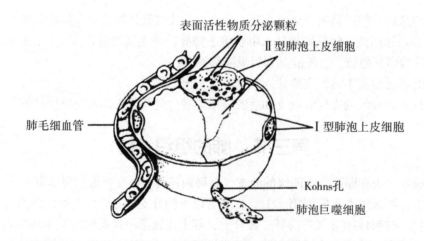

图 1-6 肺泡的上皮细胞有两种

I 型上皮细胞大而扁平，大约覆盖肺泡表面的 95%，对维持肺泡屏障以及肺泡内外的气体交换和物

质转运等结构和功能的正常起着重要的作用；Ⅱ型细胞数目众多但体积较小，其分泌的表面活性物质对维持肺泡的稳定有着重要的作用，Ⅰ型肺泡上皮细胞的修复和更新也有赖于Ⅱ型细胞的分裂与增殖

Ⅰ型肺泡上皮细胞为肺泡表面上主要的细胞，其面积约占肺泡表面积的95%左右。Ⅰ型上皮细胞形状扁平，胞质薄，其中含有吞饮泡，细胞之间则连接紧密（图1-6）。

Ⅰ型肺泡细胞对维持肺泡的正常结构和功能有着重要的作用。首先，因其细胞薄而细胞间连接致密，肺泡腔与毛细血管间的交换气体非常易于弥散透过上皮，而肺泡腔与肺间质内的液体和生化物质却不容易互相渗透，因而形成良好的交换屏障。其次，其胞质内的泡饮对于肺泡腔与肺间质、毛细血管间的液体和蛋白类物质则有转运作用，通过吞饮既可清除肺泡腔内的渗出物，又可将血液内的杀菌物质转运到肺泡腔内，因而是肺泡炎症和疾病恢复中的重要机制。

Ⅰ型上皮细胞对于某些致病因素甚为敏感，细胞容易变性甚至损伤脱落。例如，在有害气体吸入、重度炎症、成人呼吸窘迫综合征（ARDS）等病理情况下，Ⅱ型上皮细胞首先受损或脱落，使得交换屏障破坏，间质内的液体、炎性蛋白及细胞成分得以渗入肺泡腔内，而肺泡腔内的病原体和有害物质则可能同时进入间质及毛细血管内。

Ⅰ型上皮为分化完全之细胞，不能再自身分裂增殖，其修复和更新有赖于Ⅱ型肺泡上皮细胞分裂、增殖为Ⅰ型上皮细胞。因此，在肺部疾病的恢复中，Ⅱ型上皮的分裂、增殖能力又成为关键的因素之一。有实验证明，在Ⅱ型上皮细胞膜上存在有糖皮质酮受体，在糖皮质酮的作用下可以形成糖皮质受体复合物而促进Ⅰ型上皮细胞的修复。

在电子显微镜下，Ⅱ型肺泡上皮细胞大致呈圆形（图1-7）。Ⅱ型肺泡上皮细胞体积较小，虽然其细胞数目约为Ⅰ型细胞的二倍，但其总的覆盖面积仅为肺泡面积的5%。

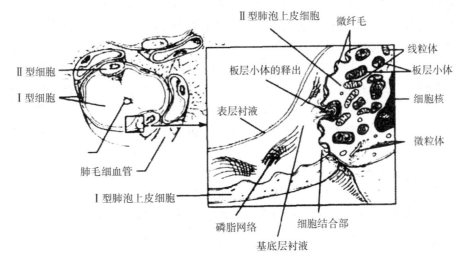

图1-7　Ⅱ型肺泡上皮细胞的电镜观察图示

Ⅱ型细胞在肺泡表面呈颗粒状，内含巨大的细胞核。在电镜下可见，Ⅱ型细胞的核内有丰富的细胞器和核颗粒，胞质内则富含线粒体、微粒体，表明其有着旺盛的代谢活动。肺泡表面活性物质由最初在近核部位形成的胞质板层小体分泌，板层小体在成熟过程中移向细胞表面，最后释入细胞外的表面衬液中。肺泡表面的衬液主要由Ⅱ型细胞表面的微纤毛所分泌。其基底层填充着细胞表面的不平，特别是Ⅰ型细胞与Ⅱ型细胞交界处形成的凹陷，使肺泡表面形成平滑的曲面；基底层中分布的网络状磷脂质，则据信是表面活性物质的最后前体。表面活性物质在基底层表面的极薄表层衬液中最终形成，发挥着降低气液界面表面张力的物理特性

Ⅱ型细胞分散在Ⅰ型细胞之间而突入肺泡腔内，在其游离面上有细小绒毛。Ⅱ型细胞内富含线粒体、内质网和高尔基氏体等细胞器，有旺盛的分泌代谢活力。具有特征性的是，Ⅱ型细胞浆内存在着许多含有磷脂、黏多糖及蛋白质的致密卵圆形分泌颗粒，因在其内可见同心圆膜板，故又称板层小体。板层小体处于分泌状态时移行贴附于细胞表面，小体破裂后其内容物即释出在Ⅱ型细胞表面，成为表面活性物质。

表面活性物质有降低表面张力、加大液气界面的作用。Ⅱ型肺泡细胞分泌的表面活性物质溶解在肺泡表面的衬液层中，当肺泡缩小时其内衬液层增厚，表面活性物质的密度增加，表面张力减小，因而使肺泡易于充盈、避免发展成肺泡萎陷不张；而在肺泡明显扩张时，内衬液层变薄，表面活性物质密度降低，表面张力增加，则使肺泡不易进一步充盈而避免过度扩张，从而维持肺泡的稳定。

病理情况下，因为缺乏表面活性物质或者因其活性的下降，肺泡容易在加大的表面张力的作用下而发生萎陷不张，流经这些肺泡的血流得不到气体交换，即造成通气－血流比例失调而形成严重的缺氧，成人呼吸窘迫综合征即为其临床典型。

糖皮质酮能够促进Ⅱ型细胞的分裂增殖，也能促进表面活性物质的合成与分泌，因而在治疗上有重要的地位。

在肺泡表面还常可见到肺泡巨噬细胞。肺泡巨噬细胞并非肺泡上皮所固有的细胞，而是由血液内单核细胞、趋化转化而来。当肺泡内有异物颗粒进入时，即可刺激血液内的单核细胞游走出肺毛细血管，经肺间质迁徙进入肺泡内，成为游走的肺泡巨噬细胞。肺泡巨噬细胞吞噬进入肺泡的外来异物颗粒后，借本身的阿米巴运动以及肺泡表面内衬液与呼吸性细支气管黏液之间表面张力的差异所引起的漂流进入到支气管树，然后被黏液纤毛运动所清除。

二、肺毛细血管

肺为人体内毛细血管最丰富的部位。肺毛细血管壁的总面积相当于肺泡面积的 90%，每个肺泡由 1 800 ~ 2 000 段毛细血管网络所包绕。毛细血管与肺泡间有如此大的接触面积是其气体交换功能的需要。

肺毛细血管壁也是仅由内皮细胞与基膜构成的。肺毛细血管的内皮细胞的细胞体很薄，胞浆内细胞器不多，也含有饮泡，这样的结构与Ⅰ型肺泡上皮细胞极为相似。肺毛细血管较体内绝大多数其他部位的毛细血管更易发生渗漏，水分和胶体物质较易从毛细血管内外移而进入到肺间质中。

正常肺毛细血管内皮细胞间的连接相当紧密，仅有某些直径仅数个纳米的细小孔隙存在。一般认为，经肺毛细血管壁的气体交换是透过内皮细胞的细胞体进行的，其机制为气体分子在细胞膜上及细胞质内的弥散，并不依赖任何孔道的存在。细胞间的孔隙受原纤维舒缩的控制，水和较小的水溶性蛋白分子通常透过这些小孔进出肺毛细血管壁。而较大的分子如血浆蛋白的通透则是通过内皮细胞的饮泡来转运的。由于原纤维非常易受毛细血管内静水压的影响，其压力升高时就会有大量水分以致较小分子的蛋白透过内皮而进入到肺间质。

内皮细胞同Ⅰ型上皮细胞一样，对损伤因子相当敏感，除心源性的原因造成肺毛细血管静水压增高外，缺氧，感染、物理和化学因素的刺激等多种原因也均可损伤内皮，表现为肺毛细血管壁通透性的增高，大量水分及蛋白质向肺间质、继而向肺泡内转移，而形成间质以致肺泡水肿。

三、肺间质

肺间质是指介于肺泡壁之间的组织结构（图 1-8）。肺间质内的基础结构是由胶原纤维所构成的网络支架，网络支架的间质内充满着富含透明质酸的胶状液体。肺泡的几何形状乃至整个肺的海绵状结构都是由此不同走向的纤维网络系统与胶状液体一起形成的间质构架所维持的。除了这些支架结构外，终末细支气管以下的气道分支、相应的肺小动脉、小静脉及毛细血管、淋巴管、细小神经分支以及某些组织细胞都可行走、分布在肺间质中。

肺毛细血管在肺间质中蜿蜒蛇行，在某些部位，毛细血管壁与肺泡上皮基膜融合在一起，其间无其他组织结构，也无液体积聚的空间，肺泡上皮、基膜及毛细血管内皮一起构成了呼吸膜，肺泡与毛细血管内的气体分子很容易弥散通过而发生气体交换。这些部位组织菲薄、较少有液体积聚的余地，所以又称薄部或紧部（图 1-8）。

而在间质的其余部位，毛细血管与肺泡被肺间质所分离，肺泡上皮与毛细血管上皮之间有较大距离，气体分子不易弥散通过；相反，较为疏松的间质使得肺内液体一旦在有循环障碍时便容易积聚在这里而形成间质水肿。所以，这些部位称为厚部或松部（图 1-8）。由于胶体分子对水有较大的亲和力，即使在肺间质内有较多液体积聚时，间质内的压力增高得也并不明显；通常，肺间质内的含水量要较正常增加 30% 以上时，才可能测量到压力的升高。

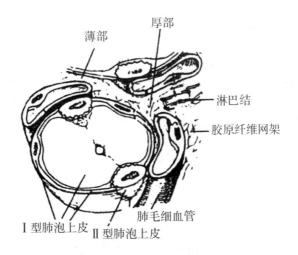

图 1-8　肺间质的组织结构

肺间质可分为薄部和厚部，在肺间质的某些部位，肺毛细血管壁直接与肺泡上皮及其基膜融合而
形成呼吸膜，这些发生肺内气体交换的组织结构菲薄部位，称为薄部；而在另一些部位，在肺间
质的胶原纤维支架内充满着胶状液体和微小血管、神经分支，所以称为厚部，肺内液体交换发生
于此，肺内的液体也容易积聚在这些组织疏松的部位

　　肺间质内的液体循环处于高度的动态平衡之中，肺间质内存在着丰富的淋巴管道，淋巴引流在维持肺内液体循环的平衡中有着重要作用。肺内的淋巴引流起始于肺间质厚部。位于肺间质中的淋巴管道最初起始结构只是一薄层由内皮细胞包卷成的终囊（图 1-8），内皮细胞间的连接并不紧密，液体和蛋白质分子因此可以透过囊壁而进入管道内形成淋巴液。管道在间质内的移行中，逐渐在管壁上形成了完整的基膜，同时在管道上则出现了漏斗状的单向膜瓣，从而完成了淋巴终囊到淋巴管的结构转变。随后，在淋巴管继续向肺门移行的过程中，其管壁上进一步出现了平滑肌纤维的环绕；而到了肺泡管、呼吸性细支气管水平则更可见到淋巴管的蠕动，因而最终完全发育成为收集性呼吸性淋巴管。这种结构上的演变，为不同部位内的淋巴引流提供了不同的机制。在淋巴终囊水平，较大淋巴管的蠕动是造成终囊内压力低于间质内压的原因，这个压力差使得间质内液体和蛋白质得以进入终囊内而形成淋巴液。在肺间质内小淋巴管水平，肺通气造成肺间质内胶状液体的压力脉动，这个压力变化推动淋巴液向较大的淋巴管流动，淋巴管道中的单向活瓣则强化了这个机制的作用。而在较大的淋巴管内，管壁上出现了平滑肌，平滑肌的舒缩造成的管壁蠕动成为淋巴流动的更有效的动力。淋巴管壁平滑肌受自主神经系统的调节。

第二章 呼吸系统生理功能

第一节 肺通气功能

肺通气是肺与外界环境之间的气体交换过程。呼吸道是肺泡与外界环境的通道，肺泡是肺泡气与血液进行气体交换的场所，而胸廓节律性呼吸运动，产生胸腔压力周期的变化，使肺泡气道压与大气压产生压力差，形成通气的呼吸动力。

一、肺容量

肺容量为肺的通气和换气提供场所，其中包括不可再分的潮气量（VT）、补吸气量（IRV），补呼气量（ERV）和残气量（RV）等 4 个容积（V）；还包含 2 个以上容积的深吸气量（IC）、肺活量（VC）、功能残气量（FRC）和肺总量（TLC）等 4 个肺容量（C）（图 2-1）。

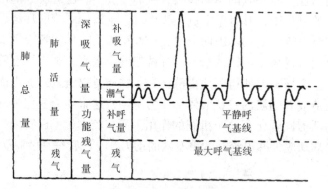

图 2-1 肺容量及其组成

常用的有在平静呼吸时，每次吸入或呼出的潮气量，平静呼气末留在肺内的气量为功能残气量，肺活量是最大吸气后所呼出的最大气量，而留在肺内的气量称残气量，深吸气后肺内所含气量为肺总量。

肺容量的改变：

（一）肺活量

在慢性支气管炎、阻塞性肺气肿或支气管哮喘等气道阻塞性疾患，呼气阻力增加，还因用力呼气时，使补呼气胸内压增加，致小气道陷闭，另外，因肺气肿或肺过度充气，患者功能残气量增加，补吸气量随之减少，从而影响肺活量，但肺活量的减少不像因胸廓畸形、胸膜疾病、肺弥漫性间质纤维化所致的限制性通气功能障碍的肺活量减少得那么显著。

（二）残气及功能残气

残气与功能残气能使气体交换连续地进行，避免了呼吸间歇对换气功能的影响，功能残气对稳定肺泡氧气和二氧化碳分压具有缓冲作用。若 FRC 减少，使肺泡氧分压（P_AO_2）和二氧化碳分压（P_ACO_2）

随呼吸周期出现很大波动，由于呼气末肺泡内没有充分存气继续与肺血流进行气体交换，形成静脉血分流；FRC 增加吸入新鲜潮气量将被肺泡存气所稀释，使 P_AO_2 降低，P_ACO_2 偏高；FRC 的大小亦取决于胸廓和肺组织弹性的平衡，故具有呼吸动力学上的意义。在肺部阻塞性疾患，由于气道不同程度的阻塞，吸入气多于呼出气，肺泡气潴留，肺泡过度充气扩张，或肺气肿存在，肺的弹性回缩力减退，使胸廓向外扩张力大于肺向内回缩力，从而使功能残气、残气和肺总量以及残气占肺总量百分比（RV/TLC）增加显著。支气管哮喘患者经吸入支气管解痉剂后，残气及残气/肺总量有所减少，肺过度充气会得到改善；而肺气肿患者则变化不大，说明肺气肿为不可逆的功能改变。一般认为 RV/TLC 在 40% ~ 50% 为轻度肺气肿，51% ~ 60% 为中度肺气肿，超过 60% 为重度肺气肿。当 FRC 占肺总量大于 67% 时，则超过了胸廓的功能位，患者吸气不但要克服肺的弹性回缩力，还要克服胸廓的弹性回缩力，患者平静时呼吸就会感到费力，易使呼吸肌疲劳。

　　限制性通气疾患如肺间质纤维化，胸廓疾患，由于胸廓扩张受限，影响肺膨胀，还可因机体过度肥胖致横膈上移，均可使残气、功能残气和肺总量减少（图 2-2）。但由于气道通畅，残气与肺总量均相应减少，故 RV/TLC 可正常或偏高，患者常呈浅快的呼吸形式。

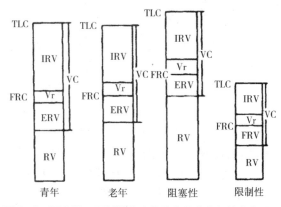

图 2-2　阻塞性、限制性肺病的肺容量变化与健康者对照

二、通气功能

　　肺通气为单位时间内吸入或呼出的气量。临床常规测定以下一些项目。

（一）每分钟静息通气量和肺泡通气量

　　为平静状态下，每分钟吸入或呼出的气量，等于潮气量（V_T）与呼吸频率（f）的乘积。众所皆知，只有进入肺泡的气，才有机会与肺泡周围毛细血管进行气体交换，故每分钟进出具有毛细血管血流肺泡的气量又称肺泡通气量（V_A），若无毛细血管血流的肺泡亦不能进行气体交换，称肺泡无效腔（V_D），V_A 等于潮气量减去生理无效腔（解剖无效腔加肺泡无效腔）再与呼吸频率的乘积。肺泡通气量（V_A）与 P_ACO_2 和 P_AO_2 密切相关（图 2-3），通气不足（$V_A<3\ L$）可引起 P_ACO_2 升高和 P_AO_2 降低；肺泡通气过度，则反之，P_AO_2 上升，P_ACO_2 下降，且 CO_2 不受换气功能的影响，所以常以 P_ACO_2 作为衡量通气功能的客观指标。

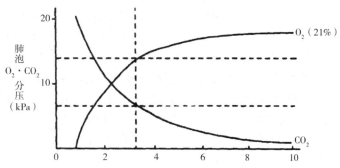

图 2-3　肺泡通气量对肺泡 O_2 和 CO_2 分压的影响（呼吸空气）

借常用的肺量计或流量仪可测得 V_T 和每分钟通气量（V_E）。采用何氏气体分析仪或红外线光谱仪测定收集呼出混合气的 CO_2 浓度（F_ECO_2），再计算出呼出气 CO_2 分压（P_ECO_2）$=F_ECO_2 \times$（大气压 -47）。用重复呼吸法测肺泡 CO_2 浓度（F_ACO_2），进而计算出肺泡 CO_2 分压。

$P_ACO_2=F_ACO_2$（大气压 -47^*）-6^{**}

注：*37℃饱和水蒸气压力；** 混合静脉血与动脉血 CO_2

根据 Bohr 方程式计算生理无效腔与潮气量的比值（V_D/V_T），其公式如下：

$V_D/V_T=$（$P_ACO_2-P_ECO_2$）$/F_ACO_2$

健康人的 V_D/V_T 在 0.33 ~ 0.45 之间，若大于 0.6，提示患者需用机械通气支持。

$V_A=V_E \times$（$1-V_D/V_T$），从中可看出，当 V_D/V_T，值增加时，在 V_E 不变的情况下，浅而快的呼吸要比深而慢的呼吸的 V_A 减少得多。

肺泡氧和二氧化碳浓度（FAO_2、F_ACO_2）受 V_A 和机体代谢以及吸入氧和二氧化碳浓度（FIO_2、$FICO_2$）的影响，可用下列公式表示：

$F_ACO_2=FIO_2-VO_2/V_A$（VO_2 为氧耗量）

$F_ACO_2=FICO_2+VCO_2/V_A$（VCO_2 为 CO_2 产生量）

（二）最大通气量（MVV）

MVV 是以最大用力作每分钟吸入或呼出的气量。其多少取决于胸廓的完整性、呼吸肌力量、肺弹性和气道阻力，其中以气道阻力影响最大，它能反映机体的呼吸功能的储备能力，所以常作为患者能否胜任胸部手术的指征。最大通气量随年龄、性别和体表面积而异，故先计算出其预计值，再计算其实测值占预计值的百分数，若低于 80%，可认为通气功能稍减退。在阻塞性通气障碍的患者，为避免小容量时气道内径小，阻力增加，故利用补吸气的肺容量进行最大通气，其呼气基线比平静呼气基线明显上移；气道严重阻塞者，可出现最大通气量的潮气量逐次减少，呼气基线向上倾斜，肺泡气严重潴留（图 2-4）；限制性通气障碍患者，吸气所消耗的功增加，其气道通畅，为取得最大通气量，多使用补呼气的肺容量，导致呼气基线低于平静呼气基线，呼吸频率加快。

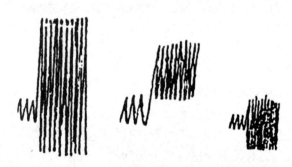

图 2-4 阻塞性、局限性最大通气量与健康者描图对照

（三）用力肺活量（FVC）

FVC 是指深呼吸至肺总量时，以最大力量最快速度所呼出的气量。常用第 1 秒用力呼吸量（FEV_1）占用力肺活量（FVC）的百分比（FEV_1）来考核通气功能损害的性质（阻塞或限制）和程度。阻塞性通气障碍患者的 FVC、FEV_1 和 $FEV_1\%$ 均有不同程度减少；限制性通气障碍患者虽 FVC 和 FEV_1 减少，由于气道通畅，其 $FEV_1\%$ 明显大于相应健康者的参照值，正常与通气功能的用力肺活量曲线见图 2-5。

又因 FEV_1 与 MVV 呈非常显著的正相关，可将 FEV_1 换算成 MVV，即 MVV（L/分）$=30.2 \times FEV_1+10.85$。考虑到心血管病患者不宜做负荷大的 MVV 测定，则可通过 FVC、FEV_1 和 $FEV_1\%$ 来评估通气功能。

支气管舒张试验为吸入支气管舒张剂后，测定气道阻塞的可逆性。FEV_1 的改善率为用药后测得的 FEV_1 减去吸药前 FEV_1 的数值除以吸药前 FEV_1 的百分比。若 FEV_1 增加 15% 以上可判为试验阳性。

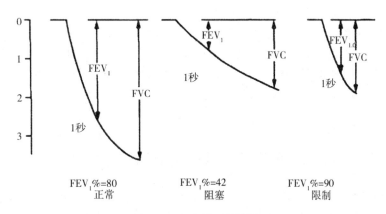

FEV$_1$%=80
正常

FEV$_1$%=42
阻塞

FEV$_1$%=90
限制

图 2-5　用力肺活量描图

（四）最大呼气中段流量（MMFR）

其为测定在用力肺活量的 25% ~ 75% 状态下的呼气流量。其意义和 MVV、FVC 相同，但其对阻塞的灵敏度较高。

（五）最大呼气流量容积曲线（MEFV）

作用力肺活量时,以呼气流量为纵轴,相应的呼出容积为横轴,描记容积曲线(图2-6)。在高肺容量(肺容量大于 75% 肺活量) 时最大呼气流量随呼气肌用力增加而增加，如最大呼气流量（PEF）和 75% 肺活量的最大呼气流量（V$_{max}$75）。而在低容量（肺容量小于 50% 肺活量）时最大呼气流量，因肺组织对小气道管腔牵引力减弱，加上胸内压对小气道管壁的挤压使管腔变细、陷闭，气道阻力增加，呼气流量受限制，并非用力依赖，故重现性好。所以低容积的最大呼气流量能反应小气道（<2 mm）的病变，临床上常用 50% 和 25% 的肺活量的最大呼气流量（V$_{max}$50、V$_{max}$25）作为早期小气道功能异常的考核指标。从图 2-6 中可反映出正常、阻塞和限制性通气功能障碍的典型最大呼气流量容积曲线描图。气道阻塞的患者用缩唇呼气或增加呼气阻力，以利等压点（气道内压力与胸膜腔压力相等的位置）移向大气道，使陷闭的小气道扩张，增加肺泡气呼出，改善通气。

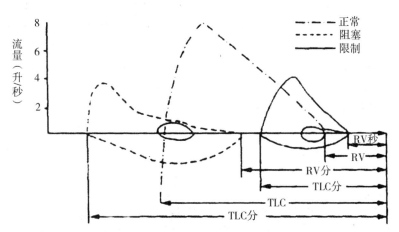

图 2-6　正常、阻塞和限制性通气肺病患者流量容积曲线描图

（六）呼吸中枢驱动和呼吸动力

1. 口腔闭合压（P$_{0.1}$）

在阻断气道下,测定吸气开始0.1秒时的口腔压力,为反应呼吸中枢驱动的简便易行的非创伤性指标。由于气道阻断，吸气流量为零，且无容量变化，因此不受气道阻力和胸肺顺应性的影响，它与横膈肌活动相关。参照值为 150.05 ± 5.02 Pa（1.53 ± 0.51 cmH$_2$O）。呼吸中枢驱动和神经肌肉疾患可引起 P$_{0.1}$ 低下，导致通气不足。在慢性阻塞性肺病（COPD）缺氧和二氧化碳潴留患者，刺激呼吸中枢，使 P$_{0.1}$ 升高，但对缺 O$_2$ 和 CO$_2$ 潴留的敏感性和反应性比健康人差。一些学者将 P$_{0.1}$ 作为 COPD 患者停用呼吸机的指标之一，P$_{0.1}$<0.588 kPa（6 cmH$_2$O），可成功地停用机械通气，若大于该值，停机往往失败。

2. 最大吸气压（MIP）和最大呼气压（MEP）

呼吸肌疲劳会导致呼吸机衰竭，又称呼吸泵衰竭。随访患者 MIP 和 MEP，可客观反映呼吸肌力量，最大吸气压为最大呼气后（残气位）用力吸气时，所测得的最大压力；最大呼气压为吸气至肺总量时，用力呼气所产生的最大压力。男性参照值 MIP=143−0.55 × 年龄（cmH_2O）；女性 MIP= 104−0.51 × 年龄（cmH_2O）。当 MIP<−2.94 kPa（−30 cmH_2O），预示脱离呼吸机可成功，而大于 −1.96 kPa（−20 cmH_2O），预示脱机失败。通过呼吸肌锻炼和营养治疗，MIP 可明显增加，故 MIP 可作为评价呼吸肌疲劳的客观指标。

第二节　肺的换气功能

换气系人体通过呼吸做功，肺泡将外界的氧弥散于肺毛细血管中，并把二氧化碳从血中弥散于肺泡，然后排出体外的过程。诸多因素如肺容量改变、通气量减少、肺内气体分布不均、肺血流障碍、血液成分改变等，都可直接或间接地影响换气功能。肺的换气功能主要包括弥散功能和通气血流比。

一、肺的弥散功能

肺内气体弥散过程，可分为以下 3 个步骤：①肺泡内气体弥散。②气体通过肺泡壁毛细血管膜的弥散。③气体与毛细血管内红细胞血红蛋白的结合。

根据物理学概念，肺弥散量实际上是肺弥散阻力的倒数，即弥散阻力越大，弥散量越小。弥散阻力指产生一个单位弥散量所需的压力差。如果 2 个或 2 个以上阻力串联时，其总阻力应为各阻力之和。肺弥散总阻力包括肺泡内阻力、肺泡毛细血管膜阻力与肺泡壁毛细血管中红细胞内阻力三种。由于肺泡内阻力很小，可忽略不计，肺弥散总阻力可以下列公式表示：$1/D_L=1/D_M+1/ \theta V_C$

式中：D_L= 肺弥散量，D_M= 肺泡毛细血管膜弥散量，θ = 二氧化碳（或氧）与血红蛋白反应速率，V_C= 肺毛细血管血容积。

临床上常用的测定方法有如下三种。

（一）重复吸收试验

患者经过一分钟的运动，经密闭呼吸 20 秒钟空气，然后作一次最大呼气，测定呼出气中氧和二氧化碳容积百分比。肺泡氧浓度男性为 8.62% ± 0.13%，女性为 8.96% ± 0.14%；肺泡二氧化碳浓度男性为 8.33% ± 0.98%，女性为 7.83% ± 0.10%。当肺泡氧浓度小于 9.5% 时，说明换气功能正常；超过 10.5%，说明换气功能减弱，包括通气不足、无效腔量增加、气体分布不均、弥散功能障碍、肺内分流等。

（二）静息通气一分钟氧吸收量

可用肺量计描计出每分钟氧吸收量，正常值为 250 ~ 300 mL/ 分。如同时测定每分钟静息通气量，则可计算出氧吸收率，即静息通气时每升通气量中所吸收的氧气量，约为 46.8 ± 7.1 mL/ 分。氧吸收量和氧吸收率降低，均表示换气功能降低。

（三）肺弥散量（D_L）

为最常用的一种测定肺弥散功能的参数，是指肺泡与肺泡毛细血管之间气体分压差为 0.1 kPa（1 mmHg）时，1 分钟内透过界面的气体量（mL），一般用一氧化碳来测量肺弥散量（DLco）。静息状态下正常值为 26.5 ~ 32.9 mL/（mmHg · min）。

弥散量 = 每分钟一氧化碳吸收量 / 肺泡一氧化碳分压

气体弥散量的大小与弥散面积、距离、时间、气体相对分子质量及其在弥散介质中的溶解度有关。Graham 定律认为在气体状态下弥散率和气体密度的平方根呈反比。但在液体中，影响弥散的重要因素是气体在溶液中的溶解度（指温度为 37℃时，1 个大气压下，1 mL 水中溶解的气体毫升数），弥散量和溶解度呈正比。由此可以计算出二氧化碳弥散能力约为氧气的 21 倍。因此肺弥散功能发生障碍时，主要表现为缺氧。

二、肺的通气与血流比

（一）通气血流比（V_A/Q）与肺泡动脉血氧差（$A-aDO_2$）

正常人每分钟静息肺泡通气量约为 4 L，肺血流量约为 5 L，则通气血流比值正常为 0.8。如果肺泡通气量大于血流量（比值升高），则等于无效腔量增加，可以用 Bohr 公式计算出来。若血流量超过通气量（比值下降），则产生肺内分流，可通过肺泡动脉血氧分压差（$A-aDO_2$）来测定。$A-aDO_2$ 可以通过公式计算出来，正常值在吸入空气时为 0.5 ～ 1.3 kPa（4 ～ 10 mmHg）[平均为 1.1 kPa（8 mmHg），高限为 3.3 kPa（25 mmHg）]，吸入纯氧时（FIO_2=1.0）为 3.3 ～ 10.0 kPa（25 ～ 75 mmHg）。$A-aDO_2$ 增大则反映弥散或分流异常。此外，还可以测定吸气动脉血氧分压差（$I-aDO_2$），与 $A-aDO_2$ 意义相同，但容易测定。呼吸指数（RI）可以由 $A-aDO_2/PaO_2$ 计算出来，这些项目可以反映肺的氧合情况。

1. 影响 V_A/Q 的因素

（1）重力：正常人胸腔内压力从肺上部至下部递增，这是由肺重力关系所致。由于胸腔内负压与肺容积改变的关系呈"S"形，即肺容积的改变在胸腔负压小时较负压大时明显，肺下区胸腔负压较肺上区小，因而在潮气量呼吸时肺下区通气量较上区为大。肺上下区通气量分别为 0.24 L/ 分与 0.82 L/ 分。

从肺血流方面讲，立位时肺血流量由上部至下部递增，分别为 0.07 L/ 分与 1.29 L/ 分，较上面所讲到的肺上、下部通气量改变的差别更为明显，因此 V_A/Q 由肺上部至下部递减，分别为 3.3 与 0.63。

（2）吸入氧浓度：吸入氧浓度增高时，分流样效应随之变小；反之，吸入氧浓度降低时，分流样效应就越趋明显。

（3）病理因素：气道阻力与血管阻力的病理因素，如慢性支气管炎、肺气肿、肺水肿与肺间质纤维化等，均可影响 V_A/Q 的比值。

2. V_A/Q 对换气功能的影响

V_A/Q 与肺泡单位氧分压（P_AO_2）和二氧化碳分压（P_ACO_2）关系密切，因而影响换气功能，当 V_A/Q 增大致肺泡无效腔增大时，P_AO_2 增高而 P_ACO_2 下降；反之，当 V_A/Q 减小形成强分流样效应时，P_AO_2 下降而 P_AO_2 增高。由于肺不同部位 V_A/Q 不相同，故 P_AO_2 与 P_ACO_2 也不同，肺上部 V_A/Q 最高，故 P_AO_2 最高而 P_ACO_2 最低，肺下部则恰恰相反。

病理情况下，缺氧和二氧化碳潴留都能引起通气和肺血流量的增加。由于二氧化碳解离曲线呈直线形，因此那些通气超过相应血流的肺泡部分（即高 V_A/Q 区）可排除较多的二氧化碳，而氧的摄取则因氧解离曲线已处于平坦部分，虽然 P_AO_2 有所增加而氧饱和度增加有限，因此高 V_A/Q 区的肺泡可以代偿低 V_A/Q 区的二氧化碳潴留，而无助于纠正缺氧情况。因此，V_A/Q 不均主要引起 PaO_2 下降，而对 $PaCO_2$ 影响可能不大。

（二）生理无效腔（V_D）的测定

进入肺泡的气体，如由于某些肺泡无血流灌注或灌注不足而不能进行正常的气体交换，就变成了无效腔样通气，通常用生理无效腔来代表无效的通气，假若每分钟通气量不变，生理无效腔越大则肺泡通气量越小，肺泡通气量减小造成的后果为 P_AO_2 减低与 P_ACO_2 增高。生理无效腔占潮气量的比率可用 Bohr 公式计算，公式如下。V_D/V_T=（$PaCO_2-PeCO_2$）/$PaCO_2$

式中：V_D= 生理无效腔量，VT= 潮气量，$PaCO_2$= 动脉血二氧化碳分压，$PeCO_2$= 呼出气二氧化碳分压。

临床上常以生理无效腔量与其占潮气量之比（V_D/V_T）作为判断指标。其正常值约为 0.25 ～ 0.3。生理无效腔是反映肺内通气与血流灌注比例是否正常的一项指标，有助于对一些肺部疾病严重程度的判断。生理无效腔增大见于各种原因引起的肺血管床减少、肺血流量减少或肺血管栓塞，如呼吸衰竭、二氧化碳潴留、肺栓塞等，V_D/V_T 可高达 0.6 ～ 0.7。

（三）肺动静脉分流量（QS）与分流率（即分流量 / 心排血量，Q_S/Q_T）

使用特殊技术可计算分流率和分流量，计算公式如下。

Q_S/Q_T=（$Cc'O_2-CaO_2$）/（$Cc'O_2-CvO_2$）

其中 $Cc'O_2$ 代表肺泡毛细血管末端血内的氧含量，CaO_2 为动脉血氧含量，CvO_2 为混合静脉血氧含量。

分流率正常值小于7%。分流率与心排量的乘积即为分流量。

第三节 肺的免疫功能

肺是呼吸器官，但也具有重要的免疫功能，包括固有免疫、适应性免疫和免疫调节等。

一、肺的固有免疫

固有免疫系统是宿主抗感染的第一道防线。固有免疫在个体出生时即已具备，其生物学功能为：①对侵入机体的病原体迅速产生应答，发挥非特异性抗感染作用。②参与清除体内损伤、衰老或畸变的细胞。③在特异性免疫应答过程中发挥重要作用。肺内执行固有免疫的主要细胞包括吞噬细胞、自然杀伤细胞（NK细胞）、$\gamma\delta$ T细胞、微皱褶细胞（M细胞）、树突状细胞（DC）、肥大细胞等。

（一）肺吞噬细胞

吞噬细胞主要包括单核细胞、巨噬细胞和中性粒细胞。单核细胞由骨髓单核系干细胞发育分化而成，在血液中停留12~24小时后进入结缔组织或器官，发育成熟为巨噬细胞。中性粒细胞来源于骨髓。肺的吞噬细胞主要包括肺巨噬细胞和中性粒细胞，是肺脏中执行固有免疫的重要效应细胞。

1. 肺巨噬细胞

肺巨噬细胞分布于肺泡、气道、肺间质、肺毛细血管壁和胸膜腔，是常驻于肺组织的巨噬细胞，可主动吞噬、杀死、消化和清除吸入的病原微生物、变应原、粉尘，以及体内衰老、损伤或凋亡的细胞。

肺巨噬细胞通过吞噬、胞饮和受体介导的胞吞作用等三种方式摄取抗原，将其加工、处理为具有强免疫原性的肽段，后者与MHC Ⅱ类分子结合成抗原肽-MHC Ⅱ类分子复合物，表达于肺巨噬细胞表面，提呈给CD_4^+T细胞，在适应性T细胞免疫中发挥重要作用。

肺巨噬细胞可分泌、释放多种生物活性介质，包括细胞因子（IL-1、IL-6、IL-10、IL-12、IL-15、IL-18、TNF-α等）、花生四烯酸代谢产物（如PGD_2、PGF_2、LTB_4、TXA_2等）、活性氧（超氧阴离子、羟自由基、H_2O_2）、NO和多种酶类。上述介质可增强肺巨噬细胞活性，并在局部炎症反应和抗感染免疫中发挥作用。

2. 中性粒细胞

正常状态下，肺泡腔仅有少量中性粒细胞，而肺血管（尤其是毛细血管床）含丰富的中性粒细胞。肺血管边缘池所含中性粒细胞数约占全身外周血中中性粒细胞总量的40%。中性粒细胞细胞质中有初级颗粒（即溶酶体颗粒），内含髓过氧化物酶、酸性磷酸酶和溶菌酶；细胞质中还有次级（特殊）颗粒，内含碱性磷酸酶、溶菌酶、防御素和杀菌渗透增强蛋白等。中性粒细胞具有很强的趋化作用和吞噬功能。当病原体在局部引发感染时，中性粒细胞可迅速吞噬、杀伤并清除侵入的病原体。

（二）自然杀伤细胞

自然杀伤细胞（NK细胞）来源于骨髓淋巴样干细胞，其发育成熟依赖于骨髓和胸腺微环境，主要分布于外周血和脾脏，其次为淋巴结和腹腔，部分NK细胞分布于肺间质。感染早期，病原微生物刺激吞噬细胞和树突状细胞产生IFN-α、IFN-β、IL-12等细胞因子，激活NK细胞，使其活性明显增强（为激活前的20~100倍）。NK细胞可合成和分泌IFN-γ、TNF-α，从而增强、扩大NK细胞的抗感染作用。在早期感染阶段（适应性免疫应答尚未建立前），甚至当病毒尚未复制时，NK细胞即可通过其自然杀伤作用和分泌细胞因子而抗病毒和抗细胞内寄生菌感染。NK细胞能非特异性杀伤多种靶细胞（如肿瘤细胞、移植物组织细胞、病毒感染细胞等），其机制为：①分泌穿孔素和颗粒酶。②Fas/FasL途径的致凋亡效应。③抗体依赖性细胞介导的细胞毒作用（ADCC）。另外，NK细胞通过分泌多种细胞因子（如IFN-γ和IL-2等）而发挥免疫调节功能。

（三）$\gamma\delta$ T细胞

T细胞来源于骨髓淋巴样前祖细胞，在胸腺中发育成熟。T细胞表面均表达可特异性识别抗原肽—MHC分子复合物的受体（TCR）。TCR为异源二聚体，其两条肽链的组成分别为$\alpha\beta$或$\gamma\delta$。据此，可将T细胞分为$\alpha\beta$T细胞和$\gamma\delta$T细胞两类。呼吸道$\gamma\delta$T细胞分布于鼻相关淋巴组织（NALT）和支气管相关淋巴组织（BALT）中，其生物学作用为：①抗感染，可杀伤病毒和感染细胞内细菌的靶细胞，后者一般表达热休克蛋白并异常表达 CDI 分子。②抗肿瘤，可杀伤对 NK 细胞敏感或不敏感的肿瘤细胞。其杀伤机制与 $\alpha\beta$ T 细胞相同。活化的， $\gamma\delta$ T 细胞可分泌 IL-2、IL-3、IL-4、IL-5、IL-6、IFN-γ、TNF-α 等细胞因子，从而参与免疫调节。

（四）微皱褶细胞

微皱褶细胞（M 细胞）位于淋巴滤泡顶部上皮，是肠道和肺黏膜上皮细胞间一种特化的上皮细胞，也是一种特化的抗原转运细胞，广泛存在于支气管、扁桃体和肠全段淋巴细胞圆顶区之上。鼻相关淋巴组织（NALT）包括咽扁桃体、腭扁桃体、舌扁桃体和鼻后部其他淋巴组织，它们共同组成韦氏环，其主要作用是抵御经空气传播的病原微生物所致的感染。呼吸道 M 细胞聚集于 NALT 上皮中。通过呼吸道的颗粒抗原在鼻黏膜表面快速移动时与上皮黏附，被 M 细胞所摄取，不经降解而直接转运至黏膜淋巴滤泡，被位于该处的抗原提呈细胞摄取，启动黏膜免疫应答。

（五）树突状细胞

树突状细胞（DC）来源于体系干细胞的髓样树突状细胞（myeloid DC）和（或）淋巴系干细胞的淋巴样树突状细胞（lymphoid DC），广泛分布于脑以外的全身组织和脏器。人肺 DC 分布于气管、支气管上皮和上皮下组织，肺泡间隙以及肺血管周围的结缔组织，尤其在气管周围。支气管肺泡灌洗液、肺泡腔和肺泡壁仅含少量 DC。DC 膜高表达 MHC Ⅱ类分子，还表达 CD40、CD44、CD54、CD80、CD86、β1 及 β2 整合素。人 DC 的相对特征性表型为 CD1a、CD11c 及 CD83，低表达或不表达 CD14 和 CD64。CD83 是成熟 DC 的标志。

树突状细胞是体内重要的专职抗原提呈细胞，其主要功能是对抗原进行摄取、加工、处理，并以抗原肽–MHC Ⅱ类分子复合物的形式提呈给 CD_4^+T 细胞，提供 T 细胞活化的第一信号。另外，DC 高表达 B7-1（CD80）和 B7-2（CD86）等协同刺激分子，通过与 T 细胞表面 CD28 等分子结合，提供 T 细胞活化的第二信号（协同刺激信号）。DC 能诱导初始 T 细胞活化，是机体特异性免疫应答的始动者，它通过分泌细胞因子而参与固有免疫应答，例如某些 DC 可分泌 Ⅰ 型干扰素为主的细胞因子，发挥抗感染和免疫调节等作用。

（六）肥大细胞

一般认为，肥大细胞来源于骨髓多潜能造血干细胞。呼吸系统的肥大细胞主要游离于支气管腔内、气道基膜下、邻近的黏膜下腺以及肌束和肺泡间隔等部位。肥大细胞可表达多种细胞因子受体，如 IL-4R 和 IL-13R。

肥大细胞是参与 Ⅰ 型超敏反应的主要效应细胞，其机制为：多价变应原与致敏个体的肥大细胞表面两个或两个以上相邻的 IgE 抗体结合，导致膜表面 IgE Fc 受体（FcεR1）交联，通过启动磷脂酰肌醇途径和 MAPK 途径而使肥大细胞激活，并释放多种活性介质，从而引发 Ⅰ 型超敏反应的特征性临床表现。肥大细胞释放的活性介质包括组胺、蛋白酶、类胰蛋白酶、胃促胰酶和羧肽酶、花生四烯酸代谢产物（PGD、血栓素、PAF 和白三烯等）、细胞因子（IL-1、IL-3、IL-4、IL-5、IL-6、IL-8、IL-10、IL-12、IL-13、TNF-α、IFN-γ、TGF-β 等）。肥大细胞借助所分泌的细胞因子，可发挥多种生物学作用。例如，介导炎症细胞（如嗜酸性粒细胞等）的趋化、浸润、活化、分化，促进 B 细胞产生 IgE 类抗体。

二、肺的适应性免疫

由 T 淋巴细胞和 B 淋巴细胞介导的免疫作用称为适应性免疫。T 细胞可介导适应性细胞免疫应答，但在胸腺依赖性抗原（TDAg）诱导的体液免疫应答中也发挥重要的辅助作用；B 细胞可介导适应性体液免疫应答。

（一）肺 T 细胞介导的适应性细胞免疫

1. 正常肺 T 细胞分布

（1）肺上皮内 T 细胞：支气管每 100 个上皮细胞中约有 20 个上皮内淋巴细胞（IEL），位于黏膜上皮的基膜上和黏膜上皮细胞之间，属于长寿命 T 细胞。人支气管 IEL 属于 $\alpha\beta$ T 细胞，CD_4^+/CD_8^+T 细胞比值为 0.4，是黏膜免疫系统中最先与进入气道的病原体和变应原接触的细胞，在肺的免疫应答和炎症反应中起重要作用。

（2）支气管肺泡腔上皮表面 T 细胞：上皮表面的淋巴细胞（LES）中 70% 为 T 细胞，且其中 90% 以上是活化的记忆 T 细胞，表达 CD45RO；啮齿类动物肺多数 T 细胞表达 TCRγδ；而人肺上皮表面 T 细胞多表达 TCRαβ，仅少数为 TCRγδ。LES 受抗原刺激后增殖，产生细胞因子和抗体，并具有溶细胞作用。

（3）肺间质 T 细胞：正常肺间质淋巴细胞（IL）内有丰富的记忆 T 细胞，CD_4^+/CD_8^+ T 细胞比值比外周血 T 细胞和 LES 低。间质记忆 T 细胞受抗原刺激后可产生细胞因子，但正常肺间质淋巴细胞的功能仍不清楚。

2. T 细胞应答的识别阶段

αβ T 细胞是参与免疫应答的主要细胞。初始 T 细胞表面 TCR 与抗原提呈细胞（APC）表面的抗原肽 -MHC 分子复合物特异性结合，此为抗原识别，乃 T 细胞活化的第一步。

肺的抗原提呈细胞包括 DC 和巨噬细胞。其中气道和靠近肺泡的肺间质的 DC 是肺中最重要的抗原提呈细胞，存在于气道上皮基膜、肺泡间隙和肺血管周围结缔组织中，形成一个捕获抗原的巨大网络。在大气道，DC 密度为每平方毫米气道表面积 600～800 个，在小气道则为 75 个左右。人肺 DC 的表型特点为：高表达淋巴细胞功能相关抗原 -3（LFA-3）和 MHC II 类分子；低表达 CD40、CD80、CD86；低表达或不表达 CD83。

体外试验证明，肺 DC 表型和对抗原的内吞能力类似于未成熟 DC。但人肺 DC 具有很强的刺激同种异体 T 细胞增殖能力，类似于成熟 DC。成熟 DC 可有效地将抗原提呈给初始 T 细胞，使之激活。抗原提呈过程大致可分为两条途径。

（1）MHC II 类分子途径（外源性抗原的提呈）：外源性抗原指非 APC 自身产生的抗原，如细菌及其毒素。外源性抗原被 APC 摄取后形成吞噬溶酶体，其中的蛋白酶将抗原降解为含 13～25 个氨基酸的多肽片段。MHC II 类分子与恒定链（Ii）非共价结合，转运至吞噬溶酶体中，Ii 被降解，MHC II 类分子与抗原肽结合，形成抗原肽 -MHC II 类分子复合物，被转运并表达于 APC 细胞膜表面，供 CD_4^+ T 细胞 TCR 识别。

（2）MHC I 类分子途径（内源性抗原的提呈）：内源性抗原是指免疫效应细胞的靶细胞所合成的抗原，如肿瘤抗原和病毒感染细胞合成的抗原等。在肿瘤细胞或病毒感染细胞的细胞质中，蛋白酶体将内源性抗原降解为含 8～13 个氨基酸的多肽，后者被抗原处理相关转运蛋白转运至内质网腔，与腔内新合成的 MHC I 类分子结合，然后转运并表达在细胞膜表面并被提呈，供 CD_8^+ T 细胞 TCR 识别。

3. T 细胞应答的激活阶段

T 细胞的完全活化有赖于双信号和细胞因子的作用。T 细胞 TCR 与抗原肽 -MHC 分子复合物特异性结合，产生抗原识别信号，即第一信号。APC 与 T 细胞表面协同刺激分子相互作用，产生第二信号。在诸多协同刺激分子中，T 细胞表面 CD28 分子与 APC 表面 B7 分子结合最为重要，可促进 IL-2 基因转录和稳定 IL-2 mRNA，从而促进 IL-2 表达，此乃 T 细胞活化的必要条件。若无第二信号，则 T 细胞不能活化，并导致无反应性。除上述双信号外，T 细胞的充分活化还有赖于许多细胞因子参与。活化的 APC 和 T 细胞可分泌 IL-1、IL-2、IL-6、IL-12 等，它们在 T 细胞激活中发挥重要作用。

TCR 为跨膜蛋白，其细胞外段可识别特异性抗原肽，但其细胞内段较短，须借助 CD3、CD4/CD8 和 CD28 等的辅助，才能将细胞外刺激信号传递至细胞内。TCR 活化信号细胞内转导主要通过磷脂酶 C-γ、PLC-γ 活化和 MAPK 级联反应，激活核转录因子 NF-κB、NF-AT，使之转位至核内，诱导相应基因转录，导致细胞增殖、分化并发挥效应。

4. T 细胞应答的效应阶段

T 细胞应答主要发挥两类效应。

（1）CD_4^+ Th1 介导的迟发型超敏反应性炎症：活化的 Th1 细胞可激活巨噬细胞，其机制如下。Th1 细胞分泌 IFN-γ，与巨噬细胞表面 IFN-γ 受体结合；Th1 细胞表面 CD40L 与巨噬细胞表面 CD40 结合。活化的巨噬细胞可释放 IL-1、TNF-α 和 NO 等炎症介质。TNF-α 等又可促进炎症部位血管内皮细胞表达黏附分子，促进巨噬细胞和淋巴细胞黏附于血管内皮，继而穿越血管壁，并通过趋化运动被募集至感染灶，介导了以单核 / 巨噬细胞浸润为特征的局部炎症。

活化的巨噬细胞高表达 MHC II 类分子、B7、CD40 和 TNF-α，能更有效地向 T 细胞提呈抗原，从而增强和放大免疫效应；活化的巨噬细胞分泌 IL-12，可促进 Th0 细胞向 Th1 细胞分化，进一步扩大 Th1 细胞应答的效应。激活的巨噬细胞具有更强的吞噬、杀菌和杀伤靶细胞的能力。Th1 细胞通过活化巨噬细胞而清除细胞内病原体，在宿主抗细胞内病原体感染中发挥重要作用。

（2）CD$_8^+$ CTL 介导的特异性细胞毒作用：已发现，肺病毒感染一周内肺实质出现大量 CD$_8^+$CTL。CTL 可高效、特异性杀伤寄生细胞内病原体（病毒、某些细胞内寄生菌等）的宿主细胞和肿瘤细胞等，而不损伤正常组织。CD$_8^+$ CTL 一般识别 MHCI 类分子所提呈的抗原，某些 CD$_4^+$T 细胞中也有 CTL，可识别 MHC II 类分子所提呈的抗原。CTL 细胞毒作用的主要机制为：①分泌穿孔素，在靶细胞膜上穿孔，导致靶细胞崩解。②分泌颗粒酶，循穿孔素在靶细胞膜所形成的孔道进入靶细胞，通过激活凋亡相关酶系统而介导靶细胞凋亡。③激活的 CTL 可高表达 FasL，通过与靶细胞表面 Fas 结合，激活细胞内 Caspase 信号转导途径，介导靶细胞凋亡。

T 细胞效应的生物学意义为：CD$_4^+$Th1 通过活化巨噬细胞而诱发炎症性迟发型超敏反应，在宿主抗细胞内病原感染中起重要作用；CD$_8^+$CTL 细胞通过分泌细胞毒素或诱导细胞凋亡，杀死表达特异性抗原的靶细胞。特异性细胞免疫应答在清除细胞内病原体感染、抗肿瘤中发挥重要作用。同时，细胞免疫效应也是导致器官移植排斥反应和某些自身免疫性组织损伤的主要机制。

（二）肺 B 细胞介导的适应性体液免疫

1. B 细胞对抗原的识别

B 细胞表达 B 细胞受体（BCR）复合物，它由特异性识别和结合抗原的膜表面免疫球蛋白（mIg）和传递抗原识别信号的 Igα（CD79a）/Igβ（CD79b）异源二聚体组成。BCR 可直接识别完整、天然的蛋白质抗原，也能识别多糖、脂多糖和小分子化合物。多数蛋白质抗原属于胸腺依赖性（TD）抗原。B 细胞对 TD 抗原的识别有两个相互关联的过程：①抗原与 BCR（mIg）可变区特异性结合。② B 细胞内化抗原，进行加工处理，抗原降解产生抗原肽并与 MHC II 类分子结合，继而提呈给 CD$_4^+$T 细胞 TCR 识别。

少数抗原属于胸腺非依赖性抗原（TI-Ag），如细菌脂多糖、荚膜多糖和聚合鞭毛素等，可无须 Th 细胞的辅助作用而直接启动 B 细胞应答。TI 抗原分为 TI-1 和 TI-2 两类。TI-I 抗原亦称为 B 细胞丝裂原，高浓度 TI-I 与 B 细胞表面相应受体结合，可诱导 B 细胞增殖和分化；TI-2 抗原为细菌细胞壁与荚膜多糖，可激活 B 细胞，参与固有免疫。

2. B 细胞活化

B 细胞活化亦需双信号和细胞因子参与。

（1）第一信号：BCR 与抗原结合产生第一信号，由 Igα 和 Igβ 转导入细胞内。在成熟 B 细胞表面，CD19 与 CD21、CD81 与 CD225 以非共价键组成 B 细胞活化辅助受体复合物，可加强第一信号的转导。

（2）第二信号：在 TD 抗原介导的 B 细胞应答中，B 细胞与 Th 细胞表面多种黏附分子发生相互作用，向 B 细胞提供活化的第二信号。其中，T 细胞表达的 CD40L 和 B 细胞表面的 CD40 是最为重要的黏附分子对。

（3）细胞因子的参与：活化的 Th1 细胞可分泌 IL-2 和 IFN-γ，Th2 细胞可分泌 IL-4、IL-5 和 IL-6，这些细胞因子可辅助 B 细胞活化、增殖、分化和产生抗体。

3. B 细胞应答的效应

B 细胞所产生的抗体能与抗原特异性结合，从而清除肺中病原体和其他抗原异物，在维持肺内环境稳定中起重要作用。肺免疫球蛋白主要有两个来源：①由气管、支气管黏膜及肺间质的浆细胞产生，包括分泌型 IgA（sIgA）、IgE、IgG4 等。②由血管被动扩散至肺组织，主要为 IgG1、IgG2 等。

正常呼吸道中，sIgA、IgG 和 IgM 约占支气管肺泡灌洗液总蛋白的 20%，气管、支气管分泌物以 sIgA 为主，肺泡液则以 IgG 为主。从口腔至肺泡，sIgA 含量逐渐减少，而 IgG 含量逐渐增加。

各类免疫球蛋白具有不同的生物学功能：IgG 的主要作用是清除穿越呼吸道黏膜屏障的外来抗原；IgE 是参与 I 型超敏反应的主要抗体，并与机体抗寄生虫免疫有关；sIgA 是参与黏膜局部免疫的主要抗体。

sIgA 的作用机制为：①与相应病原体结合，阻止病原体黏附到呼吸道上皮。②在呼吸道黏膜表面中和毒素。③与人肺泡巨噬细胞表面 Pc 受体结合，增强肺泡巨噬细胞的吞噬作用。

三、肺的免疫调节功能

免疫调节是机体对免疫应答做出的生理性反馈。机体通过有效的反馈调节，可及时纠正病理性过激反应，使免疫应答被控制在有效而适度的范围内。肺组织中 T 细胞、B 细胞、巨噬细胞等均具有重要的免疫调节作用。

CD_4^+ CD_{25}^+ 调节性 T 细胞（regulatory T cell，Tr 或 Treg）可负调节 CD_4^+ 和 CD_8^+T 细胞活化与增殖。其可能机制为：Tr 直接与靶细胞接触，下调靶细胞 IL-2Rα 链表达，从而抑制靶细胞增殖；抑制 APC 抗原提呈功能，使靶细胞得不到足以活化的刺激信号。

活化的淋巴细胞可产生多种细胞因子，对其他免疫细胞发挥调节作用。例如：①对早期 B 细胞增殖，IL-7 可促进之，而 IL-4、IL-13、TNF 及 TGF-β 可抑制之。②对成熟 B 细胞增殖和分化，TNF、LT、IL-2、IL-4、IL-10 及 IL-13 可促进之，而 IL-8、TGF-β、IL-14 可抑制之。③对 B 细胞趋化运动，IL-2、IL-4、IFN-γ、TNF 可促进之，而 IL-10 可抑制之。④对巨噬细胞、滤泡 DC 的激活，IFN-γ、TNF、IL-6 可促进之，而 IL-4、IL-10、TGF-β 可抑制之。⑤IL-1α、IL-Iβ、TNF 可协同刺激 T 细胞增殖。

活化的巨噬细胞也可分泌多种细胞因子参与免疫调节：①IL-6、IL-1β 可促进 T 细胞、B 细胞、造血干细胞增殖和分化。②IL-12 及 IL-18 可促进 T 细胞、NK 细胞增殖分化，产生 IFN-γ，增强细胞免疫功能。③TNF-α 可促进 CTL 表达 MHC Ⅰ 类分子、IL-2R 和 IFN-R，促进 CTL 活化、增殖和分化。④IL-10 可抑制单核/巨噬细胞、NK 细胞活化，抑制巨噬细胞表达 MHC Ⅱ 类分子和 B7，从而抑制抗原提呈，下调免疫应答。

综上所述，通过长期进化，机体免疫系统和免疫功能趋于完善，从而在分子、细胞、整体和群体水平对免疫应答进行精细的调节。肺作为机体免疫系统的组成器官之一，在维持免疫自稳中发挥重要作用。

微信扫码
◆临床科研
◆医学前沿
◆临床资讯
◆临床笔记

第三章　呼吸系统疾病常用检查方法

第一节　X 线检查

常规正侧位胸部 X 线摄片是诊断纵隔疾病的初步检查或筛查手段，绝大多数纵隔异常可在常规胸部 X 线影像上显示出来。在 X 线检查中所见到的每一个阴影、索条、密度及形态都能成为诊断的依据。此外，还可以为下一步的合理检查以及进一步确认提供依据。

常规胸部 X 线摄片包括前位和左侧位像。一般电压高峰在 120 ~ 145 KVp，抽照距离应为 72 英寸（但对具体病例要根据胖瘦情况调整）。

由于纵隔中有许多重要器官相互重叠，后前位摄片的重点应该有深呼气相及深吸气相两种条件的对比。深吸气时，肺膨胀而挤压纵隔，纵隔左右径略变窄，深呼气时，由于肺体积缩小而使纵隔松弛，纵隔影增宽（观察纵隔区所摄的后前位胸平片，其投照条件以能够清楚地看见颈胸段及胸腔内上半段气管为准）。

侧位胸片观察纵隔可以部分排除纵隔器官前后重叠的影响。一些后前位胸片看不见的病变，例如纵隔中线区小的胸腺瘤或靠近脊柱的神经源性肿瘤及心脏后方的病变，侧位胸片均能看见。此外，如果后前位、侧位胸片定位诊断不明确，或者发现纵隔结构内有境界不清的肿块影，要加摄斜位片（投照斜位片的角度可参照透视或侧位片来定，如前纵隔病变可加摄左、右前斜位；后纵隔病变可加摄左、右后斜位）。

需要特别注意的是，纵隔原发肿瘤的种类很多且缺乏特征性表现，其 X 线表现均常以纵隔肿块为共同特点，鉴别比较困难，容易误诊。误诊的病例主要包括以下三种情况：①误诊为大量胸腔积液或包裹性胸腔积液。②误诊为肺内病变。③虽然已确定病变位于纵隔内，但定性错误。误诊的原因主要有以下几种。

一、X 线表现为一侧胸部不透光

当巨大纵隔肿瘤向一侧胸腔内突出，占据或几乎占据一侧胸腔时，正位 X 线表现为一侧胸部密度均匀增高，患侧胸廓饱满，肋间隙增宽，纵隔向对侧轻度移位，酷似大量胸腔积液。

巨大纵隔畸胎瘤占据一侧胸腔而误诊为胸腔积液或脓胸者屡有报告，如发现钙化可提示诊断。类似胸腔积液的纵隔肿瘤有以下几个特点。

（1）小儿多见，偶尔可见于成人，成人病例多占据大部胸腔，小儿病例多表现为一侧胸部不透光，故小儿病例易误为大量胸腔积液而成人病例可能误为包裹性胸腔积液。

（2）与胸腔积液相比，临床症状及纵隔移位情况较轻微。

（3）正位胸片上虽表现一侧胸部不透光，但肋膈角部位却相对透光（称之为肋膈角透明征），此征象提示病变为一胸内巨大肿块，而非液体，有时肺尖部亦可见半月形透光征象，但这一征象也可见于肺内巨大肿块，如合并胸腔积液时则无此征。

（4）侧位胸片见气管受压移位，若气管显示不清时，可吞钡检查观察食管移位情况。侧位观察纵隔内器官的移位情况有助于与肺内占位性病变鉴别。

（5）表现一侧胸部不透光的巨大纵隔肿瘤多见于纵隔畸胎瘤，其他类型纵隔肿瘤极少见，故有时可见壳状、牙齿或骨骼样钙化，必要时可体层摄影，以便显示有无及钙化之特点。

以上几点须结合起来综合分析才有鉴别意义。

二、X 线表现为肺内肿块

一般地说，鉴别纵隔肿块与肺内肿块的 X 线表现主要依靠：①纵隔肿块与纵隔的夹角为钝角，肺内肿块为锐角。②纵隔肿块与纵隔相连的长径大于其突入肺内的最大径，而肺内肿块则小于其突入肺内的最大径。③在透视下转动患者体位，纵隔肿块与纵隔不能分开，而肺内肿块转到一定位置则可见与纵隔分开，但当纵隔肿瘤靠近纵隔胸膜并以向肺内突出为主或纵隔肿瘤有蒂时，则可能与纵隔夹角呈锐角且突入肺内的最大径大于与纵隔相连的长径。

此外，如纵隔肿瘤以向肺内突出为主且生长至相当大时，亦可类似肺内肿块。所以，有学者特别强调以下几点可作为纵隔肿块与肺内病变鉴别时参考：①在正位胸片上肿瘤与纵隔相连，在侧位胸片上肿瘤靠近前胸壁或后胸壁，因为除纵隔淋巴瘤及气管囊肿外，发生于中纵隔的肿瘤极少，须与肺内肿瘤鉴别的主要为发生于前纵隔的胸腺瘤，畸胎瘤以及发生于后纵隔的神经源性肿瘤。②肿瘤边缘因有纵隔胸膜的包绕，除恶性肿瘤侵及肺外，均表现为光滑锐利。③由于肿瘤内无含气的肺组织，故除可能有钙化外，肿瘤密度均匀一致。④因肿瘤发生于纵隔内，故突入胸腔内时，一般已发展至较大，直径多在 6 cm 以上，但如有蒂则可能较小。⑤支气管体层摄影除可能有支气管受压移位外，无管腔狭窄或阻断征象。上述征象须综合分析，才能做出正确判断。

三、常见的纵隔肿瘤位于不常见部位

众所周知，几种常见的纵隔肿瘤，其发病部位具有一定特征性，常根据发病部位就可做出大致正确的判断。因此，如遇到例外情况，按常规判断，就可能导致误诊。事实上，每种纵隔肿瘤均可以发生于纵隔的任何部位。

文献报告，前纵隔的胸腺瘤占 87.5% ~ 97.6%，畸胎瘤占 89.1% ~ 96.5%，后纵隔的神经源性肿瘤占 91.1% ~ 92.6%。也就说，2.4% ~ 12.5% 的胸腺瘤、3.5% ~ 13.9% 的畸胎瘤可能发生于中、后纵隔，而 7.4% ~ 8.9% 的神经源性肿瘤可能发生于前、中纵隔。发生于前、后纵隔的淋巴类肿瘤虽无确切的统计数字，但毫无疑问，由于纵隔内淋巴结分布很广，除气管旁、气管–支气管、肺门及隆突下的中纵隔范围以外，前纵隔的乳房内动脉旁、后纵隔的食管下端及降主动脉周围均有淋巴结群分布，当然也有发生淋巴瘤的可能。

因此，仅根据纵隔肿瘤的部位判断其性质并不完全可靠，必须结合其他 X 线表现。由于 CT 扫描对确定肿瘤是囊性、实性、血管性或脂肪性以及有无钙化具有重要价值，所以应进一步做 CT 扫描检查。

四、非畸胎类肿瘤的钙化

钙化是纵隔畸胎瘤的重要特征之一，约占 30.2%，因此，位于中、后纵隔的肿瘤内如见到钙化，常提示畸胎类肿瘤。纵隔内骨与软骨肿瘤虽极少见，但近年来已陆续有报告，且均见于后纵隔，钙化也是其重要特征，占 33% ~ 70%，因此，对后纵隔有钙化的肿瘤，特别是大量钙化者，除想到畸胎瘤外，还应想到骨与软骨肿瘤的可能。

此外，5.6% ~ 12.5% 的胸腺瘤或胸腺囊肿、2.9% ~ 7.4% 的神经源性肿瘤以及部分胸内甲状腺瘤也可见到钙化。

所以，必须结合其他 X 线特点，如有无邻近骨的侵蚀、钙化的形态等，必要时结合 CT 做出综合分析。

五、并发肺内病变

纵隔肿瘤并发肺内病变者主要见于畸胎类肿瘤破入支气管或肺内，引起肺内感染或肿瘤细胞在肺内种植后发育成肺内畸胎瘤，以及肿瘤继发肺感染。

文献报告，纵隔畸胎瘤破入肺内约占 4.3%，主要表现为纵隔肿瘤伴有肺不张或肺脓肿，肿瘤如与支气管相通并形成肿瘤的空腔，腔内气体多少不一，可见向腔内凸出的多个圆形或乳头状结节，一般临床病史都较长，部分病例可有咳出毛发及皮脂样物的历史。因此，当肺内病变与纵隔内病变同时存在时，若纵隔内病变位于前纵隔且排除肿大淋巴结后，应想到纵隔畸胎瘤破入肺内的可能。

纵隔畸胎瘤继发肺感染约占 2.6%，主要表现为纵隔肿块的结节样外凸，边缘较模糊，可为一般感染，也可为局部脓肿形成但无空洞，易误为肿瘤本身的结节状凸出。

除上述诸原因外，纵隔内某些少见类型的肿瘤或囊肿，缺乏临床及 X 线特征，也是易致 X 线误诊的原因之一。随着医学影像技术的发展，软组织密度分辨力的提高，综合分析 X 线、CT 或磁共振成像表现，无疑将提高纵隔肿瘤的正确诊断率。

第二节　CT 检查

CT 是计算机体层摄影的简称，它使传统的 X 线诊断技术进入了电子计算机处理、电视图像显示的新时代。近年来，在普通 CT 基础上有针对性地应用高分辨 CT（HRCT）、螺旋 CT、超高速 CT，使胸部疾病 CT 诊断的广度和深度得以大大提高。

一、CT 的基本知识

（一）CT 原理

CT 断层装置是使 X 线球管围绕人体的长轴进行旋转照射，在检测器上将穿过人体受到不同程度衰减的 X 线转换成电信号，并送入计算机进行模 / 数（A/D）转换，通过计算机软件重建影像技术构成图像，在显示器显示图像，再经过多幅型相机或激光照相机拍摄成片。

与常规 CT 相比，HRCT 主要通过采用薄层（1 ~ 1.5 mm），缩小视野和骨算法的方法提高图像的空间和密度分辨率，能够显示次级肺小叶为基本单位的肺内细微结构，如小叶间隔、小叶中心小动脉和细支气管的形态。目前主要用于肺弥漫性疾病、支气管扩张和肺内孤立小结节病灶的诊断。现代 CT 机，包括螺旋 CT 机上都可以进行 HRCT 扫描参数设定，一般是在常规 CT 扫描的基础上，只对感兴趣区的小范围进行 HRCT 扫描。对肺弥漫性疾病，则主张另在主动脉弓、气管隆嵴及右膈面上方 1 ~ 2 cm 水平各加扫薄层 1 ~ 2 层即可。

胸部螺旋 CT 是在胸部扫描的过程中，球管不停顿地发出 X 射线，扫描床持续同步前移的方法。由于加快了扫描速度，患者在 20 ~ 30 秒憋气时间内完成全胸部扫描，避免了呼吸不均造成的微细病变的丢失。普通 CT 扫描为横断图像，难以达到直观的立体效果，螺旋 CT 可提供冠状面、矢状面、斜面及曲面的二维重建、三维重建以及通过 CT 血管造影的靶血管的图像重建。

（二）常用 CT 名词解释

1. CT 值

表示某部分组织 X 线衰减的数据，是以数值表示组织影像密度的高低。以 HU 为单位。将水的 CT 值定为 0，物体的密度愈高，CT 值愈大；密度愈低，则 CT 值愈小。肺组织 CT 值为 –1 000 HU，软组织（包括肿瘤）CT 值为 +40 ~ +60 HU，骨骼可高达 +1 000 HU 以上。

2. 层厚

层厚是指每次扫描（CT X 线管旋转一次）时受检层的厚度。层厚愈薄，受部分容积效应的影响愈小，空间和密度的分辨率就愈高。一般层厚选择 10 mm。

3. 层距

两次扫描层面中央平面间的距离。一般层距不大于层厚，否则会造成微小病变的遗漏。

4. 窗宽

其是指所要观察图像的 CT 值范围，可在 –1 000 ～ +4 000 HU 范围内选择。观察不同组织器官可选择最适窗宽，如肺组织为 –1 000 ～ –4 000 HU，纵隔为 +300 ～ +350 HU。

5. 窗位

窗位指窗宽上限和下限 CT 平均值（窗均值），根据观察部位的不同加以选择。肺窗位为 –500 ～ –700 HU，纵隔窗位为 +30 ～ +70 HU。

二、胸部 CT 层面和解剖结构

（一）胸锁关节层面（主动脉弓上层面，第 4 胸椎水平）

在气管前方及侧方，主要可见五根血管影，依次为右头臂静脉、左头臂静脉、无名动脉、左颈动脉、左锁骨下动脉，左头臂静脉呈一长条形与右头臂静脉汇合流入上腔静脉，无名动脉、左颈动脉、左锁骨下动脉位于左头臂静脉后方，称为"三毛征"或"信号灯征"，此层面主要包括上叶的尖、后、前肺段。

（二）主动脉弓层面（第 5 胸椎水平）

最突出的是位于气管左前方形似香蕉的主动脉弓阴影。气管右前方为圆形上腔静脉影。此层面有两个主要的间隙，一个是气管前、腔静脉后间隙；另一个是胸骨后血管前间隙，通常可见三角形软组织影，为残留的胸腺。该层面主要包括上叶前、后段，后方小部分为下叶背段。

（三）动脉窗层面（第 6 胸椎水平）

其主要为气管前方的升主动脉和气管左后方的降主动脉影。可见右侧纵隔边缘的奇静脉影汇入上腔静脉；气管在此层面分叉。

（四）左肺动脉层面（第 7 胸椎水平）

此层面的特点是肺动脉呈人字形分支，由主肺动脉（肺动脉圆锥）向左右侧分别分出左右肺动脉；右肺动脉前方分别有上腔静脉和升主动脉。气管已分叉为左、右主支气管，呈椭圆形黑腔阴影。此层面前 3/4 为上叶前、后段，后 1/4 为下叶背段。

（五）下肺静脉层面

两下肺静脉回流入左心房，前后是两下叶内侧基底段，上腔静脉汇入有心房，右心房、右心室、左心室及左心房四腔室均可见，同时可见肺区及胸膜的分布。

三、胸部 CT 适应证

（1）发现胸部小病灶或早期病变：①隐匿性病灶：如位于肺尖，肺门及靠近纵隔、横膈，心缘、心后区的病灶，在胸片上易被正常结构掩盖；近胸膜的肺内小结节，因和胸膜软组织缺乏对比；以及位于气管、支气管内的小的占位性病灶除非合并阻塞性改变，均不易被常规胸片发现。②转移性肺癌结节常较小，又常位于肺外带近胸膜下，胸片易漏检，故对肺转移倾向较高的恶性肿瘤，如肝癌、骨肉瘤、生殖细胞肿瘤应常规行 CT 检查。③肺部小片炎症或炎症早期或吸收期，由于周围结构重叠或渗出改变较轻，阴影较淡，通过 CT 可检出胸片漏检病灶。④胸片阴性而高度可疑的粟粒性肺结核。

（2）怀疑为支气管阻塞引起的肺不张和肺实变。

（3）发现被大量胸腔积液掩盖的潜在病因（如肿瘤、结核或炎症）。

（4）肿瘤分期：目前肺癌的分期主要采用美国胸科协会（ATS）的 TNM 分期法。其关键在于Ⅲ a（$T_3N_0M_0$，$T_3N_1M_0$，$T_{1～3}N_2M_0$）和Ⅲ b 期（$T_{1～3}N_3M_0$，$T_4N_{0～2}M_0$），前者可行手术切除，后者已无法手术。

在Ⅲ a 期，肿瘤范围广泛，但未侵犯到纵隔内重要结构，或伴有同侧纵隔淋巴结或气管隆嵴下淋巴结转移；在Ⅲ b 期，肿瘤已侵犯纵隔内重要结构，转移到不能切除的淋巴结（如对侧纵隔或肺门的淋巴结），但肿瘤范围尚未超出胸腔，也无远处转移。CT 和 MRI 在肺癌分期中的作用，就是帮助区分Ⅲ a 和Ⅲ b 期。

（5）肺病变：①寻找肺内病变，确定密度值、形态，轮廓。②隐匿性肺转移。③结节内钙化。④肺弥漫性病变及肺气肿 CT 优于胸片，而 HRCT 又优于常规 CT。⑤引起咯血的支气管扩张病变。

（6）胸膜、胸壁病变：①发现少量胸腔积液及小的胸膜浸润。②脓胸与肺脓肿鉴别。③胸膜受累。④骨、肌肉、皮下组织病变。

（7）纵隔病变：①肿块：囊性、实性、脂肪性、血管性、淋巴结。②增宽：病理性、解剖变异、生理性脂肪沉积等。③肺门：肺动脉扩大及实质性肿块。④脊柱旁增宽。⑤寻找隐匿性胸腺瘤或胸腺增生。

（8）心脏及大血管（如动脉瘤）。

（9）气管、支气管成像：螺旋 CT 薄层扫描可显示主支气管及 95% 以上的段支气管和 50% 的亚段支气管。螺旋 CT 可从冠状、矢状及轴位显示肿瘤对支气管的局部浸润及纵隔侵犯。

（10）CT 血管造影（CTA）：CTA 是螺旋 CT 在应用方面最重要的进展。CTA 可较满意地显示附着在血管壁的栓子所造成的充盈缺损。CTA 对 2 ~ 4 级肺动脉栓塞诊断的敏感性为 100%，特异性为 96%。CTA 还可提供肿瘤对肺动脉的直接侵犯，以及肺动脉瘤、肺小动脉炎病理改变的直接形态依据。

（11）穿刺活检导向。

四、胸部疾病 CT 诊断的意义

（一）肺癌

CT 可发现在普通 X 线胸片上被遮盖的病灶，可发现肺部微小肿瘤 3 ~ 5 mm；有助于鉴别纵隔旁肺癌与纵隔肿瘤；有助于肺癌与肺炎鉴别。

（二）纵隔病变

纵隔一向被认为是 X 线检查的盲区，CT 能对纵隔进行横断面显示，区分特异性组织密度，如不能明确时可作静脉注射造影剂增强。发现纵隔增宽时，首先区别是病理性，还是解剖变异或是生理性脂肪沉积，CT 检查肿块时需先明确来源于前或后纵隔以帮助定性。

（三）胸膜病变

由于 CT 为横断面，四周高密度的胸壁和低密度的肺实质形成鲜明对比，所以对胸膜病变很有价值，可了解肺实质病变累及胸膜，胸膜原发病变或胸膜外病变。

对胸膜改变应注意：①胸膜的密度。②病变的形状，如卵圆形或新月状。③肺与病变交界面是否规则及胸壁或胸膜外组织有无消失或破坏。④病变与邻近胸膜交界处所形成的角度。

（四）膈区病变的诊断

图像重建有助于判断肿块来自横膈亦或胸、腹腔。

五、肺内孤立性结节病灶的 CT 检查

肺内孤立性结节（solitary pulmonary nodule，SPN）是指肺内小于等于 3 cm 的类圆形病灶，无肺不张、肺炎、卫星病灶和局部淋巴结节肿大。SPN 的处理是临床上的难题之一，其基本原则是：尽快切除可能治愈的恶性结节，把良性结节手术切除的数目减少至最低程度。

SPN 一般从胸片发现。CT 检查时首先作常规扫描（层厚 10 mm）以判断病灶的部位，随后对病灶行层厚 1.5 ~ 2.0 mm 的薄层或 HRCT 连续扫描。HRCT 可使结节内部的结构、边缘特征及结节与邻近组织结构的关系清楚显示。HRCT 增强扫描可较好地显示结节的强化情况。螺旋 CT 可在任何一个层面重建图像，保证图像通过结节中心，可较准确地测量 CT 值和观察病变形态。病灶的三维重建有助于观察病变形态以及与周围组织的关系。

（一）结节的边缘征象

1. 毛刺

粗毛刺（直径 > 2 mm）在肺癌是常见表现，发生率高达 70% ~ 90%，主要是肿瘤病变直接浸润邻近的支气管血管鞘。Nordenstrom 曾称肿块不规则的毛刷状边缘为"放射冠"。Heitzma 认为该征不能作为恶性的特定征象，但仍强烈提示为恶性改变，而大部分学者认为是肿瘤的细胞浸润结果。粗毛刺在良性结节为 9% ~ 33%，可发生于结核瘤和炎性假瘤，为结节的纤维增生并向周围肺实质延伸所致。细毛

刺（直径＜2 mm）是由于小叶间隔纤维性增厚。

2. 分叶征

分叶征包括脐凹征、棘状突起征和锯齿征。恶性结节中，分叶征占25%～76%。肺间隔进入肿瘤，肺动静脉、支气管分支以及向肿瘤内凹陷的脏层胸膜，均可使局部肿瘤生长受限，形成分叶。在CT上，可见分叶之间有由上述结构形成的条状影像，这对诊断的意义较大。在良性结节中，分叶占4%～29%，如错构瘤、肉芽肿，常为软骨结节或肉芽肿的融合。

3. 边缘光滑

良恶性SPN均可表现为光滑边缘，但以良性病变多见。

（二）结节的密度征象

1. 结节内的高密度灶

结节内的高密度灶主要是指钙化。钙化的CT值一般为100～200 HU以上。良性结节钙化的类型有中心钙化、条形钙化、爆米花样钙化，弥漫性钙化。

高度良性结节的钙化表现为：

（1）结节的中心条形或弥漫钙化，至少为横断面的10%。

（2）良性钙化至少在两个连续薄层层面上出现。

（3）结节边缘光滑，无毛刺。

直径2 cm以下的结节出现钙化多为结核球和错构瘤。值得指出的是钙化并非良性结节的特殊征象。

恶性结节的钙化多为偏心性、细小的斑点状钙化，钙化范围小于结节横断面的10%，肿瘤的钙化常是纤维瘢痕钙化或肿瘤内部营养不良性钙化。

2. 结节内的低密度灶

结节内均匀性低密度主要见于良性病变，恶性病变仅为12%，如脂肪在结节内表现为CT值为-40～-90 HU的低密度区，仅见于错构瘤。恶性结节主要为非均匀性的低密度，这些低密度包括空泡征、支气管充气征、空洞等。

（1）空泡征：是指结节病灶中不大于5 mm的低密度影，借此与病灶中的小空洞（>5 mm）区别。肿瘤形成空泡征的原因有：①小灶性坏死，但并非是空泡征形成的直接原因，只有在坏死组织少量排出形成小空腔时，或坏死组织脱水，体积缩小形成真空时才形成空泡征。②结节内未闭的头尾走行的含气小支气管，在CT上可表现为低密度小点状影。③呈伏壁生长的腺癌或细支气管肺泡癌的癌细胞在肺泡壁排列不均匀，部分形成乳头状，突入肺泡腔。这种乳头状瘤结构间的含气腔，即表现为低密度的空泡征。肺癌有此征象者为24%～48%，主要为细支气管肺泡癌和腺癌。良性结节中局部性机化性肺炎可有此征。小结核瘤内有干酪坏死灶与支气管相通后形成小空泡则难以与肺癌空泡征相鉴别。

（2）支气管或细支气管充气征：是指结节内宽度1.5 cm以上的条状含气影像，又称空气支气管征。肺癌有此征象者可达70%，多见于腺癌。CT上显示结节与第4或5级支气管相通时，这些结节经纤维支气管镜活检的阳性率明显增高。

（3）SPN呈毛玻璃样密度及周围晕轮征：一般多见于孤立性细支气管肺泡癌，为肿瘤沿肺泡间质或沿肺泡壁生长，肺泡腔未被肿瘤完全占据或肺泡腔内大部分被脱落细胞占据或被黏液占据，形成结节内玻璃样密度，如果结节内毛玻璃样密度内出现"空泡征"，诊断为细支气管肺泡癌可能性很高。

SPN周围晕轮征是一个存在争议的征象。有人认为它是结节周围脉管炎，感染性出血，支气管肺动脉破裂、坏死等原因引起的一种出血性良性肺结节特征性征象。伴咯血的肺结核结节中可有此征象。Gaeta等则认为周围晕轮征是恶性SPN的特异性征象，一旦出现，可能预示一个惰性肿瘤转变为一个活跃肿瘤。

（三）结节周围的征象

1. 结节与周围血管的关系

其可表现为：①肺内血管穿过结节。②肺内血管受牵拉向结节移位。③肺内血管在结节周边截断。④肺内血管受压移位。上述改变称为"血管聚集征"，此征在肺癌中的出现率约为80%，主要为腺癌。

手术发现所有肺癌均有肺静脉受累，对肺静脉的判断需连续观察不同 CT 层面，追踪到肺门。有报道，当结节与血管连接时，其为恶性结节的危险度是良性结节的 61 倍。球形肺炎亦可有周围血管集束征，血管扩张增粗，但无僵直、牵拉表现。

2. 结节与支气管的关系

在 HRCT 上可包括：①支气管被肿瘤切断。②肿瘤包含支气管。③肿瘤压迫支气管。④支气管不规则狭窄、增厚。

3. 结节与邻近胸膜的关系

结节与胸膜之间线形，条形或三角形接连称"胸膜凹陷征"，在肺癌中约占 50%，以腺癌多见。肺结核瘤及其他炎性结节可因胸膜粘连，也可形成类似的表现，发生率为 19%。胸膜凹陷征在良恶性病例中均可出现，恶性病例中检出率较高，以腺癌为最高，类癌罕见。如胸膜凹陷征形态不规则并伴随胸膜较广泛增厚以及与肿瘤广基胸膜粘连，常常是炎性肿块的重要征象。

（四）结节的增强扫描特征

增强扫描对鉴别良、恶性结节有意义。薄层 CT 或 HRCT 较普通 CT 更准确显示增强后 CT 值的变化。

1. 增强后 CT 值的变化

Swensen 等报道，恶性结节 CT 增强扫描后，CT 值增强 20 ~ 108 HU，中位数为 40 HU；而肉芽肿与良性肿瘤则为 –4 ~ 58 HU，中位数为 12 HU。若以 CT 值增强超过 20 HU 为恶性结节强化的最低值，其诊断敏感性为 100%，特异性为 76%，准确率为 92%，由于 9% 的结节强化值均在 20 ± 5 HU 范围内，故 Swensen 等认为若强化值在 16 ~ 24 HU 时仍应称为不定性结节。若强化值大于 25 HU 时，则可诊断为恶性结节，应进一步行经皮或经纤支镜肺活检甚至开胸探查等有创检查，如强化值不超过 15 HU，则可在临床监视下定期 X 线复查。

2. 增强后密度形态的改变

Yamashita 等将其分为 4 型：①中央增强型：增强位于占结节 60% 的中央部。②周围增强型。③完全增强型。④包裹增强型：仅周围部的最外围增强。完全增强型多提示肺癌，当肺癌有大面积坏死时，也可呈周围增强型，此时其 CT 强化值可低于 20 HU。结核瘤和大多数错构瘤常为周围增强型和包裹增强型。

（五）SPN 鉴别诊断的原则

1997 年第二届全国呼吸疾病影像专题研讨会上，张因帧教授提出 4 个对 SPN 作 CT 定性诊断的指标：

Ⅰ. 外形：Ⅰa 圆形；Ⅰb 土豆、树叶、桑葚状，即有分叶。

Ⅱ. 密度：Ⅱa 均匀；Ⅱb 不均匀（小结节堆聚、小泡、小管、小洞）。

Ⅲ. 钙化：Ⅲa 超过 20% 容积；Ⅲb 低于 20% 容积。

Ⅳ. 周围：Ⅳa 无毛刺；Ⅳb 有毛刺。

一般规律是 Ⅰb ~ Ⅳb 均为恶性 SPH 特征。

必须强调指出，对 SPN 决不能凭单一的征象来肯定或否定良性或恶性结节的诊断。临床症状、体征、常规检验和胸片仍是 SPN 初诊的依据。

分析 SPN 良恶性应注意不能仅靠个别特征而加以判断，应多种影像特征相结合和影像诊断与临床相结合，否则难免误诊。少数疑难病例，最终的定性还得依靠纤维支气管胸腔镜或穿刺活检。

第三节 MRI 检查

磁共振成像（magnetic resonance imaging，MRI）是利用一定频率的射频信号对处于静磁场内的人体的任意选定层面进行激发，从而产生磁共振信号。与普通 X 线及 CT 相比，它具有无 X 线损害、具有较高的密度分辨率、容易显示纵隔及肺门区域的软组织的病变、可获得人体任意选定平面的扫描图像等优点，因此 MRI 已成为现代一种最先进的影像诊断技术。

一、适应证

（一）肺门病变

肺门在磁共振影像上具有良好的自然对比，不必注射造影剂就能鉴别肺门肿块为血管性病变或软组织（实性）肿块，特别对肺门区较小的肿块，MRI 比 CT 扫描更具优越性。

（二）肺内病变

MRI 对肺内病变的诊断，存在一定限度，它的应用价值主要在于了解肺癌的侵犯范围、确定肺癌分期，以便决定治疗方法和估计预后情况。中央型肺癌在 T_2 加权像上，支气管近端肿瘤与远端阻塞性肺炎因信号不一而可以区别，这对于确定放疗的照射范围具有指导意义。MRI 对放疗引起的纤维化与复发的肿块具有鉴别作用，因而在肿瘤放疗后的随访中有重要意义。此外，MRI 在确定肺内肿块是否为血管性起源，如肺动静脉瘘以及发现肺隔离症的体循环供血动脉方面，均具有一定价值。但 MRI 对于肺内弥漫性病变及非肿瘤性浸润病变的诊断和鉴别诊断还存在一定困难。

（三）纵隔病变

1. 纵隔肿块

MRI 不仅可以很好显示纵隔肿块的大小、形态及边缘情况，还可显示肿块与心脏大血管、气管、食管及椎体的关系以及对这些毗邻结构有无侵犯及侵犯程度。MRI 密度分辨率高，对纵隔囊性病变和实质性肿块可加以鉴别，对肿块内是否合并有出血和液化坏死也可做出准确判断。因此，MRI 对分析肿块起源、性质、估计手术切除的可能性及预后均有很大帮助。

2. 纵隔血管性病变

MRI 对纵隔内的一些大血管的血管性疾病，包括先天性疾病和获得性疾病，无须注射造影剂，就能做出明确诊断。如对主动脉狭窄、扩张、主动脉瘤及主动脉夹层，MRI 有较高的诊断价值。在主动脉夹层的诊断中，对发现内膜破口、鉴别夹层与附壁血栓有一定帮助。MRI 对肺动脉发育不全、肺动脉高压、肺动脉瘤以及肺动脉栓塞也有肯定的诊断价值。腔静脉因肿瘤或肿大淋巴结压迫、浸润所致变形、狭窄或静脉内血栓形成，MRI 也有很高的诊断价值。

（四）胸膜及胸壁病变

（1）MRI 可发现胸腔积液，并能把出血性胸腔积液与其他积液区分开来。MRI 在胸膜间皮瘤、胸膜转移瘤及胸膜包裹性积液的诊断及鉴别诊断中具有一定意义。确定肺内肿块对胸膜及胸壁有无直接侵犯，MRI 比 CT 可靠。

（2）MRI 能清晰显示胸壁结构，分清层次。对胸壁的原发或继发肿瘤，MRI 还能清晰显示肿瘤的形态和范围，特别是胸腔入口的肿瘤或某些侵犯锁骨上窝及腋窝的转移瘤，MRI 检查对了解肿瘤与锁骨下动静脉、臂丛神经及腋动、静脉和腋神经的关系，明确诊断、制订治疗方案均有很大帮助。

（五）横膈病变

MRI 能直接在冠状位及矢状位等纵轴上成像，对鉴别横膈、膈上及膈下病变极有帮助。MRI 具有较高的密度分辨率，使其对鉴别囊性或实性病变以及进一步分析病变性质有一定价值。

二、禁忌证

（1）带有心脏起搏器或体内安有金属装置的患者不能接受检查。

（2）磁共振检查时间较长，危重患者、不能很好配合的患者往往不能耐受。处于监护下的患者，由于监护系统不能进入磁体室，也不能接受检查。

（3）疑有眼球内金属异物及动脉瘤用银夹结扎术后者。

三、操作要点

（一）一般技术

一般选用体线圈，患者取仰卧位，两臂平放于身体两侧，保持平静而有节律的呼吸。带有心脏起搏器、做过人工心脏瓣膜置换术及胸部手术后留有金属异物者不能进行 MRI 检查。

（二）成像技术参数

选择自旋回波脉冲序列（spin echo 序列，简称 SE 序列）是最常用的扫描序列。采用短重复时间（TR）和短回波时间（TE）可获得 T1 加权图像，而采用长 TR 和长 TE 可获得 T_2 加权图像，短 TE 和长 TR 则可获得质子密度图像。T_1 加权图像能较好显示扫描区域整体的解剖形态，T_2 加权图像对发现病变及判断病变性质有一定帮助。实际工作中，T_1 加权图像的扫描参数为：TR 为 500 ~ 1 000 ms，TE 选择 16 ~ 30 ms；T_2 加权图像的扫描参数为：TR>1 800 ms，TE 选择 65 ~ 120 ms。

（三）层厚、层间隔及扫描平面选择

层厚常规取 7 ~ 10 mm。扫描野应较宽，以便覆盖整个胸部。胸部扫描时，一般把横断面作为基本的成像平面，视具体情况选择应用冠状面、矢状面或斜切面成像。冠状位像或矢状位像能较好地显示肺尖、肺底病变及纵向走行的组织器官如气管、主支气管、上腔静脉，食管等处的病变。平行于主动脉弓走行的斜切面像能显示主动脉的全貌。

（四）心电门控成像技术

心电门控成像技术是指利用心电信息将每次射频脉冲的触发时间固定于心动周期的某一点上，使每一层面每一次的激发和数据采集都处于固定的时相上，从而有效地减少了心脏搏动产生的伪影，这对于肺门及中下纵隔区的图像质量控制相当重要，激发的间隔时间一般为 100 ms。

（五）呼吸门控技术

呼吸门控是指把进行数据采集的时间控制于呼气末至吸气开始的时间间隔内，其目的是为了减轻呼吸运动对图像质量的影响。由于呼吸运动的节律不如心电门控，而且呼吸运动过程中无简单的电物理信号伴发，因此其效果不如心电门控。采用呼吸门控技术，TR 时间由呼吸周期决定，因而扫描时间延长。

（六）磁共振血管造影（*magnetic resonance angiography*，MRA）

（1）MRA 是利用磁共振"流动相关增强"现象而建立图像，是一种非创伤性的血管造影新技术，不用静脉注射对比剂。胸部 MRA 在诊断主动脉瘤、主动脉夹层、肺动脉扩张、腔静脉梗阻，腔静脉内血栓形成等方面有一定价值。

（2）胸部对比剂增强 MRA 技术是指借助静脉注射对比剂，将肺动脉主干及其分支成像，临床上取得了可喜的成果。随着 MRI 快速成像技术的发展，胸部 MRA 技术必将更加完善，服务于临床实践。

四、临床意义

（1）MRI 可以在不改变患者体位的情况下获得人体横断面、冠状面、矢状面甚至任意选定平面的扫描图像，能比较全面地显示组织器官的解剖结构，并有助于分析病变的范围及解剖关系。

（2）MRI 具有较高的密度分辨率，对分析组织成分、鉴别组织特性有一定帮助。通过改变扫描参数（如重复时间 TR 和回波时间 TE）可获得 T_1 加权图像、T_2 加权图像，质子密度图像及其他特殊图像等。比较不同图像上病变信号强度的变化，有助于对病变性质进行判断。

（3）MRI 具有特征性的血液流空现象，心脏、血管均表现为管腔状影，因此，在不使用造影剂的情况下，就能产生较好的纵隔及肺门区域的自然对比，容易显示纵隔及肺门区域的软组织肿块，尤其是显示较小的肿块比 CT 更具优越性。

（4）MRI 检查没有电离辐射对人体造成的危害，通常不使用造影剂，是一种无损伤性检查。少数情况下需增强扫描，采用的是顺磁性造影剂，它无毒性反应，在检查前患者不需要做特殊准备，因此易为患者所接受。

（5）MRI 空间分辨率不如 CT，对肺部的微细结构，如肺小叶结构，不能很好显示。人体的一些生理活动，如呼吸运动、心脏大血管搏动及心血管内血液流动均会影响图像的清晰度。但是，随着磁共振技术的发展和改进，特别是心电门控（ECG gating）技术、呼吸门控技术及呼吸触发技术的应用，在一定程度上改变了胸部 MRI 的影像质量。

（6）MRI 一般搜集的是氢原子信号，钙化区域不产生磁共振信号，因此在肺结核与肺内一些具有钙化病变的疾病和肿瘤的鉴别诊断具有一定限度。

第四章 呼吸系统急危重症

第一节 急性肺损伤／急性呼吸窘迫综合征

急性肺损伤（ALI）／急性呼吸窘迫综合征（ARDS）是一种常见危重病，病死率极高，严重威胁重症患者的生命并影响其生活质量。尽管我国重症医学已有了长足发展，但对 ALI/ARDS 的认识和治疗状况尚不容乐观。

一、概念与流行病学

ALI/ARDS 是在严重感染、休克、创伤及烧伤等非心源性疾病过程中，肺毛细血管内皮细胞和肺泡上皮细胞损伤造成弥漫性肺间质及肺泡水肿，导致的急性低氧性呼吸功能不全或衰竭。以肺容积减少、肺顺应性降低、严重的通气／血流比例失调为病理生理特征，临床上表现为进行性低氧血症和呼吸窘迫，肺部影像学上表现为非均一性的渗出性病变。

流行病学调查显示 ALI/ARDS 是临床常见危重症。根据 1994 年欧美联席会议提出的 ALI/ARDS 诊断标准，ALI 发病率为每年 18/10 万，ARDS 为每年 13/10 万 ~ 23/10 万。2005 年的研究显示，ALI/ARDS 发病率分别为每年 79/10 万和 59/10 万。提示 ALI/ARDS 发病率显著增高，明显增加了社会和经济负担，这甚至可与胸部肿瘤、AIDS、哮喘或心肌梗死等相提并论。

多种危险因素可诱发 ALI/ARDS. 主要包括：①直接肺损伤因素：严重肺部感染，胃内容物吸入，肺挫伤，吸入有毒气体，淹溺，氧中毒等。②间接肺损伤因素：严重感染，严重的非胸部创伤，急性重症胰腺炎，大量输血，体外循环，弥散性血管内凝血等。

病因不同，ARDS 患病率也明显不同。严重感染时 ALI/ARDS 患病率可高达 25% ~ 50%，大量输血可达 40%，多发性创伤达到 11% ~ 25%，而严重误吸时，ARDS 患病率也可达 9% ~ 26%。同时存在两个或三个危险因素时，ALI/ARDS 患病率进一步升高。另外，危险因素持续作用时间越长，AU/ARDS 的患病率越高，危险因素持续 24、48 及 72 小时，ARDS 患病率分别为 76%、85% 和 93%。

虽然不同研究对 ARDS 病死率的报道差异较大，但总体来说，目前 ARDS 的病死率仍较高。对 1967—1994 年国际正式发表的 ARDS 临床研究进行荟萃分析，3264 例 ARDS 患者的病死率在 50% 左右。中国上海市 15 家成人 ICU 2001 年 3 月至 2002 年 3 月 ARDS 病死率也高达 68.5%。不同研究中 ARDS 的病因构成、疾病状态和治疗条件的不同可能是导致 ARDS 病死率不同的主要原因。

二、病理生理与发病机制

急性肺损伤的发病机制尚未完全阐明。除有些致病因素对肺泡膜的直接损伤外，更重要的是多种炎症细胞（巨噬细胞、中性粒细胞、血小板）及其释放的炎性介质和细胞因子间接介导的肺炎症反应，最终引起肺泡膜损伤、毛细血管通透性增加和微血栓形成；并可造成肺泡上皮损伤，表面活性物质减少或消失，加重肺水肿和肺不张，从而引起肺的氧合功能障碍，导致顽固性低氧血症。

目前参与 ALI/ARDS 发病过程的细胞学与分子生物学机制，尚有待深入研究。中性粒细胞在肺内聚集、激活，并通过"呼吸爆发"释放氧自由基、蛋白酶和炎性介质，以及巨噬细胞、肺毛细血管内皮细胞的参与是 ALI/ARDS 发病的重要细胞学机制。生理情况下，衰老的中性粒细胞以凋亡的形式被吞噬细胞清除，但目前研究发现，很多导致 ALI 发生的因素能够延迟中性粒细胞凋亡，使中性粒细胞持续发挥作用，引起过度和失控的炎症反应，因此促进中性粒细胞凋亡有可能成为 ALI/ARDS 颇具希望的治疗手段之一。除中性粒细胞外，巨噬细胞及血管内皮细胞可分泌肿瘤坏死因子 - α（tumor necrosis factor- α，TNF- α）、白细胞介 -1（interleukin-1，IL-1）等炎性介质，对启动早期炎症反应与维持炎症反应起重要作用。

肺内炎性介质和抗炎介质的平衡失调，是 ALI/ARDS 发生、发展的关键环节。除炎性介质增加外，还有 IL-4、IL-10、IL-13 等抗炎介质释放不足。新近研究表明，体内一些神经肽 / 激素也在 ALI、ARDS 中具有一定的抗炎作用，如胆囊收缩素（cholecystokinin，CCK）、血管活性肠肽（vasoactive intestinal peptide，VIP）和生长激素等。因此加强对体内保护性机制的研究，实现炎性介质与抗炎介质的平衡亦十分重要。

随着系统性炎症反应综合征（systemic inflammatory response syndrome，SIRS）和代偿性抗炎症反应综合征（compensatory anti-inflammatory response syndrome，CARS）概念的提出，使人们对炎症这一基本病理生理过程的认识更为深刻。SIRS 即指机体失控的自我持续放大和自我破坏的炎症反应；CARS 是指与 SIRS 同时启动的一系列内源性抗炎介质和抗炎性内分泌激素引起的抗炎反应。如果 SIRS 和 CARS 在病变发展过程中出现平衡失调，则会导致多器官功能障碍综合征（MODS）。目前人们已经逐渐认识到 ALI/ARDS 是 MODS 发生时最早或最常出现的器官表现。

ALI/ARDS 的基本病理生理改变是肺泡上皮和肺毛细血管内皮通透性增加所致的非心源性肺水肿。由于肺泡水肿、肺泡塌陷导致严重通气 / 血流比例失调，特别是肺内分流明显增加，从而产生严重的低氧血症。肺血管痉挛和肺微小血栓形成引发肺动脉高压。

三、临床表现

ALI/ARDS 多于原发病起病后 5 天内发生，约半数发生于 24 小时内。除原发病的相应症状和体征外，最早出现的症状是呼吸加快，并呈进行性加重的呼吸困难、发绀，常伴有烦躁、焦虑、出汗等。其呼吸困难的特点是呼吸深快、费力，患者常感到胸廓紧束、严重憋气，即呼吸窘迫，不能用通常的吸氧疗法改善，亦不能用其他原发心肺疾病（如气胸、肺气肿、肺不张、肺炎、心力衰竭）解释。早期体征可无异常，或仅在双肺闻及少量细湿啰音；后期多可闻及水泡音，可有管状呼吸音。

四、实验室及其他检查

（一）X 线胸片

早期可无异常，或呈轻度间质改变，表现为边缘模糊的肺纹理增多。继之出现斑片状以至融合成大片状的浸润阴影，大片阴影中可见支气管充气征。其演变过程符合肺水肿的特点，快速多变；后期可出现肺间质纤维化的改变。

（二）动脉血气分析

典型的改变为 PaO_2 降低，$PaCO_2$ 降低，pH 升高。根据动脉血气分析和吸入氧浓度可计算肺氧合功能指标，如肺泡 - 动脉氧分压差［$P_{(A-a)}O_2$］、肺内分流（QS/QT）、呼吸指数［$P_{(A-a)}O_2/PaO_2$］、PaO_2/FiO_2 等指标，对建立诊断、严重性分级和疗效评价等均有重要意义。

目前在临床上以 PaO_2/FiO_2 最为常用。其具体计算方法为 PaO_2 的 mmHg 值除以吸入氧比例（FiO_2，吸入氧的分数值），如某位患者在吸入 40% 氧（吸入氧比例为 0.4）的条件下，PaO_2 为 80 mmHg，则 PaO_2/FiO_2 为 80÷0.4=200。PaO_2/FiO_2 降低是诊断 ARDS 的必要条件。正常值为 400 ~ 500，在 ALI 时 ≤ 300，

ARDS 时 ≤ 200。在早期，由于过度通气而出现呼碱，pH 可高于正常，$PaCO_2$ 低于正常。在后期，如果出现呼吸肌疲劳或合并代酸，则 pH 可低于正常，甚至出现 $PaCO_2$ 高于正常。

（三）床边肺功能监测

ARDS 时肺顺应性降低，无效腔通气量比例（V_D/V_T）增加，但无呼气流速受限。顺应性的改变，对严重性评价和疗效判断有一定的意义。

（四）心脏超声和 Swan-Ganz 导管检查

有助于明确心脏情况和指导治疗。通过置入 Swan-Ganz 导管可测定肺动脉楔压（PAWP），这是反映左心房压较可靠的指标。PAWP 一般 <12 mmHg，若 >18 mmHg 则支持左心衰竭的诊断。

五、诊断

中华医学会呼吸病学分会 1999 年制定的诊断标准如下：

（1）有 ALI/ARDS 的高危因素。

（2）急性起病、呼吸频数和（或）呼吸窘迫。

（3）低氧血症：ALI 时动脉血氧分压（PaO_2）/ 吸入氧分数值（FiO_2）≤ 300；ARDS 时 PaO_2/FiO_2 ≤ 200。

（4）胸部 X 线检查显示两肺浸润阴影。

（5）PAWP ≤ 18 mmHg 或临床上能除外心源性肺水肿。

同时符合以上 5 项条件者，可以诊断 ALI 或 ARDS。一般认为，ALI/ARDS 具有以下临床特征：①急性起病，在直接或间接肺损伤后 12 ~ 48 小时内发病。②常规吸氧后低氧血症难以纠正。③肺部体征无特异性，急性期双肺可闻及湿啰音，或呼吸音减低。④早期病变以间质性为主，胸部 X 线片常无明显改变。病情进展后，可出现肺内实变，表现为双肺野普遍密度增高，透亮度减低，肺纹理增多、增粗，可见散在斑片状密度增高影，即弥漫性肺浸润影。⑤无心功能不全证据。

六、鉴别诊断

上述 ARDS 的诊断标准并非特异性的，建立诊断时必须排除大片肺不张、自发性气胸、上气道阻塞、急性肺栓塞和心源性肺水肿等。通常能通过详细询问病史、体检和 X 线胸片等做出鉴别。心源性肺水肿患者卧位时呼吸困难加重，咳粉红色泡沫样痰，肺湿啰音多在肺底部，对强心、利尿等治疗效果较好；鉴别困难时，可通过测定 PAWP、超声心动图检测心室功能等做出判断并指导此后的治疗。

七、治疗

治疗原则与一般急性呼吸衰竭相同。主要治疗措施包括：积极治疗原发病，氧疗，机械通气以及调节液体平衡等。

（一）原发病治疗

全身性感染、创伤、休克、烧伤、急性重症胰腺炎等是导致 ALI/ARDS 的常见病因。严重感染患者有 25% ~ 50% 发生 ALI/ARDS，而且在感染、创伤等导致的多器官功能障碍综合征（MODS）中，肺往往也是最早发生衰竭的器官。目前认为，感染、创伤后的全身炎症反应是导致 ARDS 的根本病因。控制原发病，遏制其诱导的全身失控性炎症反应，是预防和治疗 ALI/ARDS 的必要措施。

（二）呼吸支持治疗

1. 氧疗

ALI/ARDS 患者吸氧治疗的目的是改善低氧血症，使动脉氧分压（PaO_2）达到 60 ~ 80 mmHg。可根据低氧血症改善的程度和治疗反应调整氧疗方式，首先使用鼻导管，当需要较高的吸氧浓度时，可采用可调节吸氧浓度的文丘里面罩或带贮氧袋的非重吸式氧气面罩。ARDS 患者往往低氧血症严重，大多数患者一旦诊断明确，常规的氧疗常常难以奏效，机械通气仍然是最主要的呼吸支持手段。

2. 无创机械通气

无创机械通气（NIV）可以避免气管插管和气管切开引起的并发症，今年来得到了广泛的推广应用。尽管随机对照实验（RCT）证实 NIV 治疗慢性阻塞性肺疾病和心源性肺水肿导致的急性呼吸衰竭的疗效肯定，但是 NIV 在急性低氧性呼吸衰竭中的应用却存在很多争议。迄今为止，尚无足够的资料显示 NIV 可以作为 ALI/ARDS 导致的急性低氧性呼吸衰竭的常规治疗方法。

应用 NIV 可使部分合并免疫抑制的 ALI/ARDS 患者避免有创机械通气，从而避免呼吸机相关肺炎（VAP）的发生，并可能改善预后。目前两个小样本 RCT 研究和一个回顾性研究结果均提示，因免疫抑制导致的急性低氧性呼吸衰竭患者可以从 NIV 中获益。对 40 名实体器官移植的急性低氧性呼吸衰竭患者的 RCT 研究显示，与标准氧疗相比，NIV 组气管插管率、严重并发症的发生率、入住 ICU 时间和 ICU 病死率明显降低，但住院病死率无差别。而对 52 名免疫抑制合并急性低氧性呼吸衰竭患者（主要是血液系统肿瘤）的 RCT 研究也显示，与常规治疗方案比较，NIV 联合常规治疗方案可明显降低气管插管率，而且 ICU 病死率和住院病死率也明显减低。对 237 例机械通气的恶性肿瘤患者进行回顾性分析显示，NIV 可以改善预后。因此，免疫功能低下的患者发生 ALI/ARDS，早期可首先试用 NIV。

一般认为，ALI/ARDS 患者在以下情况时不适宜应用 NIV：①神志不清。②血流动力学不稳定。③气道分泌物明显增加而且气道自洁能力不足。④因脸部畸形、创伤或手术等不能佩戴鼻面罩。⑤上消化道出血、剧烈呕吐、肠梗阻和近期食管及上腹部手术。⑥危及生命的低氧血症。应用 NIV 治疗 ALI/ARDS 时应严密监测患者的生命体征及治疗反应。如 NIV 治疗 1 ~ 2 小时后，低氧血症和全身情况得到改善，可继续应用 NIV。若低氧血症不能改善或全身情况恶化，提示 NIV 治疗失败，应及时改为有创通气。

3. 有创机械通气

（1）机械通气的时机选择：ARDS 患者经高浓度吸氧仍不能改善低氧血症时，应气管插管进行有创机械通气。ARDS 患者呼吸功明显增加，表现为严重的呼吸困难，早期气管插管机械通气可降低呼吸功，改善呼吸困难。虽然目前缺乏 RCT 研究评估早期气管插管对 ARDS 的治疗意义，但一般认为，气管插管和有创机械通气能更有效地改善低氧血症，降低呼吸功，缓解呼吸窘迫，并能够更有效地改善全身缺氧，防止肺外器官功能损害。

（2）肺保护性通气：由于 ARDS 患者大量肺泡塌陷，肺容积明显减少，常规或大潮气量通气易导致肺泡过度膨胀和气道平台压过高，加重肺及肺外器官的损伤。目前有多中心 RCT 研究比较了常规潮气量与小潮气量通气对 ARDS 病死率的影响。与常规潮气量通气组比较，小潮气量通气组 ARDS 患者病死率显著降低。

气道平台压能够客观反映肺泡内压，其过度升高可导致呼吸机相关肺损伤。上述多中心 RCT 研究说明在实施肺保护性通气策略时，限制气道平台压比限制潮气量更为重要。由于 ARDS 肺容积明显减少，为限制气道平台压，有时不得不将潮气量降低，允许动脉血二氧化碳分压（$PaCO_2$）高于正常，即所谓的允许性高碳酸血症。允许性高碳酸血症是肺保护性通气策略的结果，并非 ARDS 的治疗目标。急性二氧化碳升高导致酸血症可产生一系列病理生理学改变，包括脑及外周血管扩张、心率加快、血压升高和心输出量增加等。但研究证实，实施肺保护性通气策略时一定程度的高碳酸血症是安全的。当然，颅内压增高是应用允许性高碳酸血症的禁忌证。酸血症往往限制了允许性高碳酸血症的应用，目前尚无明确的二氧化碳分压上限值，一般主张保持 pH 值 >7.20，否则可考虑静脉输注碳酸氢钠。

（3）肺复张：充分复张 ARDS 塌陷肺泡是纠正低氧血症和保证 PEEP 效应的重要手段。为限制气道平台压而被迫采取的小潮气量通气往往不利于 ARDS 塌陷肺泡的膨胀，而 PEEP 维持复张的效应依赖于吸气期肺泡的膨胀程度。目前临床常用的肺复张手法包括控制性肺膨胀、PEEP 递增法及压力控制法（PCV 法）。其中实施控制性肺膨胀采用恒压通气方式，推荐吸气压为 30 ~ 45 mmHg、持续时间 30 ~ 40 秒。临床研究证实肺复张手法能有效地促进塌陷肺泡复张，改善氧合，降低肺内分流。一项 RCT 研究显示，与常规潮气量通气比较，采用肺复张手法合并小潮气量通气，可明显改善 ARDS 患者的预后。

肺复张手法的效应受多种因素影响。实施肺复张手法的压力和时间设定对肺复张的效应有明显影响，不同肺复张手法效应也不尽相同。另外，ARDS 病因不同，对肺复张手法的反应也不同，一般认为，肺外源性的 ARDS 对肺复张手法的反应优于肺内源性的 ARDS； ARDS 病程也影响肺复张手法的效应，早期 ARDS 肺复张效果较好。

值得注意的是，肺复张手法可能影响患者的循环状态，实施过程中应密切监测。

（4）PEEP 的选择：ARDS 广泛肺泡塌陷不但可导致顽固的低氧血症，而且部分可复张的肺泡周期性塌陷开放而产生剪切力，会导致或加重呼吸机相关肺损伤。充分复张塌陷肺泡后应用适当水平 PEEP 防止呼气末肺泡塌陷，改善低氧血症，并避免剪切力，防治呼吸机相关肺损伤。因此，ARDS 应采用能防止肺泡塌陷的最低 PEEP。

ARDS 最佳 PEEP 的选择目前仍存在争议。通过荟萃分析比较不同 PEEP 对 ARDS 患者生存率的影响，结果表明 PEEP>12 cmH_2O，尤其是 >16 cmH_2O 时明显改善生存率。有学者建议可参照肺静态压力 – 容积（P–V）曲线低位转折点压力来选择 PEEP。Amoto 及 Villar 的研究显示，在小潮气量通气的同时，以静态 P–V 曲线低位转折点压力 +2 cmH_2O 作为 PEEP，结果与常规通气相比 ARDS 患者的病死率明显降低。若有条件，应根据静态 P–V 曲线低位转折点压力 +2 cmH_2O 来确定 PEEP。

（5）自主呼吸：自主呼吸过程中膈肌主动收缩可增加 ARDS 患者肺重力依赖区的通气，改善通气血流比例失调，改善氧合。一项前瞻对照研究显示，与控制通气相比，保留自主呼吸的患者镇静剂使用量、机械通气时间和 ICU 住院时间均明显减少。因此，在循环功能稳定、人机协调性较好的情况下，ARDS 患者机械通气时有必要保留自主呼吸。

（6）半卧位：ARDS 患者合并 VAP 往往使肺损伤进一步恶化，预防 VAP 具有重要的临床意义。机械通气患者平卧位易发生 VAP。研究表明，由于气管插管或气管切开导致声门的关闭功能丧失，机械通气患者胃肠内容物易反流误吸进入下呼吸道，导致 VAP。低于 30 度角的平卧位和半卧位（头部抬高 45° 以上）VAP 的患病率分别为 34% 和 8%（P=0.018）。可见，半卧位可显著降低机械通气患者 VAP 的发生。因此，除非有脊髓损伤等体位改变的禁忌证，机械通气患者均应保持半卧位，预防 VAP 的发生。

（7）俯卧位通气：俯卧位通气通过降低胸腔内压力梯度、促进分泌物引流和促进肺内液体移动，明显改善氧合。一项随机研究采用每天 7 小时俯卧位通气，连续 7 天，结果表明俯卧位通气明显改善 ARDS 患者氧合，但对病死率无明显影响。然而，若依据 PaO_2/FiO_2 对患者进行分层分析结果显示，PaO_2/FiO_2<88 mmHg 的患者俯卧位通气后病死率明显降低。对于常规机械通气治疗无效的重度 ARDS 患者，可考虑采用俯卧位通气。

严重的低血压、室性心律失常、颜面部创伤及未处理的不稳定性骨折为俯卧位通气的相对禁忌证。当然，体位改变过程中可能发生如气管插管及中心静脉导管以外脱落等并发症，需要予以预防，但严重并发症并不常见。

（8）镇静镇痛与肌松：机械通气患者应考虑使用镇静镇痛剂，以缓解焦虑、躁动、疼痛，减少过度的氧耗。合适的镇静状态、适当的镇痛是保证患者安全和舒适的基本环节。

机械通气时应用镇静剂应先制定镇静方案，包括镇静目标和评估镇静效果的标准，根据镇静目标水平来调整镇静剂的剂量。临床研究中常用 Ramsay 评分来评估镇静深度、制定镇静计划，以 Ramsay 评分 3 ~ 4 分作为镇静目标。每天均需中断或减少镇静药物剂量直到患者清醒，以判断患者的镇静程度和意识状态。RCT 研究显示，与持续镇静相比，每天间断镇静患者的机械通气时间、ICU 住院时间和总住院时间均明显缩短，气管切开率、镇静剂的用量及医疗费用均有所下降。可见，对机械通气的 ARDS 患者应用镇静剂时应先制定镇静方案，并实施每日唤醒。

危重患者应用肌松药后，可能延长机械通气时间、导致肺泡塌陷和增加 VAP 发生率，并可能延长住院时间。机械通气的 ARDS 患者应尽量避免使用肌松药物。如确有必要使用肌松药物，应监测肌松水平以指导用药剂量，以预防膈肌功能不全和 VAP 的发生。

4. 液体通气

部分液体通气是在常规机械通气的基础上经气管插管向肺内注入相当于功能残气量的全氟碳化合物，以降低肺泡表面张力，促进肺重力依赖区塌陷肺泡复张。研究显示，部分液体通气 72 小时后，ARDS 患者肺顺应性可以得到改善，并且改善气体交换，对循环无明显影响。但患者预后均无明显改善，病死率仍高达 50% 左右。近期对 90 例 ALI/ARDS 患者 RCT 研究显示，与常规机械通气相比，部分液体通气既不缩短机械通气时间，也不降低病死率，进一步分析显示，对于年龄 <55 岁的患者，部分液体通气有缩短机械通气时间的趋势。部分液体通气能改善 ALI/ARDS 患者气体交换，增加肺顺应性，可作为严重 ARDS 患者常规机械通气无效时的一种选择。

5. 体外膜氧合技术（ECMO）

建立体外循环后可减轻肺负担、有利于肺功能恢复。非对照临床研究提示，严重的 ARDS 患者应用 ECMO 后存活率为 46% ~ 66%。但 RCT 研究显示，ECMO 并不改善 ARDS 患者预后。随着 ECMO 技术的改进，需要进一步的大规模研究结果来证实 ECMO 在 ARDS 治疗中的地位。

（三）ALI/ARDS 药物治疗

1. 液体管理

高通透性肺水肿是 ALI/ARDS 的病理生理特征，肺水肿的程度与 ALI/ARDS 的预后呈正相关，因此，通过积极的液体管理，改善 ALI/ARDS 患者的肺水肿具有重要的临床意义。

研究显示液体负平衡与感染性休克患者病死率的降低显著相关，且对于创伤导致的 ALI/ARDS 患者，液体正平衡使患者病死率明显增加。应用利尿剂减轻肺水肿可能改善肺部病理情况，缩短机械通气时间，进而减少呼吸机相关肺炎等并发症的发生。但是利尿减轻肺水肿的过程可能会导致心输出量下降，器官灌注不足。因此，ALI/ARDS 患者的液体管理必须考虑到二者的平衡，必须在保证脏器灌注的前提下进行。

最近 ARDSnet 完成的不同 ARDS 液体管理策略的研究显示，尽管限制性液体管理与非限制性液体管理组病死率无明显差异，但与非限制性液体管理相比，限制性液体管理（利尿和限制补液）组患者第 1 周的液体平衡为负平衡（−136 mL vs 3 992 mL），氧合指数明显改善，肺损伤评分明显降低，而且 ICU 住院时间明显缩短。特别值得注意的是，限制性液体管理组的休克和低血压发生率并无增加。可见，在维持循环稳定，保证器官灌注的前提下，限制性的液体管理策略对 ALI/ARDS 患者是有利的。

ARDS 患者采用晶体还是胶体液进行液体复苏一直存在争论。最近的大规模 RCT 研究显示，应用白蛋白进行液体复苏，在改善生存率、脏器功能保护、机械通气时间及 ICU 住院时间等方面与生理盐水无明显差异。但值得注意的是，胶体渗透压是决定毛细血管渗出和肺水肿严重程度的重要因素。研究证实，低蛋白血症是严重感染患者发生 ARDS 的独立危险因素，而且低蛋白血症可导致 ARDS 病情进一步恶化，并使机械通气时间延长，病死率也明显增加。因此，对低蛋白血症的 ARDS 患者有必要输入白蛋白或人工胶体，提高胶体渗透压。最近两个多中心 RCT 研究显示，对于存在低蛋白血症（血浆总蛋白 <50 ~ 60 g/L）的 ALI/ARDS 患者，与单纯应用呋塞米相比，尽管白蛋白联合呋塞米治疗未能明显降低病死率，但可明显改善氧合、增加液体负平衡，并缩短休克时间。因此，对于存在低蛋白血症的 ARDS 患者，在补充白蛋白等胶体溶液的同时联合应用呋塞米，有助于实现液体负平衡，并改善氧合。人工胶体对 ARDS 是否也有类似的治疗效应，需进一步研究证实。

2. 糖皮质激素

全身和局部的炎症反应是 ALI/ARDS 发生和发展的重要机制，研究显示血浆和肺泡灌洗液中的炎症因子浓度升高与 ARDS 病死率成正相关。长期以来，大量的研究试图应用糖皮质激素控制炎症反应，预防和治疗 ARDS。早期的 3 项多中心 RCT 研究观察了大剂量糖皮质激素 ARDS 的预防和早期治疗作用，结果糖皮质激素既不能预防 ARDS 的发生，对早期 ARDS 也没有治疗作用。但对于过敏原因导致的 ARDS 患者，早期应用糖皮质激素经验性治疗可能有效。此外感染性休克并发 ARDS 的患者，如合并肾上腺皮质功能不全，可考虑应用替代剂量的糖皮质激素。

持续的过度炎症反应和肺纤维化是导致 ARDS 晚期病情恶化和治疗困难的重要原因。糖皮质激素能抑制 ARDS 晚期持续存在的炎症反应，并能防止过度的胶原沉积，从而有可能对晚期 ARDS 有保护作用。小样本 RCT 试验显示，对于治疗 1 周后未好转的 ARDS 患者，糖皮质激素治疗组的病死率明显低于对照组，感染发生率与对照组无差异，高血糖发生率低于对照组。然而，最近 ARDSnet 的研究观察了糖皮质激素对晚期 ARDS（患病 7 ~ 24 天）的治疗效应，结果显示糖皮质激素治疗 [甲基泼尼松龙 2 mg/（kg·d），分 4 次静脉点滴，14 天后减量] 并不降低 60 天病死率，但可明显改善低氧血症和肺顺应性，缩短患者的休克持续时间和机械通气时间。进一步亚组分析显示，ARDS 发病 >14 天应用糖皮质激素会明显增加病死率。可见，对于晚期 ARDS 患者不宜常规应用糖皮质激素治疗。

3. 氧化亚氮（NO）吸入

NO 吸入可选择性扩张肺血管，而且 NO 分布于肺内通气良好的区域，可扩张该区域的肺血管，显著降低肺动脉压，减少肺内分流，改善通气血流比例失调，并且可减少肺水肿形成。临床研究显示，NO 吸入可使约 60% 的 ARDS 患者氧合改善，同时肺动脉压、肺内分流明显下降，但对平均动脉压和心输出量无明显影响。但是氧合改善效果也仅限于开始 NO 吸入治疗的 24 ~ 48 小时内。两个 RCT 研究证实 NO 吸入并不能改善 ARDS 的病死率。因此吸入 NO 不宜作为 ARDS 的常规治疗手段，仅在一般治疗无效的严重低氧血症时可考虑应用。

4. 肺泡表面活性物质

ARDS 患者存在肺泡表面活性物质减少或功能丧失，易引起肺泡塌陷。肺泡表面活性物质能降低肺泡表面张力，减轻肺炎症反应，阻止氧自由基对细胞膜的氧化损伤。因此，补充肺泡表面活性物质可能成为 ARDS 的治疗手段。但是，早期的 RCT 研究显示，应用表面活性物质后，ARDS 患者的血流动力学指标、动脉氧合、机械通气时间、ICU 住院时间和 30 天生存率并无明显改善。有学者认为阴性结果可能与表面活性物质剂量不足有关。随后的小样本剂量对照研究显示，与安慰剂组及肺泡表面活性物质 50 mg/kg 应用 4 次组比较，100 mg/kg 应用 4 次和 8 次，有降低 ARDS 28 天病死率的趋势（43.8%、50% vs18.8%，16.6%，P=0.075）。2004 年有两个中心参加的 RCT 研究显示，补充肺泡表面活性物质能够短期内（24 小时）改善 ARDS 患者的氧合，但并不影响机械通气时间和病死率。最近一项针对心脏手术后发生 ARDS 补充肺泡表面活性物质的临床研究显示，与既往病例比较，治疗组氧合明显改善，而且病死率下降。目前肺泡表面活性物质的应用仍存在许多尚未解决的问题，如最佳用药剂量、具体给药时间、给药间隔和药物来源等。因此，尽管早期补充肺表面活性物质，有助于改善氧合，还不能将其作为 ARDS 的常规治疗手段。有必要进一步研究，明确其对 ARDS 预后的影响。

5. 前列腺素 E_1

前列腺素 E_1（PGE_1）不仅是血管活性药物，还具有免疫调节作用，可抑制巨噬细胞和中性粒细胞的活性，发挥抗炎作用。但是 PGE_1 没有组织特异性，静脉注射 PGE_1 会引起全身血管舒张，导致低血压。静脉注射 PGE_1 用于治疗 ALI/ARDS，目前已经完成了多个 RCT 研究，但无论是持续静脉注射 PGE_1，还是间断静脉注射脂质体 PGE_1，与安慰剂组相比，PGE_1 组在 28 天病死率、机械通气时间和氧合等方面并无益处。有研究报道吸入型 PGE_1 可以改善氧合，但这需要进一步 RCT 研究证实。因此，只有在 ALI/ARDS 患者低氧血症难以纠正时，可以考虑吸入 PGE_1 治疗。

6. N- 乙酰半胱氨酸和丙半胱氨酸

抗氧化剂 N- 乙酰半胱氨酸（NAC）和丙半胱氨酸（Procysteine）通过提供合成谷胱甘肽（GSH）的前体物质半胱氨酸，提高细胞内 GSH 水平，依靠 GSH 氧化还原反应来清除体内氧自由基，从而减轻肺损伤。静脉注射 NAC 对 ALI 患者可以显著改善全身氧合和缩短机械通气时间。而近期在 ARDS 患者中进行的 II 期临床试验证实，NAC 有缩短肺损伤病程和阻止肺外器官衰竭的趋势，不能减少机械通气时间和降低病死率。丙半胱氨酸的 II、III 期临床试验也证实不能改善 ARDS 患者预后。因此，尚无足够证据支持 NAC 等抗氧化剂用于治疗 ARDS。

7. 环氧化酶抑制剂

布洛芬等环氧化酶抑制剂，可抑制 ALI/ARDS 患者血栓素 A2 的合成，对炎症反应有强烈抑制作用。小规模临床研究发现布洛芬可改善全身性感染患者的氧合与呼吸力学。对严重感染的临床研究也发现布洛芬可以降低体温、减慢心率和减轻酸中毒，但是亚组分析（ARDS 患者 130 例）显示，布洛芬既不能降低危重患者 ARDS 的患病率，也不能改善 ARDS 患者 30 天生存率。因此，布洛芬等环氧化酶抑制剂尚不能用于 ALI/ARDS 常规治疗。

8. 细胞因子单克隆抗体或拮抗剂

炎症性细胞因子在 ALI/ARDS 发病中具有重要作用。动物实验应用单克隆抗体或拮抗剂中和肿瘤坏死因子（TNF）、白细胞介素（IL）-1和IL-8等细胞因子可明显减轻肺损伤，但多数临床试验获得阴性结果。近期结束的两项大样本临床试验，观察抗TNF单克隆抗体（Afelimomab）治疗严重感染的临床疗效，尤其是对与IL-6水平提高患者的疗效，但结果也不一致。其中MONARCS研究（n=2 634）显示，无论在IL-6高水平还是低水平的严重感染患者，Afelimomab治疗组的病死率明显降低。但另一项研究并不降低病死率。细胞因子单克隆抗体或拮抗剂是否能够用于ALI/ARDS的治疗，目前尚缺乏临床证据。因此，不推荐细胞因子单克隆抗体或拮抗剂用于ARDS治疗。

9. 己酮可可碱及其衍化物利索茶碱

己酮可可碱（Pentoxifylline）及其衍化物利索茶碱（Lisofylline）均可抑制中性粒细胞的趋化和激活，减少促炎因子TNFα、IL-1和IL-6等释放，利索茶碱还可抑制氧自由基释放。但目前尚无RCT试验证实己酮可可碱对ALI/ARDS的疗效。一项大样本的Ⅲ期临床试验（n=235）显示，与安慰剂组相比，应用利索茶碱治疗ARDS，28天病死率并无差异（利索茶碱31.9%，安慰剂24.7%，P=0.215），另外，28天内无须机械通气时间、无器官衰竭时间和院内感染发生率等亦无差异。因此，己酮可可碱或利索茶碱不推荐用于ARDS治疗。

10. 重组人活化蛋白C

重组人活化蛋白C（rhAPC或称Drotrecogin alfa）具有抗血栓、抗炎和纤溶特性，已被试用于治疗严重感染。Ⅲ期临床试验证实，持续静脉注射rhAPC24μg/（kg·h）×96小时可以显著改善重度严重感染患者（APACHE Ⅱ）的预后。基于ARDS的本质是全身性炎症反应，且凝血功能障碍在ARDS发生中具有重要地位，rhAPC有可能成为ARDS的治疗手段。但rhAPC治疗ARDS的Ⅱ期临床试验正在进行。因此，尚无证据表明rhAPC可用于ARDS治疗，当然，在严重感染导致的重度ARDS患者，如果没有禁忌证，可考虑应用rhAPC。rhAPC高昂的治疗费用也限制了它的临床应用。

11. 酮康唑

酮康唑是一种抗真菌药，但可抑制白三烯和血栓素A2合成，同时还可抑制肺泡巨噬细胞释放促炎因子，有可能用于ARDS治疗。但是由ARDSnet完成的大样本（n=234）临床试验显示，酮康唑既不能降低ARDS的病死率，也不能缩短机械通气时间。在外科ICU患者中预防性口服酮康唑，治疗组的ARDS患病率明显降低，提示在高危患者中预防性应用酮康唑可能有效，但仍需要进一步临床试验证实。因此，目前仍没有证据支持酮康唑可用于ARDS常规治疗，同时为避免耐药，对于酮康唑的预防性应用也应慎重。

12. 鱼油

鱼油富含ω-3脂肪酸，如二十二碳六烯酸（DHA）、二十五烯酸（EPA）等，也具有免疫调节作用，可抑制二十烷花生酸样促炎因子释放，并促进PGE_1生成。研究显示，通过肠道给ARDS患者补充EPA、γ-亚油酸和抗氧化剂，可使患者肺泡灌洗液内中性粒细胞减少，IL-8释放受到抑制，病死率降低。对机械通气的ALI患者的研究也显示，肠内补充EPA和γ-亚油酸可以显著改善氧合和肺顺应性，明显缩短机械通气时间，但对生存率没有影响。此外，肠外补充EPA和γ-亚油酸也可缩短严重感染患者ICU住院时间，并有降低病死率的趋势。因此，对于ALI/ARDS患者，特别是严重感染导致的ARDS，可补充EPA和γ-亚油酸，以改善氧合，缩短机械通气时间。

八、预后

对1967—1994年国际上正式发表的ARDS临床研究文献进行荟萃分析发现，3 264例ARDS患者的病死率在50%左右。ALI/ARDS总体病死率在30% ~ 70%，与其原发病和严重程度有关。由感染中毒症（sepsis）、合并骨髓移植或条件致病菌引起的肺炎预后极差，因创伤发生ARDS的患者与内科因素所致ARDS的患者相比，前者预后较好。老年患者（年龄超过60岁）预后不佳。单纯由于呼吸衰竭导致的死亡仅占所有死亡患者的16%，而49%的患者死于MODS。存活者大部分能完全恢复，部分遗留肺纤维化，但多不影响生活质量。

第二节　呼吸衰竭

呼吸衰竭（respiratory failure）是指各种原因引起的肺通气和（或）换气功能严重障碍，以致在静息状态下亦不能维持足够的气体交换，导致低氧血症伴（或不伴）高碳酸血症，进而引起一系列病理生理改变和相应临床表现的综合征。呼吸衰竭是一病理生理学诊断术语，是呼吸生理功能发生障碍，导致缺氧或（和）二氧化碳潴留，从而发生一系列的功能紊乱和代谢障碍的临床综合征，由于病因、病变性质及病程发展阶段的不同，主要病理生理改变和血气特点也不同其临床表现缺乏特异性，明确诊断有赖于动脉血气分析：在海平面、静息状态、呼吸空气条件下，动脉血氧分压（PaO_2）<60 mmHg，伴或不伴二氧化碳分压（$PaCO_2$）>50 mmHg，并排除心内解剖分流和原发于心排出量降低等因素，可诊为呼吸衰竭。

一、病因

呼吸衰竭的病因繁多，凡组成呼吸系统的任何一个部分发生异常，或构成呼吸功能的任何一个环节出现障碍均可导致呼衰。如脑、脊髓、神经肌肉系统、胸廓或胸膜、心血管、上气道、下气道和肺泡等，其中任何器官患病致使功能异常，均可为急性或慢性呼吸衰竭的病因。

（一）气道阻塞性病变

气管－支气管的炎症、痉挛、肿瘤、异物、纤维化瘢痕，如慢性阻塞性肺疾病（COPD）、重症哮喘等引起气道阻塞和肺通气不足，或伴有通气／血流比例失调，导致缺氧和 CO_2 潴留，发生呼吸衰竭。

（二）肺组织病变

各种累及肺泡和(或)肺间质的病变，如肺炎、肺气肿、严重肺结核、弥漫性肺纤维化、肺水肿、硅肺等，均致肺泡减少、有效弥散面积减少、肺顺应性减低、通气／血流比例失调，导致缺氧或合并 CO_2 潴留。

（三）肺血管病变

肺栓塞、肺血管炎等可引起通气／血流比例失调，或部分静脉血未经过氧合直接流入肺静脉，导致呼吸衰竭。

（四）胸廓与胸膜病变

胸部外伤造成连枷胸、严重的自发性或外伤性气胸、脊柱畸形、大量胸腔积液或伴有胸膜肥厚与粘连、强直性脊柱炎、类风湿性脊柱炎等，均可影响胸廓活动和肺脏扩张，造成通气减少及吸入气体分布不均，导致呼吸衰竭。

（五）神经肌肉疾病

脑血管疾病、颅脑外伤、脑炎以及镇静催眠剂中毒，可直接或间接抑制呼吸中枢。脊髓颈段或高位胸段损伤（肿瘤或外伤）、脊髓灰质炎、多发性神经炎、重症肌无力、有机磷中毒、破伤风以及严重的钾代谢紊乱，均可累及呼吸肌，造成呼吸肌无力、疲劳、麻痹，导致呼吸动力下降而引起肺通气不足。

二、分类

在临床实践中，通常按动脉血气分析、发病急缓及病理生理的改变进行分类。

（一）按照动脉血气分析分类

1. Ⅰ型呼吸衰竭

即缺氧性呼吸衰竭，血气分析特点是 PaO_2 <60 mmHg，$PaCO_2$ 降低或正常。主要见于肺换气障碍（通气／血流比例失调、弥散功能损害和肺动—静脉分流）疾病，如严重肺部感染性疾病、间质性肺疾病、急性肺栓塞等。

2. Ⅱ型呼吸衰竭

即高碳酸性呼吸衰竭，血气分析特点是 PaO_2<60 mmHg，同时伴有 $PaCO_2$ >50 mmHg。系肺泡通气不足所致。单纯通气不足，低氧血症和高碳酸血症的程度是平行的，若伴有换气功能障碍，则低氧血症更为严重，如 COPD。

（二）按照发病急缓分类

1. 急性呼吸衰竭

由于某些突发的致病因素，如严重肺疾患、创伤、休克、电击、急性气道阻塞等，使肺通气和（或）换气功能迅速出现严重障碍，在短时间内引起呼吸衰竭。因机体不能很快代偿，若不及时抢救，会危及患者生命。

2. 慢性呼吸衰竭

指一些慢性疾病，如 COPD、肺结核、间质性肺疾病、神经肌肉病变等，其中以 COPD 最常见，造成呼吸功能的损害逐渐加重，经过较长时间发展为呼吸衰竭。早期虽有低氧血症或伴高碳酸血症，但机体通过代偿适应，生理功能障碍和代谢紊乱较轻，仍保持一定的生活活动能力，动脉血气分析 pH 在正常范围（7.35 ~ 7.45）。另一种临床较常见的情况是在慢性呼吸衰竭的基础上，因合并呼吸系统感染、气道痉挛或并发气胸等情况，病情急性加重，在短时间内出现 PaO_2 显著下降和 $PaCO_2$ 显著升高，称为慢性呼吸衰竭急性加重，其病理生理学改变和临床情况兼有急性呼吸衰竭的特点。

（三）按照发病机制分类

可分为通气性呼吸衰竭和换气性呼吸衰竭，也可分为泵衰竭（pump failure）和肺衰竭（lung failure），驱动或制约呼吸运动的中枢神经系统、外周神经系统、神经肌肉组织（包括神经 – 肌肉接头和呼吸肌）以及胸廓统称为呼吸泵，这些部位的功能障碍引起的呼吸衰竭称为泵衰竭。通常泵衰竭主要引起通气功能障碍，表现为Ⅱ型呼吸衰竭，肺组织、气道阻塞和肺血管病变造成的呼吸衰竭，称为肺衰竭。肺组织和肺血管病变常引起换气功能障碍，表现为Ⅰ型呼吸衰竭。严重的气道阻塞性疾病（如 COPD）影响通气功能，造成Ⅱ型呼吸衰竭。

三、呼吸衰竭的基础病理生理变化

（一）低氧血症和高碳酸血症的发生机制

1. 肺通气不足（hypoventilation）

指单位时间内进入肺泡的新鲜气体量减少，导致体内二氧化碳潴留和低氧血症的发生。因为 $PaCO_2$ 和肺泡每分通气量（V_A）呈线性相关关系。当 V_A 下降，导致 $PaCO_2$ 升高后，必然引起相应的 PaO_2 下降，单纯因 V_A 下降引起 $PaCO_2$ 升高，若不存在影响气体交换的肺实质疾病的因素，则肺泡 – 动脉氧分压差（$PA-aO_2$）在正常范围（约为 1.6 kPa 或 12 mmHg）时，$PaO_2+PaCO_2 =16.0$ kPa 或 120 mmHg（$P_AO_2+P_ACO_2 \approx 18.7$ kPa 或 140 mmHg），因此 $PaCO_2$ 的上升几乎总伴有 PaO_2 的下降，如 $PaCO_2$ 为 10.7 kPa 或 80 mmHg 时，所测 PaO_2 应在 5.3 kPa 或 40 mmHg 左右。

2. 弥散障碍（diffusion abnormality）

气体交换是通过肺泡 – 毛细血管膜的弥散来进行的，若气体的弥散面积减小，肺泡膜的厚度增加，气体与血液接触时间缩短，气体的弥散能力减低或气血界面两侧的气体分压差减小等，均可使气体弥散量减少。因为氧的弥散力仅为二氧化碳的 1/20，故弥散障碍主要影响氧的交换，导致低氧血症。

3. 通气 / 血流比例失调（ventilation-perfusion mismatch）

要进行有效的气体交换，必须有肺泡通气和血流灌注比例的协调。正常肺泡通气约为 4L/ 分，心排血量约为 5L/ 分，通气 / 血流灌注比例约为 0.8（4/5），达到此比例，肺脏才能达到最大换气效率。若 V/Q<0.8，则病变局部的肺泡通气减少而血流灌注正常，肺动脉血未经充分氧合即进入肺静脉，从而导致静 – 动脉血分流。若 V/Q>0.8，则病变局部的肺泡通气良好而血流灌注减少，肺泡内的气体不能与肺泡毛细血管血中气体充分交换，形成无效腔通气。V/Q 比例失调的后果主要是缺氧，而 $PaCO_2$ 上升不明显甚至下降。

4. 氧耗量增加

因发热、寒战、呼吸困难、抽搐等均增加机体的氧耗量，氧耗量增加是呼吸功能不全时加重缺氧的原因之一，发热、寒战、呼吸困难和抽搐均增加氧耗量。寒战时耗氧量可达 500 mL/ 分；严重哮喘时，随着呼吸功的增加，用于呼吸的氧耗量可达到正常的十几倍。氧耗量增加，肺泡氧分压下降，正常人借助增加通气量以防止缺氧。故氧耗量增加的患者，若同时伴有通气功能障碍，则会出现严重的低氧血症。

（二）低氧血症和高碳酸血症的危害

呼吸衰竭时发生的低氧血症和高碳酸血症，能够影响全身各系统器官的代谢、功能甚至使组织结构发生变化。通常先引起各系统器官的功能和代谢发生一系列代偿适应反应，以改善组织的供氧，调节酸碱平衡和适应改变了的内环境。当呼吸衰竭进入严重阶段时，则出现代偿不全，表现为各系统器官严重的功能和代谢紊乱直至衰竭。

1. 对中枢神经系统的影响

脑组织对缺氧特别敏感，耐受性很差。在体温 37℃时循环停止 3～4 分钟，脑组织就可能遭到不可逆的损害。脑组织各部分对缺氧的耐受性各不相同，大脑皮层的耐受性最差，脑干最好。中度缺氧时患者即可主诉疲劳、表情忧郁、淡漠、嗜睡等抑制症状，或出现欣快多语、哭笑无常、语无伦次等精神症状，还可发生视力模糊、发音困难、共济失调，甚至引起脑水肿、颅内压增高，患者昏迷，终至脑细胞死亡。

CO_2 潴留使脑脊液 H^+ 浓度增加，影响脑细胞代谢，降低脑细胞兴奋性，抑制皮质活动；但轻度的 CO_2 增加，对皮质下层刺激加强，间接引起皮质兴奋。CO_2 潴留可引起头痛、头晕、烦躁不安、言语不清、精神错乱、扑翼样震颤、嗜睡、昏迷、抽搐和呼吸抑制，这种由缺氧和 CO_2 潴留导致的神经精神障碍症候群称为肺性脑病（pulmonary encephalopathy），又称 CO_2 麻醉（carbon dioxide narcosis）。肺性脑病早期，往往有失眠、兴奋、烦躁不安等症状。除上述神经精神症状外，患者还可表现出木僵、视力障碍、球结膜水肿及发绀等。肺性脑病的发病机制尚未完全阐明，但目前认为低氧血症、CO_2 潴留和酸中毒三个因素共同损伤脑血管和脑细胞是最根本的发病机制。

缺氧和 CO_2 潴留均会使脑血管扩张，血流阻力降低，血流量增加以代偿脑缺氧。缺氧和酸中毒还能损伤血管内皮细胞使其通透性增高，导致脑间质水肿；缺氧使红细胞 ATP 生成减少，造成 Na^+-K^+ 泵功能障碍，引起细胞内 Na^+ 及水增多，形成脑细胞水肿。以上情况均可引起脑组织充血、水肿和颅内压增高，压迫脑血管，进一步加重脑缺血、缺氧，形成恶性循环，严重时出现脑疝。另外，神经细胞内的酸中毒可引起抑制性神经递质 γ - 氨基丁酸生成增多，加重中枢神经系统的功能和代谢障碍，也成为肺性脑病以及缺氧、休克等病理生理改变难以恢复的原因。

2. 对心脏的影响

心肌的耗氧量最大，也对缺血、缺氧最敏感，轻度缺氧可反射性地刺激心脏，使心率增快，排血量增加，血压升高。严重缺氧又可使心肌内乳酸积聚，心肌收缩力受抑制，心率减慢，血压下降，排血量减少。原有冠状动脉病变者缺氧后的心肌变性、组织坏死和局灶出血会迅速发生和加重。心脏传导系统缺氧后的功能紊乱常导致心律失常，容易诱发洋地黄类药物及利尿剂的毒性反应。极严重者可出现室性心动过速、心室纤颤或心脏停搏。

3. 对呼吸系统的影响

急性缺氧时可刺激主动脉体、颈动脉体化学感受器使呼吸增快加深。极严重的缺氧可抑制呼吸中枢，引起周期性呼吸，呼吸运动减弱，甚至呼吸停止。缺氧损害血管内皮细胞可使肺毛细血管通透性增加，严重时导致肺水肿。缺氧减少Ⅰ型肺泡细胞分泌表面活性物质，导致肺不张和肺内分流的加重。缺氧还可使支气管黏膜上的肥大细胞增多，生物活性介质如五羟色胺、前列腺素、组织胺、白细胞三烯的分泌亦增多，引起支气管平滑肌的痉挛。缺氧还可使肺血管收缩，肺动脉压升高，长期的肺动脉高压必然导致右心室肥厚和肺源性心脏病。

4. 对肝肾功能的影响

急性严重缺氧，可引起肝细胞水肿、变性和坏死，使转氨酶、乳酸脱氢酶升高。慢性严重缺氧，可诱发肝纤维化，使肝脏缩小，肝功障碍。缺氧使肾血管收缩，肾血流量减少，肾小球滤过率降低，致使尿量减少与氮质血症发生。肾脏缺氧时，肾小管上皮细胞出现细胞肿胀、水样变性，重者发生肾小管上皮细胞坏死而导致急性肾功能不全。慢性缺氧还可通过肾球旁细胞产生促细胞生成素因子，刺激骨髓引起继发性红细胞增多。

5. 对其他方面的影响

缺氧时细胞内线粒体的氧分压降低，氧化过程发生障碍，无氧糖酵解过程增强，致使大量的乳酸、酮体和无机磷积蓄引起代谢性酸中毒。在无氧代谢情况下，ATP 减少，使细胞钠泵失灵，使 Na^+、H^+ 进入细胞内增加，K^+ 从细胞内释出，导致细胞内水肿和细胞外血钾升高。缺氧还可使体内儿茶酚胺增加，继发性醛固酮增多，导致血容量增加。

四、临床表现

1. 导致呼衰的基础疾病的表现

依基础疾病的不同而有不同的表现，如脑血管意外，可有头痛、头晕、昏迷、偏瘫、呕吐、瞳孔改变和病理征等。细菌性肺炎则有寒战、发热、咳脓性痰或铁锈色痰、胸痛、呼吸困难，听诊可闻湿性啰音或肺实变体征等。基础疾病的表现是多种多样的，需要强调的是，不要被基础疾病的某些严重表现转移了对呼吸衰竭的注意，从而延误对呼衰的诊断和治疗。

2. 低氧血症的表现

低氧血症所致症状的严重程度取决于缺氧的程度、发生的速度和持续时间。轻度缺氧患者症状不明显，或有活动后气短、心悸、血压升高等。轻度缺氧对中枢神经系统的影响可仅有注意力不集中、智力减退及定向力障碍，随着缺氧的加重，患者可出现呼吸困难、明显发绀、心率增快、出冷汗、头痛、烦躁不安、神志恍惚、谵妄，甚至昏迷。进而呼吸表浅、节律不规则或减慢，心搏减弱，血压下降，直至呼吸心跳停止，患者死亡。

3. 高碳酸血症表现

早期表现为睡眠习惯改变，晚上失眠，白天嗜睡。头痛，晚上加重。多汗，小组肌肉不自主的抽动或震颤，或出现扑击样震颤；若 CO_2 继续增高时，患者可出现表情淡漠、意识混浊、昏睡、神志恍惚或狂躁多动，有寻衣摸床动作。眼结膜充血、水肿，瞳孔缩小或忽大忽小，皮肤潮红，肢端多温暖红润，可掩盖循环衰竭的真相，严重 CO_2 潴留时，患者进入半昏迷或深昏迷，部分患者出现惊厥、抽搐，以及其他多种神经症状。因呼衰二氧化碳潴留，酸中毒所致精神神经症状，无论轻重均称为"肺性脑病"。

4. 呼衰所致并发症的表现

呼吸衰竭可引起心、脑、肝、肾、胃肠、血液、营养、代谢等多个系统或器官的功能异常，从而发生相应的临床表现，如心律失常、心力衰竭、酸碱紊乱、电解质失衡、弥散性血管内凝血（DIC）、上消化道出血、黄疸、食欲减退。营养障碍等。出现呼衰并发症的临床表现时，应及时检查相应器官的功能，发现异常应及时治疗，以避免多脏器功能衰竭的发生。

五、治疗

呼吸衰竭总的治疗原则是：加强呼吸支持，包括保持呼吸道通畅、纠正缺氧和改善通气等；呼吸衰竭病因和诱发因素的治疗；加强一般支持治疗和对其他重要脏器功能的监测与支持。

（一）支持性治疗

1. 保持呼吸道通畅

对任何类型的呼吸衰竭，保持呼吸道通畅是最基本、最重要的治疗措施。气道不畅使呼吸阻力增加，呼吸功消耗增多，会加重呼吸肌疲劳；气道阻塞致分泌物排出困难将加重感染，同时也可能发生肺不张，使气体交换面积减少；气道如发生急性完全阻塞，会发生窒息，在短时间内导致患者死亡。

保持气道通畅的方法主要有：①若患者昏迷应使其处于仰卧位，头后仰，托起下颌并将口打开。②清除气道内分泌物及异物。③若以上方法不能奏效，必要时应建立人工气道。人工气道的建立一般有三种方法，即简便人工气道、气管插管及气管切开，后二者属气管内导管。简便人工气道主要有口咽通气道、鼻咽通气道和喉罩，是气管内导管的临时替代方式，在病情危重不具备插管条件时应用，待病情允许后再行气管插管或切开。气管内导管是重建呼吸通道最可靠的方法。

若患者有支气管痉挛，需积极使用支气管扩张药物，可选用 β_2 肾上腺素受体激动剂、抗胆碱药、糖皮质激素或茶碱类药物等。在急性呼吸衰竭时，主要经静脉给药。

2. 合理氧疗，改善通气

通过增加吸氧浓度来纠正患者缺氧状态的治疗方法即为氧疗。

（1）吸氧浓度：确定吸氧浓度的原则是保证 PaO_2 迅速提高到 60 mmHg 或脉搏容积血氧饱和度（SpO_2）达 90% 以上的前提下，尽量减低吸氧浓度。I 型呼吸衰竭的主要问题为氧合功能障碍而通气功能基本正常，较高浓度（>35%）给氧可以迅速缓解低氧血症而不会引起 CO_2 潴留。对于伴有高碳酸血症的急性呼吸衰竭，往往需要低浓度给氧。

（2）吸氧装置

①鼻导管或鼻塞：主要优点为简单、方便；不影响患者咳痰、进食。缺点为氧浓度不恒定，易受患者呼吸的影响；高流量时对局部黏膜有刺激，氧流量不能大于 7 L/分。吸入氧浓度与氧流量的关系：吸入氧浓度（%）=21+4× 氧流量（L/分）。

②面罩：主要包括简单面罩、带储气囊无重复呼吸面罩和文丘里（Venturi）面罩，主要优点为吸氧浓度相对稳定，可按需调节，该方法对于鼻黏膜刺激小，缺点为在一定程度上影响患者咳痰、进食。

3. 呼吸兴奋剂的应用

呼吸兴奋剂的使用原则：必须保持气道通畅，否则会促发呼吸肌疲劳，并进而加重 CO_2 潴留；脑缺氧、水肿未纠正而出现频繁抽搐者慎用；患者的呼吸肌功能基本正常；不可突然停药。主要适用于以中枢抑制为主、通气量不足引起的呼吸衰竭，如睡眠呼吸暂停综合征，特发性肺泡低通气综合征，药物中毒性呼吸中枢麻醉等；对以肺换气功能障碍为主所导致的呼吸衰竭患者，不宜使用：常用的药物有尼可刹米和洛贝林，用量过大可引起不良反应。

4. 呼吸支持技术

当机体出现严重的通气和（或）换气功能障碍时，以人工辅助通气装置（呼吸机）来改善通气和（或）换气功能。呼吸衰竭时应用机械通气能维持必要的肺泡通气量，降低 $PaCO_2$；改善肺的气体交换效能；使呼吸肌得以休息，有利于恢复呼吸肌功能。

气管插管的指征因病而异。急性呼吸衰竭患者昏迷逐渐加深，呼吸不规则或出现暂停，呼吸道分泌物增多，咳嗽和吞咽反射明显减弱或消失时，应行气管插管使用机械通气。机械通气过程中应根据血气分析和临床资料调整呼吸机参数。机械通气的主要并发症为通气过度，造成呼吸性碱中毒；通气不足，加重原有的呼吸性酸中毒和低氧血症；出现血压下降、心输出量下降、脉搏增快等循环功能障碍；气道压力过高或潮气量过大可致气压伤，如气胸、纵隔气肿或间质性肺气肿；人工气道长期存在，可并发呼吸机相关肺炎（ventilator associated pneumonia，VAP）。

近年来，无创正压通气（non-invasive positive pressure ventilation，NIPPV）用于急性呼吸衰竭的治疗已取得了良好效果。经鼻/面罩行无创正压通气，无须建立有创人工气道，简便易行，与机械通气相关的严重并发症的发生率低。但患者应具备以下基本条件：①清醒能够合作。②血流动力学稳定。③不需要气管插管保护（即患者无误吸、严重消化道出血、气道分泌物过多且排痰不利等情况）。④无影响使用鼻/面罩的面部创伤。⑤能够耐受鼻/面罩。

5. 营养支持

由于 COPD 等慢性基础肺疾病的长期消耗，或急性严重肺疾病（如严重肺感染等）的高代谢状态，都可使呼吸衰竭患者出现营养不良。营养不良可使呼吸肌萎缩、收缩力下降、耐力减低。营养不良时肺的防御机能减退，表面活性物质减少，使肺泡易于萎陷，严重营养不良时还可使呼吸中枢对缺氧和高碳酸血症的反应性减低，这些影响均可使呼吸衰竭容易发生而难以纠正和康复。机械通气者可使撤机发生困难，因此营养治疗是呼吸衰竭患者综合治疗的重要方面。

凡患者胃肠道消化和吸收功能尚好者，应首先推荐经口胃肠道营养，这较符合生理要求，口腔咀嚼可促进唾液和消化腺的分泌，减少应激性溃疡和胃肠道出血的发生，不能经口进食者可采用鼻饲。胃肠道营养补充不足时，可由外周静脉补充，但需注意输入的内容及其效价。近十多年来，人们试图应用重组人生长激素（rHGH）以改善氮潴留和蛋白质合成，增加肌肉质量，特别是呼吸肌。通常在接受营养支持治疗的同时或1周后应用rHGH，对于不能从消化道正常进食或自身胃肠功能极差者，可经穿刺锁骨下静脉或颈内静脉，插入硅胶管或聚氨酯管至上腔静脉输入高浓度的液体，最好用输液泵控制输液速度及液量。

（二）基础疾病的治疗

1. 针对呼吸衰竭病因的治疗

在进行支持性治疗的同时，应根据呼吸衰竭的不同原因采取不同的治疗。只有去除呼吸衰竭的病因，才能使呼吸衰竭得到有效的纠正。

2. 抗感染的治疗

根据各种不同严重感染和可能的致病菌，开始时经验性选药，抗生素的选用应遵循"联合，足量，交替"原则，在有培养结果后，根据细菌培养和药敏试验结果及初始的临床治疗效果调整抗菌药物。行气管插管或气管切开，机械通气者，吸痰应严格无菌操作，管道及时消毒，以防止发生呼吸机相关性肺炎。

3. 解除支气管痉挛，促进排痰

存在支气管痉挛时应给予有效的支气管舒张药物。目前支气管舒张药物主要有两种。①抗胆碱能药物：主要有异丙托品、溴化异丙托品（爱全乐气雾剂、爱全乐雾化吸入剂、可必特），它阻断气道副交感神经节、节后纤维及平滑肌 M_1、M_2、M_3 受体，使气道扩张及气道分泌物减少。气雾吸入作用时间比 β_2 受体激动剂稍慢，可持续 4~6 小时。目前有选择性作用于 M_1、M_3 受体异丙托溴铵（Tiotropium），疗效更好。② β_2 受体激动剂主要有沙丁胺醇、特布他林等制剂，β_2 受体激动剂被认为是目前最有效的支气管扩张剂，作用快而强，吸入数分钟可见效，15~30 分钟达到峰值，持续疗效 4~5 小时。其长效制剂或控释片口服对夜间与清晨症状缓解有效。但 COPD 患者年龄较大，β_2 受体敏感性下降，应注意对心脏的副作用，大剂量应用可致低钾血症。

祛痰药按作用方式可分为三类：①恶心性和刺激性祛痰药：如氯化铵、愈创甘油醚属恶心性祛痰药，口服后可刺激胃黏膜，引起轻度恶心，反射性地促进呼吸道腺体的分泌增加，从而使黏痰稀释便于咳出；刺激性祛痰药是一些挥发性物质，如桉叶油、安息香酊等，加入沸水中，其蒸气挥发也可刺激呼吸道黏膜，增加分泌，使痰稀释便于咳出。②痰液溶解剂：如乙酰半胱氨酸，可分解痰液中的黏性成分，使痰液液化，黏滞性降低而易咳出。③黏液调节剂：如盐酸溴己新和羧甲司坦，作用于气管和支气管的黏液产生细胞，使分泌物黏滞性降低，痰液变稀而易咳出。

（三）并发症的治疗

1. 消化系统

（1）应激性溃疡及胃肠道出血：应激性溃疡的病理学改变是浅表黏膜的糜烂，可达肌层黏膜。这些多发的浅表糜烂主要累及胃，常发生于胃底部，少数在胃窦部。多因一种或数种胃防御机制的受损或暂时性衰竭导致。胃黏膜完整性的维持是一动态过程，依赖于机体组织的功能和体液因素。正常的胃血流、机体的酸碱平衡和正常的黏膜分泌功能是防止黏膜受破坏和溃疡所必需的，因胃血流减少而引起的黏膜缺血是诱发应激性溃疡的最重要因素。缺血减少了黏膜中和进入组织的酸的能力，氢离子的积聚，引起黏膜的酸化和溃疡，缺血也能影响胃的能量代谢。在应激性溃疡的发生机制中，胃酸和胃蛋白酶的作用是重要的，但并不是因为氢离子浓度的增加，与中枢神经系统疾病有关的应激性溃疡不同，并没有发现危重患者的胃酸或胃蛋白酶浓度增加。应激性溃疡的发生需要胃酸和胃蛋白酶的参与，但其发生的主要机制是组织酸中毒或缺血，这导致黏膜处理氢离子的功能受损。

根据呕血、黑便、鼻胃管中抽吸出鲜血或咖啡色胃液，或出现低血容量休克体征，可确定或疑及上消化道出血的临床诊断。鼻胃管吸出物潜血试验阳性，在缺乏急性失血的其他体征时，并不是十分可靠的上消化道出血的证据。绝大部分危重患者可以发现应激性溃疡，然而，不是所有的溃疡都引起上消化道出血。上消化道出血的发生率文献报道不一，与所用的诊断方法和研究的患者情况不同有关。ICU 患者严重胃肠大出血的发生率约5%，发生胃肠道出血的危险因素包括严重创伤、任何原因的休克、脓毒症、肾功衰竭、黄疸和急性呼吸衰竭。ARDS 的胃肠道出血发生率比其他原因引起的急性呼吸衰竭更高。急性呼吸衰竭患者行机械通气者比未行通气者的胃肠道出血发生率要高。有一组报告，机械通气者胃肠道出血的发生率是

30%，而未机械通气者是 3%。延长机械通气时间（>5 天）也与增加出血的危险性相关。凝血功能障碍增加胃肠道出血概率。机械通气患者伴发血小板减少，凝血酶原时间或部分促凝血酶原激酶时间延长，出血发生率达 75%。弥散性血管内凝血（DIC）也和显著的胃肠道出血相关。大多数研究表明，随着危险因素的增多，或出现其他多系统衰竭的表现，尤其是肾衰竭和黄疸，胃肠道出血的危险性增加。并发胃肠道出血后必然加重病情，延长机械通气和住 ICU 所需时间，增加肺感染的机会，也必然增加死亡率。

治疗应激性溃疡应首先纠正应激性溃疡的各种诱因，如纠正缺氧、低血压，休克或酸中毒等。只要这些诱因能早期给予纠正，应激性溃疡的发生率可显著降低。然而，有时这些情况是并不可能很快消除或纠正的，这时就应采取各种预防措施。常用的预防措施有：用制酸剂中和胃酸，应用组胺受体阻断剂（如西咪替丁或雷尼替丁）减少胃酸的分泌，硫糖铝不减少胃酸但可保护胃黏膜。已有研究证明，制酸剂和 H_2 受体阻断剂在预防或治疗应激性溃疡方面几乎有相同的作用。但制酸剂引起的并发症（氢氧化铝可以在胃内引起血块结团）已明显降低了以前积极预防用药的热情，且应用制酸剂后还需定时（1 ~ 2 小时）测定胃内 pH，这也比较耗时费事、长期应用制酸剂和 H_2 体阻断剂，可引起胃内 pH 的碱化而致胃内细菌的寄生，胃内细菌通过反流，误吸等播散至呼吸道，成为医院内肺炎的重要感染来源。而硫糖铝可能减少这种并发症。加强营养疗法对于预防应激性溃疡是有效的。

严重的上消化道大出血并不常见，主要发生于延长机械通气和伴有凝血功能障碍的患者。危重患者发生上消化道大出血可能是多器官受累的另一标志。对有些患者预防用药并不能阻止应激性溃疡和上消化道大出血的发生。也不是所有危重患者都需要预用药。但如果机械通气患者伴凝血功能障碍，或既往有消化性溃疡，上消化道大出血病史，或具有其他危险因素如脓毒症、休克、肾功衰竭等，那么采取预防用药的利可能大于并发症的弊。

（2）肝脏功能损害：严重呼吸衰竭患者由于严重缺氧、酸中毒、心衰，机械通气，呼气末正压等因素，易发生肝脏功能损害。有报道，呼吸衰竭患者有 44% 血清 AST、ALT、LDH 升高，其中 25% 来自肝脏。先是 LDH 升高，随之 AST、ALT 升高。血胆红素升高的也不少见，但大多为不显性黄疸，胆红素少于 34 pmol/L（2 mg/ 天 L）。因低氧血症引起者，PaO_2 越低，持续时间越长，酶学改变越明显。随着低氧血症的改善，酶学改变可在 7 ~ 14 天恢复正常。肝酶的异常也与右心衰竭有关，若中心静脉压增高，即使轻度低氧血症，酶学也可异常。肝脏的供氧主要来自门静脉，门静脉是低压力系统，当中心静脉压升高时，肝脏的血流灌注减少，加之低氧血症使肝细胞严重缺氧，肝脏瘀血又使肝窦扩张，扩张的肝窦对周围的机械性压迫，可导致肝细胞损伤。病理改变有肝小叶中心瘀血及肝细胞的变性坏死。

呼吸衰竭治疗过程中应用各种药物，如某些抗生素、类固醇激素、抗结核药、过多输注蛋白等也可致肝功能损害。呼衰患者也可因输血等合并病毒性肝炎。临床上应注意鉴别。呼吸衰竭合并肝功能损害时的治疗，主要是去除诱因，如纠正严重缺氧、心衰，改善循环状况，纠正酸中毒，避免应用具有肝功损害的药物。对症处理可适当应用保肝药物，如肝太乐，每次 0.2 g，一日 3 次。维生素 C 每次 0.2 ~ 0.3 g，一日 3 次；联苯双酯，降低转氨酶效果明显，能增强肝脏解毒功能，减轻肝脏的病理损伤，促进肝细胞增生并保护肝细胞，从而改善肝功能。本药缺点为远期疗效较差，停药后肝酶易于反跳。用法：口服片剂，一日量 75 ~ 150 mg，常用每次 25 ~ 50 mg，一日 3 次。

2. 心血管系统

急性呼吸衰竭的心血管并发症有心脏血管的血流动力学改变（如肺动脉高压）、左心室功能改变、心输出量降低、低血压，以及心律失常和心肌缺血。这些并发症可以是由基础肺疾病引起，也可以由治疗措施，如机械通气、PEEP、血管内置管监护或药物等使用引起。

（1）心律失常：低氧血症、酸碱失衡（酸中毒或碱中毒）均可引起心律失常，有报道在高碳酸血症型呼衰中心律失常发生率可高达 50%，以室上性心律失常较常见。代谢紊乱和电解质异常（低血钾或高血钾、低血钙、低血镁）也是发生心律失常的常见原因。因此，当患者发生持续性或复杂性房性或室性快速心律失常，或有证据提示潜在代谢异常（如 QT 间期延长、宽大 U 波、T 波尖耸）时，应测定血清电解质。这也有助于判断心律失常发生时患者的情况和决定治疗措施。若在气道吸引或患者移动时发生慢速型心律失常，则提示缺氧或迷走神经张力过高。

药物的作用也常是急性呼吸衰竭危重患者发生房性或室性心律失常的原因。儿茶酚胺类药物注射常引起（或加重）窦性心动过速、室性期前收缩或室性心动过速。非卧床患者吸入儿茶酚胺类药物后罕有引起症状性心律失常的。但在危重型哮喘患者，多次频繁地应用此类药物则偶可引起心率和异位心律的变化。茶碱过量是房性和室性快速心律失常的常见原因，需要较大剂量应用茶碱类药物时，应定期监测患者的血茶碱浓度。

（2）心肌缺血：危重患者常发生心肌缺血，但由于患者神志或知觉的改变或表现不典型，临床上往往被疏漏。心肌缺血可引起典型的胸痛，但也可以没有典型的心绞痛而仅有其他临床表现。怀疑心肌缺血时，应常规作心电图和血清酶学检查。心电图出现异常并不是缺血性心脏病的特异性诊断，例如电解质紊乱、药物（强心药物）、机械通气等均可引起。在这种情况下，详细地分析临床情况，对心电图的动态观察和心电监护常可发现细微的变化和区别不同原因。必要时进行超声心动图检查也可能有所帮助。若超声心动图显示：短暂性局部心肌壁运动（segmental wall motion）常提示局部心肌缺血。所有 40 岁以上或患有缺血性心脏病者在发生严重呼吸衰竭期间，应定期进行心电图检查或心电示波监护。

心肌缺血的治疗：①去除引起心肌缺血的原因，如纠正低血压、心律失常、严重缺氧、贫血等。②酌情应用扩张冠状动脉药物，如口服硝酸异山梨酯、硝苯地平，静脉滴注硝酸甘油等（同时监测血压）。

（3）心脏血管功能异常：慢性或急性呼吸衰竭，由于长期缺氧、高碳酸血症、呼吸性酸中毒以及合并电解质紊乱，因而并发心血管功能异常十分常见。最常见的是肺动脉高压，随后导致右心扩大、心肌肥厚和心功能不全。

长期呼衰对左心室功能也会产生不利影响，尸检材料证明，肺心病中约 61.5% 的患者有不同程度的左室肥厚，虽然其中部分老年患者可能合并有高血压或冠心病，但长期呼衰使左心功能受损的问题已逐渐被人们所重视。近年对呼吸衰竭引起心血管功能异常的研究发现，很多神经调节因素和血管活性介质如肾上腺素、胆碱能物质、前列腺素、内皮素心房肽，生物调节肽如 VIP 等，均参与其过程。

预防和治疗方面，应用血管扩张药如钙通道阻滞剂，长期持续的低浓度氧疗，氧化亚氮吸入疗法均已应用于临床，对降低肺动脉高压、改善心功能具有一定的疗效。急性呼吸衰竭合并心力衰竭时尚可酌情应用强心利尿和扩血管药物。由于心肌缺氧，对洋地黄的毒性比较敏感，故洋地黄的剂量宜偏小，如口服地高辛每日 0.125 ~ 0.25 mg 或病情紧急时用毛花苷 C 0.2 ~ 0.4 mg 静注，每日 2 次。利尿剂可用氢氯噻嗪 25 mg 加氨苯蝶啶 50 ~ 100 mg 均每日或隔日一次。有时用螺内酯 20 mg 取代氨苯蝶啶可达较好疗效。急性心衰或水肿严重时可注射呋塞米或丁脲胺，但应注意追随电解质的改变。利尿过多时应及时补充液体，以避免脱水、有效血容量不足或痰液黏滞。扩血管药物常用硝酸甘油，生理盐水 200 mL 加硝酸甘油 2 ~ 4 mg，滴速 20 ~ 40 滴 / 分，注意观察血压改变。

（4）低血压：急性呼吸衰竭合并低血压的原因很多，如因入量不足致低血容量，以及严重感染或出血致感染性或失血性休克、合并肺栓塞、电解质紊乱以及药物影响等，均可诱发或加重低血压。应用正压通气，尤其是加用较高水平的 PEEP，吸气时间或吸气后暂停时间过长等也可致低血压。患者出现低血压后，应迅速根据临床情况查清原因，并根据不同原因分别予以处置。原因不能很快纠正时，可酌情在输液中加用血管活性药物，如多巴胺、多巴酚丁胺、间羟胺等，浓度和滴速根据需要调整，维持患者血压 11.3 ~ 12/6.67 ~ 8 kPa（85 ~ 95/50 ~ 60 mmHg）水平。过低的血压不能保证人体重要脏器如心、脑、肝、肾等的血流灌注，易导致重要脏器功能的损害或衰竭。

3. 肾脏

呼吸衰竭危重患者发生的肾脏并发症包括急性肾衰竭和水、钠排泄的异常。酸碱和电解质失衡可因肾脏并发症的发生而加重或复杂化。泌尿系统可以是脓毒症的来源。急性呼吸衰竭并发肾衰竭往往是预后不良的征兆，死亡率可达 80%。

（1）急性肾衰竭：并发急性肾衰竭的最常见原因是肾血流灌注减少引起的肾前性氮质血症、严重缺氧和急性肾小管坏死，或应用肾毒性药物。ICU 患者发生肾血流灌注减少的常见原因是低血压、心力衰竭、任何原因的血容量不足和脓毒症。抗生素，尤其是氨基糖苷类是肾毒性诱发肾衰竭的最常见原因，某些 β – 内酰胺类抗生素，如头孢他啶，若应用剂量过大或时间过长，尤其是老年患者，也可导致肾功不全。

此外，某些药物如西咪替丁、放射线造影对比剂、抗癌化疗药物等也可导致肾衰竭。因此，在应用肾毒性药物时应严密监测肾功指标，如尿量、尿常规和比重、血肌酐、尿素氮，必要时检查肾小球和肾小管功能，以便发现问题及时停药。并发肾衰竭时的主要临床表现是少尿、无尿及氮质血症。患者 24 小时尿量少于 400 mL 称为少尿，少于 50 mL 称为无尿。少尿或无尿时，因代谢产物不能完全排出，血中尿素氮、肌酐升高，患者出现水肿、厌食、恶心、呕吐，口腔炎及结肠炎等症状。肾功受损后机体对酸碱平衡的调节能力下降，故常发生代谢性酸中毒及高钾血症。血压随之升高，严重者发生急性左心衰竭。在诊断每一位危重患者肾衰竭时必须排除阻塞性肾病（肾后性氮质血症）。

急性肾衰竭的治疗，首先要努力纠正导致肾衰竭的原因，补充血容量，纠正休克，缓解尿路的阻塞，对于改善肾前或肾后性氮质血症均有好处。对于急性肾小管坏死，至今缺乏特殊有效的治疗，故治疗的重点在于防止其发生，缩短其病程或增加尿量。急性肾衰竭的一般治疗包括预防感染和出血、维持水和电解质的平衡、提供适当的营养、酌情应用利尿剂（如呋塞米、丁脲胺等），必要时也可进行血液透析、血液灌流或腹膜透析等治疗。

发生肾衰竭后，一些主要经肾排泄的药物，如多种抗生素、茶碱类药物、强心药等均应根据肾功减退的程度相应减量，具有肾毒性的药物应禁用或慎用。

（2）水钠潴留：急性呼吸衰竭患者发生肾血流动力学和肾小管功能的改变，往往是缺氧、酸中毒、机械通气、应用过高 PEEP 等所致。其不良后果包括体内水的潴留（正平衡）、水肿、低钠血症，可能因此增加死亡率。其发生机制涉及体内激素和非激素因素的影响。研究表明，呼吸衰竭患者在发生低氧血症和高碳酸血症时，几乎有一半患者的抗利尿激素水平增加。水钠潴留不仅增加心脏负担，也使呼吸衰竭患者的气体交换更趋恶化。水钠潴留的处理，需纠正其原因，适当限制液体和钠的入量。也可酌情应用利尿剂（如氢氯噻嗪、螺内酯、呋塞米等）。

第五章 肺部感染性疾病

第一节 急性上呼吸道感染

急性上呼吸道感染（简称上感）是指鼻腔、咽或喉部的急性炎症，是呼吸道最常见的一种传染病。可发生在任何年龄，具有较强的传染性，并可引起严重并发症。

一、病因和发病机制

急性上呼吸道感染有 70% ~ 80% 由病毒引起。主要有流感病毒（甲、乙、丙）、副流感病毒、呼吸道合胞病毒、腺病毒、埃可病毒、柯萨奇病毒、麻疹病毒，风疹病毒等。细菌感染可直接或继病毒感染之后发生，主要有溶血性链球菌、流感嗜血杆菌、肺炎链球菌和葡萄球菌等。

当在受凉、淋雨、过度疲劳使全身或呼吸道局部防御功能降低时，原已存在于上呼吸道或从外界侵入的病毒或细菌迅速繁殖，引起本病。老幼体弱、患有慢性呼吸道疾患，如鼻旁窦炎、扁桃体炎者，更易诱发。

二、流行病学

全年均可发病，冬春季节多发，主要通过含有病毒的飞沫或被污染的用具传播，多数为散发性，但常在气候突变时流行。由于病毒的类型较多，人体对各种病毒感染后产生的免疫力较弱且短暂，并无交叉免疫，同时在健康人群中有病毒携带者，故一个人一年内可有多次发病。

三、病理

鼻腔及咽黏膜充血、水肿、上皮细胞破坏，少量单核细胞浸润，有浆液性及黏液性炎性渗出。继发细菌感染后，有中性粒细胞浸润，大量脓性分泌物。

四、临床表现

病因不同，临床表现可有不同的类型。

1. 普通感冒

普通感冒又称伤风、急性鼻炎或上呼吸道卡他。主要由鼻病毒、副流感病毒、呼吸道合胞病毒，埃可病毒、柯萨奇病毒等引起。初期有咽干、咽痒，在起病同时或数小时后，发生喷嚏、鼻塞、流清水样鼻涕，有时由于耳咽管炎使听力减退，也可出现流泪、味觉迟钝、呼吸不畅、声嘶，咳嗽少痰。全身症状较轻，可有全身不适，轻度畏寒，一般不发热或偶有轻度发热、头痛。检查可见鼻腔黏膜充血、水肿，有分泌物，咽部轻度充血。3～5日后，鼻腔分泌物可转黄。如无并发症，5～7天内全部症状自行消退。

2. 病毒性咽炎和喉炎

急性病毒性咽炎由鼻病毒、腺病毒、流感病毒、副流感病毒以及肠病毒，呼吸道合胞病毒等引起。临床特征为咽部发痒和灼热感。当有吞咽疼痛时，常提示链球菌感染，咳嗽少见。急性喉炎多为流感病毒、副流感病毒及腺病毒等引起，表现为声嘶、讲话困难，咳嗽时咽痛，可伴有发热或咳嗽。体检可见喉部水肿、充血，局部淋巴结轻度肿大和触痛，可闻及喘息声。

3. 疱疹性咽峡炎

疱疹性咽峡炎主要由柯萨奇病毒A引起。多见于儿童，夏季较易流行。发病急，有发热、咽痛。在前咽、软腭、悬雍垂和扁桃体上可有灰白色小丘疹，丘疹周围黏膜红晕，以后形成疱疹，破溃后可形成浅溃疡。病程约为一周。

4. 咽结膜热

咽结膜热常由腺病毒，柯萨奇病毒等引起。儿童多见，常发生于夏季。起病急，主要表现为发热、咽痛、眼结膜炎和颈淋巴结肿大，病程4～6天。

5. 细菌性咽－扁桃体炎

咽－扁桃体炎多由溶血性链球菌、流感嗜血杆菌、肺炎链球菌，葡萄球菌引起。起病急、畏寒、发热，体温可高达39℃以上，咽喉疼痛，吞咽时加剧，可伴有全身酸痛、乏力和头痛等。检查可见咽部充血，扁桃体肿大、充血，颈淋巴结肿大，有压痛。

五、实验室检查

1. 血象

病毒感染，白细胞计数多为正常或偏低，淋巴细胞比例升高。细菌感染白细胞计数及中性粒细胞增多，可有核左移。

2. 病毒和病毒抗原的测定

根据需要选用免疫荧光法、酶联免疫吸附检测法、血清学诊断和病毒分离，确定病毒的类型。

六、并发症

可并发鼻窦炎、中耳炎、气管－支气管炎、肺炎、风湿病，肾炎或心肌炎等。

七、诊断和鉴别诊断

根据典型的症状，如发热、鼻塞、咽痛及局部体征，临床诊断一般无困难。但病因复杂，进行细菌培养和免疫荧光法、酶联免疫吸附法，病毒血清学检查可确定病因诊断，需与下列疾病鉴别。

1. 过敏性鼻炎

过敏性鼻炎临床上很像伤风，起病急骤，鼻腔发痒，频繁喷嚏，鼻涕多，呈清水样，持续时间较短，常突然痊愈。检查可见鼻黏膜苍白、水肿，分泌物中有较多嗜酸性粒细胞。

2. 流行性感冒

流行性感冒常有明显的流行性。起病急，全身中毒症状重，而呼吸道症状轻微或不明显，根据病毒分离和血清学检查可以鉴别。

3. 急性传染病前驱症状

麻疹、脊髓灰质炎、脑炎、伤寒，斑疹伤寒等在患病初期常有上呼吸道症状。在这些病的流行区和流行季节密切观察，并进行必要的化验检查以资鉴别。

八、治疗

呼吸道病毒感染目前无特异性抗病毒药物，治疗着重在减轻症状，休息，多饮水，戒烟，室内保持一定的温度和湿度，缩短病程，防止继发细菌感染和并发症的发生为主。

1. 对症治疗

发热、头痛可选用阿司匹林、对乙酰氨基酚（扑热息痛）或一些抗感冒制剂，也可选用中成药。咽痛可选用咽漱液或咽含片。声音嘶哑可用雾化吸入。鼻塞流涕可用 1% 麻黄素滴鼻液等。

2. 抗菌药物治疗

一般患者不必用抗菌药物，如年幼体弱、有慢性呼吸道炎症或细菌感染时，可根据临床情况及病原菌选择抗菌药物，临床常首选青霉素、磺胺类，大环内酯类或第一代头孢菌素。

3. 抗病毒药物治疗

早期应用抗病毒药物有一定效果，并可缩短病程。利巴韦林对流感病毒，副流感病毒和呼吸道合胞病毒有较强的抑制作用。奥司他韦对甲、乙型流感病毒有效，也可选用金刚烷胺、吗啉胍或抗病毒中成药。

九、预防

加强体育锻炼，提高机体的抗病能力是预防上呼吸道感染的最好措施。注意呼吸道患者的隔离，防止交叉感染。

第二节　急性气管 – 支气管炎

急性气管 – 支气管炎是由于感染、物理、化学刺激，过敏因素引起的气管 – 支气管黏膜的急性炎症。临床主要表现为咳嗽、咳痰，多在寒冷季节发病，是呼吸系统常见病。

一、病因和发病机制

当机体受寒、淋雨、过劳等均会削弱呼吸道防御机能，使呼吸道抗病能力降低，有利于病毒，细菌的侵入而引起感染。常见的病毒有：流感病毒、腺病毒，呼吸道合胞病毒及副流感病毒等。常见的细菌有：流感嗜血杆菌、肺炎链球菌、链球菌、葡萄球菌等。上呼吸道感染如扁桃体炎、鼻窦炎、咽炎向下蔓延，也可引起本病。

过冷空气、粉尘、刺激性气体或烟雾对气管 – 支气管黏膜急性刺激均可引起本病。另外，过敏因素如花粉、真菌孢子等吸入，或细菌蛋白质都可引起气管 – 支气管的过敏性炎症。

二、临床表现

1. 全身表现

一般较轻，可有发热，体温在 38℃ 左右，头痛、全身酸痛，多在 3 ~ 5 天后消退。

2. 呼吸道表现

起病时先有上呼吸道感染的症状，如鼻塞、喷嚏、咽痛，声嘶等。随后出现咳嗽，初起为干咳或有少量黏液性痰，随病情加重而咳嗽加重，痰量增多，为黏液脓性痰，偶可痰中带血，如伴有支气管平滑肌痉挛可有气促或喘息。肺部检查：听诊可闻及呼吸音粗糙，散在易变的干、湿性啰音，咳嗽后可减少或消失。呼吸道表现约在 2 ~ 3 周消失，如反复发生或迁延不愈可发展为慢性支气管炎。

三、实验室及其他辅助检查

1. 血常规检查

一般无异常，细菌感染较重时，白细胞总数、中性粒细胞增高。

2. 痰涂片或培养

可发现致病菌。

3. X 线检查

大多数表现正常或肺纹理增粗、紊乱。

四、诊断与鉴别诊断

根据上呼吸道感染病史、咳嗽和咳痰等呼吸道症状以及两肺散在干、湿性啰音等体征，结合血象和 X 线胸片检查，可做出临床诊断。需与下列疾病鉴别。

1. 急性上呼吸道感染

鼻咽部症状明显，一般无咳嗽、咳痰，肺部无异常体征。

2. 流行性感冒

起病急，常有明显的流行病史，全身中毒症状重如高热、全身酸痛、头痛、乏力等，而呼吸道症状相对轻。依据病毒分离和血清学检查，可以鉴别。

3. 其他

肺炎、肺结核、肺癌、肺脓肿等多种肺部疾病早期均可有支气管炎的表现，应详细检查以资鉴别。

五、治疗

1. 一般治疗

适当休息，注意保暖，多饮水，补充足够的热量。防止呼吸道的理化刺激。

2. 对症治疗

干咳无痰可用喷托维林（咳必清）25 mg，每日 3 次或可待因 30 mg，睡前服用。痰液黏稠不易咳出时，用溴己新（必嗽平）8 ~ 16 mg，每日 3 次，氯化铵 0.3 ~ 0.6 g，每日 3 次等；也可雾化吸入帮助祛痰；也可选用中成药止咳祛痰药。支气管痉挛者可用平喘药如：氨茶碱 0.1 ~ 0.2 g，每日 3 次，沙丁胺醇（舒喘灵）2 ~ 4 mg，每日 3 次。发热可用解热镇痛剂如阿司匹林 0.3 ~ 0.6 g，每日 3 次。

3. 抗菌药物治疗

根据感染的病原体及药物敏感试验选择抗菌药物。可选用大环内酯类、青霉素类、第一代头孢菌素，氟喹酮类。一般口服抗菌药物即可，症状较重者可用肌内注射或静脉滴注。

六、预防

增强体质，加强耐寒锻炼，避免吸入刺激性气体。清除鼻咽、喉等部位的病灶。

第三节　慢性支气管炎

慢性支气管炎是由于感染或非感染因素引起气管，支气管黏膜及其周围组织的慢性非特异性炎症。临床上以慢性咳嗽，咳痰或气喘为主要症状。疾病不断进展，可并发阻塞性肺气肿、肺源性心脏病，严重影响劳动和健康。

一、病因和发病机制

病因尚未完全清楚，一般认为是多种因素长期相互作用的结果，这些因素可分为外因和内因两个方面。

（一）吸烟

大量研究证明吸烟与慢性支气管炎的发生有密切关系。吸烟时间愈长，量愈多，患病率也愈高。戒烟可使症状减轻或消失，病情缓解，甚至痊愈。

（二）理化因素

理化因素主要包括刺激性烟雾、粉尘，大气污染（如二氧化硫、二氧化氮、氯气、臭氧等）的慢性刺激，这些有害气体的接触者慢性支气管炎患病率远较不接触者为高。

（三）感染因素

感染是慢性支气管炎发生、发展的重要因素，病毒感染以鼻病毒，黏液病毒、腺病毒和呼吸道合胞病毒为多见。细菌感染常继发于病毒感染之后，如肺炎链球菌、流感嗜血杆菌等。这些感染因素造成气管，支气管黏膜的损伤和慢性炎症。感染虽与慢性支气管炎的发病有密切关系，但目前尚无足够证据说明为首发病因，只认为是慢性支气管炎的继发感染和加剧病变发展的重要因素。

（四）气候

慢性支气管炎发病及急性加重常见于冬天寒冷季节，尤其是在气候突然变化时。寒冷空气可以刺激腺体，增加黏液分泌，使纤毛运动减弱，黏膜血管收缩，有利于继发感染。

（五）过敏因素

过敏主要与喘息性支气管炎的发生有关。在患者痰液中嗜酸性粒细胞数量与组胺含量都有增高倾向，说明部分患者与过敏因素有关。尘埃、尘螨、细菌、真菌、寄生虫、花粉以及化学气体等，都可以成为过敏因素而致病。

（六）呼吸道局部免疫功能减低及自主神经功能失调

免疫功能减低及自主神经功能失调为慢性支气管炎发病提供内在的条件。老年人常因呼吸道的免疫功能减退，免疫球蛋白的减少，呼吸道防御功能退化等导致患病率较高。副交感神经反应增高时，微弱刺激即可引起支气管收缩痉挛，分泌物增多，而产生咳嗽、咳痰，气喘等症状。

综上所述，当机体抵抗力减弱时，呼吸道在不同程度易感性的基础上，有一种或多种外因的存在，长期反复作用，可发展成为慢性支气管炎。如长期吸烟损害呼吸道黏膜，加上微生物的反复感染，可发生慢性支气管炎。

二、病理

由于炎症反复发作，引起上皮细胞变性、坏死和鳞状上皮化生，纤毛变短，参差不齐或稀疏脱落。黏液腺泡明显增多，腺管扩张，杯状细胞也明显增生。支气管壁有各种炎性细胞浸润、充血，水肿和纤维增生。支气管黏膜发生溃疡，肉芽组织增生，严重者支气管平滑肌和弹性纤维也遭破坏以致机化，引起管腔狭窄。

三、临床表现

（一）症状

起病缓慢，病程长，常反复急性发作而逐渐加重。主要表现为慢性咳嗽、咳痰，喘息。开始症状轻微，气候变冷或感冒时，则引起急性发作，这时患者咳嗽、咳痰、喘息等症状加重。

1. 咳嗽

主要由支气管黏膜充血，水肿或分泌物积聚于支气管腔内而引起咳嗽。咳嗽严重程度视病情而定，一般晨间和晚间睡前咳嗽较重，有阵咳或排痰，白天则较轻。

2. 咳痰

痰液一般为白色黏液或浆液泡沫性，偶可带血。起床后或体位变动可刺激排痰，因此，常以清晨排痰较多。急性发作伴有细菌感染时，则变为黏液脓性，咳嗽和痰量亦随之增加。

3. 喘息或气急

喘息性慢性支气管炎可有喘息，常伴有哮鸣音。早期无气急。反复发作数年，并发阻塞性肺气肿时，可伴有轻重程度不等的气急，严重时生活难以自理。

（二）体征

早期可无任何异常体征。急性发作期可有散在的干、湿性啰音，多在背部及肺底部，咳嗽后可减少或消失。喘息型可听到哮鸣音及呼气延长，而且不易完全消失。并发肺气肿时有肺气肿体征。

四、实验室和其他检查

（一）X线检查

早期可无异常。病变反复发作，可见两肺纹理增粗、紊乱，呈网状或条索状、斑点状阴影，以下肺野较明显。

（二）呼吸功能检查

早期常无异常。如有小呼吸道阻塞时，最大呼气流速—容积曲线在 75% 和 50% 肺容量时，流量明显降低，它比第 1 秒用力呼气容积更为敏感。发展到呼吸道狭窄或有阻塞时，常有阻塞性通气功能障碍的肺功能表现，如第 1 秒用力呼气量占用力肺活量的比值减少（<70%），最大通气量减少（低于预计值的 80%）；流速—容量曲线减低更为明显。

（三）血液检查

慢支急性发作期或并发肺部感染时，可见白细胞计数及中性粒细胞增多。喘息型者嗜酸性粒细胞可增多。缓解期多无变化。

（四）痰液检查

涂片或培养可见致病菌。涂片中可见大量中性粒细胞，已破坏的杯状细胞，喘息型者常见较多的嗜酸性粒细胞。

五、诊断和鉴别诊断

（一）诊断标准

根据咳嗽、咳痰或伴喘息，每年发病持续 3 个月，连续 2 年或以上，并排除其他引起慢性咳嗽的心、肺疾患，可做出诊断。如每年发病持续不足 3 个月，而有明确的客观检查依据（如 X 线片、呼吸功能等）亦可诊断。

（二）分型、分期

1. 分型

可分为单纯型和喘息型两型。单纯型的主要表现为咳嗽、咳痰；喘息型者除有咳嗽、咳痰外尚有喘息，伴有哮鸣音，喘鸣在阵咳时加剧，睡眠时明显。

2. 分期

按病情进展可分为 3 期。急性发作期是指"咳""痰""喘"等症状任何一项明显加剧，痰量明显增加并出现脓性或黏液脓性痰，或伴有发热等炎症表现 1 周之内。慢性迁延期是指有不同程度的"咳""痰""喘"症状迁延 1 个月以上者。临床缓解期是指经治疗或临床缓解，症状基本消失或偶有轻微咳嗽少量痰液，保持 2 个月以上者。

（三）鉴别诊断

慢性支气管炎需与下列疾病相鉴别。

1. 支气管哮喘

常于幼年或青年突然起病，一般无慢性咳嗽、咳痰史，以发作性、呼气性呼吸困难为特征。发作时两肺布满哮鸣音，缓解后可无症状。常有个人或家族过敏性疾病史。喘息型慢性支气管炎多见于中、老年，一般以咳嗽、咳痰伴发喘息及哮鸣音为主要症状，感染控制后症状多可缓解，但肺部可听到哮鸣音。典型病例不难区别，但哮喘并发慢性支气管炎和（或）肺气肿则难以区别。

2. 咳嗽变异性哮喘

咳嗽变异性哮喘以刺激性咳嗽为特征，常由受到灰尘、油烟、冷空气等刺激而诱发，多有家族史或过敏史。抗生素治疗无效，支气管激发试验阳性。

3. 支气管扩张

其具有咳嗽、咳痰反复发作的特点，合并感染时有大量脓痰，或反复咯血。肺部以湿啰音为主，可有杵状指（趾）。X 线检查常见下肺纹理粗乱或呈卷发状。支气管造影或 CT 检查可以鉴别。

4. 肺结核

肺结核多有发热、乏力、盗汗、消瘦等结核中毒症状，咳嗽、咯血等以及局部症状。经 X 线检查和痰结核菌检查可以明确诊断。

5. 肺癌

患者年龄常在 40 岁以上，特别是有多年吸烟史，发生刺激性咳嗽，常有反复发生或持续的血痰，或者慢性咳嗽性质发生改变。X 线检查可发现有块状阴影或结节状影或阻塞性肺炎。用抗生素治疗，未能完全消散，应考虑肺癌的可能，痰脱落细胞检查或经纤维支镜活检一般可明确诊断。

6. 肺尘埃沉着病（尘肺）

有粉尘等职业接触史。X 线检查肺部可见矽结节，肺门阴影扩大及网状纹理增多，可做出诊断。

六、治疗

在急性发作期和慢性迁延期应以控制感染和祛痰、镇咳为主，伴发喘息时，应予解痉平喘治疗。对临床缓解期宜加强锻炼，增强体质，提高机体抵抗力，预防复发为主。

（一）急性发作期的治疗

1. 控制感染

根据致病菌和感染严重程度或药敏试验选择抗生素。轻者可口服，较重患者用肌内注射或静脉滴注抗生素。常用的有喹诺酮类、头孢菌素类、大环内酯类、β 内酰胺类或磺胺类口服，如左氧氟沙星 0.4 g，1 次 / 天；罗红霉素 0.3 g，2 次 / 天；阿莫西林 2～4 g/ 天，分 2～4 次口服；头孢呋辛 1.0 g/ 天，分 2 次口服；复方磺胺甲噁唑 2 片，2 次 / 天。能单独应用窄谱抗生素应尽量避免使用广谱抗生素，以免二重感染或产生耐药菌株。

2. 祛痰、镇咳

可改善患者症状，迁延期仍应坚持用药。可选用氯化铵合剂 10 mL，3 次 / 天；也可加用溴己新 8～16 mg，3 次 / 天；盐酸氨溴索 30 mg，3 次 / 天。干咳则可选用镇咳药，如右美沙芬、那可丁等，中成药镇咳也有一定效果。对年老体弱无力咳痰者或痰量较多者，更应以祛痰为主，协助排痰，畅通呼吸道。应避免应用强的镇咳药，如可待因等，以免抑制中枢，加重呼吸道阻塞和炎症，导致病情恶化。

3. 解痉、平喘

主要用于喘息明显的患者，常选用氨茶碱 0.1 g，3 次 / 天，或用茶碱控释药；也可用特布他林，沙丁胺醇等 β₂ 激动药加糖皮质激素吸入。

4. 气雾疗法

对于痰液黏稠不易咳出的患者，雾化吸入可稀释气管内的分泌物，有利排痰。目前主要用超声雾化吸入，吸入液中可加入抗生素及痰液稀释药。

（二）缓解期治疗

（1）加强锻炼，增强体质，提高免疫功能，加强个人卫生，注意预防呼吸道感染，如感冒流行季节避免到拥挤的公共场所，出门戴口罩等。

（2）避免各种诱发因素的接触和吸入，如戒烟、脱离接触有害气体的工作岗位等。

（3）反复呼吸道感染者可试用免疫调节药或中医中药治疗，如卡介苗、多糖核酸，胸腺素等。

七、健康指导

首先是戒烟。注意保暖，避免受凉，预防感冒。改善环境卫生，做好个人劳动保护，消除及避免烟雾、粉尘和刺激性气体对呼吸道的影响。

八、预后

慢性支气管炎如无并发症，预后良好。如病因持续存在，迁延不愈，或反复发作，易并发阻塞性肺气肿，甚至肺心病而危及生命。

九、护理诊断及合作性问题

（1）清理呼吸道无效：与分泌物增多，痰液黏稠和无效咳嗽有关。

（2）气体交换受损：与气道阻塞、通气不足，有效呼吸面积减少有关。

（3）活动无耐力：与外周组织氧供与氧耗失衡有关。

（4）有感染的危险：与清理呼吸道不足、机体抵抗力低下、长期应用抗生素而使菌群失调，导致二重感染等因素有关。

十、预期目标

患者能掌握有效的咳嗽，排痰技巧；痰液能咳出，咳嗽缓解；喘息减轻，呼吸平稳；活动耐力增加，病情稳定，复发减少。

十一、护理措施

（一）一般护理

1. 休息与活动

早期视病情安排适当的活动量，以不引起疲劳、不加重症状为宜。发热、咳喘时，应卧床休息。晚期患者体位宜采取半卧位或前倾坐位。

2. 饮食护理

给予高热量、高蛋白，高维生素和易消化饮食。多饮水，少食高糖饮食，以减少痰黏稠，但餐前和进餐时，应避免饮水过多。否则，可过早诱发饱胀感。避免进食产气的食物，如汽水、啤酒、豆类、马铃薯，以防止腹胀影响膈肌运动。餐前，至少休息 30 分钟。每天正餐应安排在患者最饥饿、休息最好的时间。

（二）心理护理

耐心向患者解释疾病过程，消除其紧张和焦虑情绪，并向患者讲解焦虑对疾病的影响，鼓励其树立战胜疾病信心。多与患者沟通，了解患者及家属对疾病的态度，培养患者的生活情趣，指导患者参加适当的社交活动，如参与病友的活动、看书、看报、聊天、听音乐等，以分散注意力，减轻焦虑。

（三）病情观察

观察患者咳嗽，咳痰情况；痰的性状、量，颜色和气味；呼吸频率、节律，幅度及其变化的特点；患者的营养状况，肺部体征；监测动脉血气分析，肺功能检查；观察有无并发症，如慢性呼吸衰竭、自发性气胸等的发生。

（四）对症护理

1. 咳嗽、咳痰护理

2. 氧疗的护理

呼吸困难伴低氧血症者，遵医嘱给予氧疗。一般采用鼻导管持续吸氧，氧流量 1～2 L/分。因气道阻塞导致慢性呼吸衰竭者，提倡长期家庭氧疗法（LTOT），即每天吸入低浓度氧 15 小时以上，并持续较长时间，使 $PaO_2>8.0$ kPa（60 mmHg），或 SaO_2 升至 90%。睡眠时间不可间断。

（五）用药护理

遵医嘱应用抗生素、止咳、祛痰等药物，注意药物疗效及不良反应。

（六）并发症护理

1. 慢性呼吸衰竭的护理

2. 自发性气胸的护理

发现患者突然胸痛、咳嗽、呼吸困难加重，提示发生了自发性气胸。应立即安置患者卧床休息，血压稳定者取半卧位；遵医嘱给氧；协助医师做好胸腔抽气或胸腔闭式引流的操作准备和配合。

十二、健康教育

（一）疾病知识宣传

向患者及家属解释本病的发生、发展过程及诱发疾病加重的因素，嘱患者注意防寒、保暖，防治感冒等各种呼吸道感染；说明戒烟是防治本病简单易行的重要举措。加强劳动防护，改善环境卫生，避免烟雾、粉尘和刺激性气体对呼吸道的影响。

（二）健康锻炼指导和训练

指导稳定期患者进行腹式呼吸和缩唇呼吸锻炼，以加强膈肌运动，提高通气量，减少氧耗量，改善呼吸功能。

1. 腹式呼吸锻炼

患者可取立位、半卧位或平卧位，两手平放于前胸部和上腹部。用鼻缓慢吸气时，尽力挺腹，胸部不动；呼气时，用口呼出，同时腹肌收缩，膈肌松弛，膈肌随腹内压增加而上抬，推动肺部气体排出。每分钟呼吸 7 ~ 8 次，如此反复训练 10 ~ 20 分钟，每天两次（图 5-1）。熟练后，逐渐增加次数和时间。

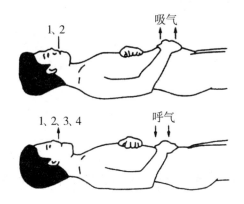

图 5-1　腹式呼吸方法

2. 缩唇呼气锻炼

用鼻吸气，用口呼气。呼气时，口唇缩拢似吹口哨状，持续缓慢呼气，同时收缩腹部。吸气与呼气时间为 1∶2 或 1∶3，缩唇大小程度与呼气流量，以能使距口唇 15 ~ 20 cm 处，与口唇等高水平的蜡烛火焰随气流倾斜而不熄灭为宜（图 5-2）。

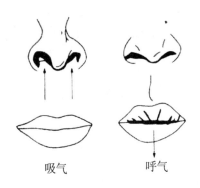

图 5-2　缩唇呼吸方法

3. 全身运动锻炼

采用与日常生活密切相关的医疗体育锻炼形式，如行走、慢跑、登梯、太极拳、家庭劳动等，锻炼时速度、距离，根据患者自觉呼吸困难和心悸程度，结合呼吸频率、心率等资料决定。每天锻炼 3 ~ 4 次。

（三）家庭氧疗

对实施家庭氧疗的患者，指导患者和家属做到以下几点。

（1）了解氧疗的目的、必要性及注意事项，注意安全，吸氧导管每天须更换，氧疗设备定期检查、清洁、消毒和更换。

（2）告诉其家庭氧疗方法。

（3）观察氧疗有效的指标：呼吸困难减轻，呼吸减慢，心率减慢，发绀减轻，活动耐力增加。

（四）生活指导

适当休息，保证足够的营养，以积极的心态对待疾病，劝告患者在发病季节前应用气管炎菌苗、酪蛋白等增强免疫功能。定期门诊复查，如呼吸道感染症状加重时，应立即来医院就诊。

第六章　弥漫性肺部疾病

第一节　特发性肺间质纤维化

特发性肺纤维化（IPF）是原因不明的以普通型间质性肺炎（UIP）为特征性病理改变的一种慢性炎症性间质性肺疾病。主要表现为弥漫性肺泡炎、肺泡单位结构紊乱和肺纤维化，导致肺功能损害和呼吸困难。近年来发病率有增加的趋势，且随着年龄的增加而增加，还可能与遗传有关，预后不良。

一、发病机制

IPF 的病因和发病机制尚不清楚。与环境污染、毒性物质的吸入、病毒、真菌感染、自身免疫和吸烟等因素有关；遗传对发病也可能有一定的影响。致病因素导致间质和肺泡内淋巴细胞、巨噬细胞和中性粒细胞增多，肺泡上皮损伤和上皮下基底膜破坏，使血浆蛋白渗出到肺泡腔，损伤的上皮细胞还分泌肿瘤坏死因子 $-\alpha$、白介素 -8 等，使肺泡壁损伤持续发展。在肺损伤的同时，修复过程也在进行，包括间质细胞的增多，胶原蛋白的异常代谢，成纤维细胞浸入、增生，产生新的基质蛋白，最终变成瘢痕组织。

二、病理

IPF 的早期看到肺泡隔充血、炎性细胞浸润，病变进展区域可见肺泡毛细血管损伤、血管床减少，大量胶原纤维、成纤维细胞出现，终末表现为肺泡原结构完全破坏，气道囊性扩张（蜂窝肺）。病变以下肺和胸膜下区域明显，同一视野表现为新老并存、轻重不一病理变化，其间还看到相对正常的肺组织。尸检或活体标本显示病变肺部已失去正常结构，肺变小而且硬如橡皮。

三、临床表现

（一）症状

起病隐匿，年龄在中年以上多见，以进行性呼吸困难为最主要症状。其次为刺激性干咳，往往对镇咳药无效，继发感染时痰液增多并呈脓性。此外，常伴有乏力、食欲减退、消瘦，部分患者伴有关节疼痛，发热和胸痛很少见。

（二）体征

呼吸浅快，80% 的患者双肺底闻及 Velcro 啰音，约 50% 有杵状指（趾），晚期出现发绀、肺动脉高压、肺心病和右心功能不全等。

（三）辅助检查

1. X线胸片

早期表现为两肺弥散性磨玻璃样阴影。随着病情进展，可出现直径 3 ~ 15 mm 大小的多发性囊状透光区（蜂窝肺），多分布于基底部、周边部或胸膜下区（图 6-1）。HRCT 显示中下肺野周边部的网状和蜂窝影（图 6-2），亦可见新月影、胸膜下线状影和少量磨玻璃影。

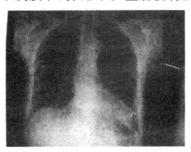

图 6-1　特发性肺纤维化两肺野外 1/3 可见磨玻璃样阴影

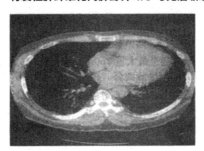

图 6-2　特发性肺纤维化双肺中下野周边部网状改变

2. 肺功能

包括限制性通气功能障碍［肺总量（TCL）、功能残气量（FRC）和残气量（RV）下降，而 FEV_1/FVC 正常或增加］和 / 或气体交换障碍［静态 / 运动时 $P_{(A-a)}O_2$ 增加］。

3. 支气管肺泡灌洗

其灌洗液中细胞总数增加，以巨噬细胞、中性粒细胞增加为主，部分有时嗜酸性粒细胞增加，二者对皮质激素的疗效差；少数以淋巴细胞增多为主，此种对激素疗效好。

肺活检是确诊 IPF 的金标准。实验室检查为非特异性，免疫球蛋白 IgM、IgA 等增高，类风湿因子、抗核抗体可为阳性，血沉增快，血清乳酸脱氢酶、天冬氨酸转移酶增高。

四、诊断

诊断 IPF 的标准依据有无外科肺活检资料分为两种。

（一）有外科肺活检资料

（1）肺组织病理学表现为 UIP 特点。

（2）除外其他已知病因所致的间质性肺疾病，如药物、环境因素和风湿性疾病等所致的肺纤维化。

（3）肺功能异常，表现为限制性通气功能障碍和 / 或气体交换障碍。

（4）胸片和 HRCT 可见典型的异常影像。

（二）无外科肺活检资料（临床诊断）

原则上不能确诊，如果免疫功能正常，且符合所有的主要诊断条件和至少 3 条次要条件，可以临床诊断。

1. 主要诊断条件

（1）除外已知原因的 ILD，如某些药物毒性作用、职业环境接触史和风湿性疾病等。

（2）肺功能表现异常，包括限制性通气功能障碍和 / 或气体交换障碍。

（3）胸部 HRCT 表现为双肺网状改变，晚期出现蜂窝肺，可伴有极少量磨玻璃影。

（4）经支气管肺活检（TBLB）或 BALF 检查不支持其他疾病的诊断。

2. 次要诊断条件

（1）年龄 >50 岁。

（2）隐匿起病或无明确原因进行性呼吸困难。

（3）病程 ≥ 3 个月。

（4）双肺听诊可闻及吸气性 Velcro 啰音。

五、治疗

尚无满意的治疗效果，目前推荐的治疗方案为糖皮质激素联合环磷酰胺或硫唑嘌呤，具体用法如下。

（一）糖皮质激素

为主要治疗措施，泼尼松或其他等效剂量的糖皮质激素 0.5 mg/（kg·d）（理想体重，以下同）口服 4 周，病情稳定后改为 0.25 mg/（kg·d），口服 8 周；再减量至 0.125 mg/（kg·d）或 0.25 mg/kg，隔日 1 次口服。

（二）环磷酰胺

按 2 mg/（kg·d）给药。开始剂量为 25 ～ 50 mg 口服，每 7 ～ 14 天增加 25 mg，直至最大量 150 mg/ 天。

（三）硫唑嘌呤

按 2 ～ 3 mg/（kg·d）给药。开始剂量为 25 ～ 50 mg 直至最大量 150 mg/ 天。之后每 7 ～ 14 天增加 25 mg，直至最大量 150 mg/ 天。

（四）其他

N- 乙酰半胱氨酸（NAC）推荐剂量 1.8 g/ 天。秋水仙碱剂量 0.6 g/ 天口服。红霉素具有抗炎和调节免疫功能，主张小剂量 0.25 g/ 天长期口服。一般治疗 3 个月后观察疗效，如果患者耐受性好，无并发症和副作用，可继续治疗至少 6 个月以上。

第二节　嗜酸性粒细胞性肺疾病

嗜酸性粒细胞性肺疾病包括多种疾病，表现为肺实质性浸润伴有组织和外周血嗜酸性粒细胞增多。可分为原因不明的嗜酸性粒细胞性肺疾病，如单纯性肺嗜酸性粒细胞浸润症（SPE），急性嗜酸性粒细胞性肺炎（AEP），慢性嗜酸性粒细胞性肺炎（CEP），特发性嗜酸性粒细胞增多综合征（IHS），支气管中心性肉芽肿病（BG）和嗜酸性粒细胞性血管炎（如丘—施综合征）和原因明确的嗜酸性粒细胞性肺疾病，如过敏性支气管肺曲霉病（ABPA），寄生虫感染和药物过敏。嗜酸性粒细胞性肺疾病时嗜酸性粒细胞在肺部浸润，有的主要表现为气道内嗜酸性粒细胞浸润，也有些限于肺实质，还有的同时见于气道和肺实质。其诊断有赖于下面几点：①伴有外周血嗜酸性粒细胞增多的肺部浸润性病变。②开胸或经支气管肺活检证实组织中嗜酸性粒细胞增多。③支气管肺泡灌洗液嗜酸性粒细胞增加。许多其他肺部疾病也可伴有一定程度的外周血嗜酸性粒细胞增加，如支气管哮喘、球孢子菌或肺孢子菌引起的肺部感染、分枝杆菌感染、某些类型肿瘤（如非小细胞性肺癌、淋巴瘤、淋巴细胞性白血病）、胶原血管性疾病如类风湿病、韦格纳肉芽肿病、特发性肺纤维化和郎汉斯细胞组织细胞增生症等。然而这些疾病一般不能被称为嗜酸性粒细胞性肺疾病，因为它们往往不具备典型的组织嗜酸性粒细胞增多。

诊断要点：仔细询问患者的病史和进行详细的体格检查非常有价值，症状的程度和持续时间也很重要。如喘息史提示可能是丘—施综合征（变应性肉芽肿性血管炎）、ABPA 或 BG；疫区或疫水接触史应想到寄生虫感染；同时还应注意询问药物接触史。

外周血细胞分类计数对嗜酸性粒细胞性肺疾病非常重要，大多数患者外周血嗜酸性粒细胞增多，但也有少数例外，如 AEP。大便检查和血清学检查对寄生虫感染或 ABPA 有一定价值。

对于原因不明的嗜酸性粒细胞性肺疾病需做肺功能检查，有些嗜酸性粒细胞性肺疾病如 AEP、CEP 和热带肺嗜酸性粒细胞增多症表现为典型的限制性通气功能障碍，而 ABPA 和丘—施综合征则表现为阻塞性通气功能障碍。

　　支气管肺泡灌洗（BAL）对嗜酸性粒细胞性肺疾病的判断非常有价值，正常 BAL 液中嗜酸性粒细胞不到 1%，因为有些嗜酸性粒细胞性肺疾病外周血嗜酸性粒细胞并不多，此时 BAL 液中嗜酸性粒细胞增多可能是最早的（也有可能是唯一的）支持嗜酸性粒细胞性肺疾病的证据。多数嗜酸性粒细胞性肺疾病表现为伴外周或组织中嗜酸性粒细胞增多，伴肺部体征或胸影学异常。常规胸片检查可以发现多种多样和无特征性的异常表现。胸部 CT 检查比普通胸片检查更具临床价值，可以表现为肺实质密度增高影。虽然 CT 检查比常规胸片检查意义更大，但在不同类型的嗜酸性粒细胞性肺疾病中它们的表现常有重叠，可能需要结合病史和其他检查综合判断。对于丘—施综合征或 BG 的诊断可能需要开胸肺活检，但是 ABLA、IHS 和药物反应或寄生虫感染多数不需要行肺活检。

一、原因不明的嗜酸性粒细胞性肺疾病

（一）单纯性肺嗜酸性粒细胞浸润症（SPE）

　　吕弗琉于 1932 年首先描述此病，故又名吕弗琉综合征。其特点为游走性肺部浸润伴外周血嗜酸性粒细胞计数增高，肺部症状轻微。多数仅有轻咳，病程呈自限性，常于 3 ~ 4 周内自行痊愈。

　　1. 病因

　　本症很可能为肺泡的一过性变态反应，常见病因为寄生虫感染和药物反应。约有 1/3 患者未能查出病因。本病在某些地区呈季节性流行，故推测环境抗原因素在某些地区亦为可能的病因。蛔虫感染是最常见的病因，蛔虫体多种物质有很强的抗原性。实验证明，进食蛔虫卵后，幼虫移行至肺可发生本症典型的肺部表现与嗜酸粒细胞升高。引起本病的其他寄生虫有钩虫、丝虫、绦虫、姜片虫、旋毛虫和阿米巴原虫等。药物有对氨水杨酸钠、阿司匹林、青霉素、硝基呋喃妥因、保泰松、氯磺丙脲、肼苯哒嗪、美卡拉明、磺胺药和甲氨蝶呤等。尚有吸入花粉、真菌孢子等产生本病的报道。

　　2. 病理

　　病理变化主要位于肺间质、肺泡壁及终末细支气管壁，有不规则的嗜酸性粒细胞浸润灶，有时肺泡内可见成堆的嗜酸性粒细胞，极少累及血管。

　　3. 临床表现

　　单纯性肺嗜酸性粒细胞浸润症轻者只有微热、疲倦及轻微干咳等，重者可发高热、阵发性咳嗽及喘气等急性症状；严重时，偶可发生呼吸衰竭。胸部听诊有湿性或干性啰音，有时叩诊可得浊音。脾可稍大。影像学上表现为 X 线胸片可见云絮状斑片影，大小、形状及位置都不恒定，呈游走样，多在 1 个月内自行消退。这种阴影往往是非节段性的，可以单发或多发，边缘模糊，常主要位于周围肺野。高分辨率 CT 显示为磨玻璃阴影或阴影内有充气征，主要位于中下肺叶的周围区域，或表现为单个或多个含气的结节，周围呈磨玻璃样改变。在影像学上应与其他游走性阴影性疾病，如肺出血、肺血管炎、隐源性机化性肺炎或反复吸入性肺炎。表现为含气的结节周围呈磨玻璃样晕征时应与肺部感染（如侵袭性肺曲霉病、毛霉菌病和念珠菌病）、原发性或转移性出血性肿瘤、细支气管肺泡癌或肺淋巴瘤等相鉴别。外周血嗜酸性粒细胞增多，可达 10% ~ 20%，有时高达 60% ~ 70%，且正常嗜酸性粒细胞大；并含有大型颗粒。痰液中亦可见较多嗜酸性粒细胞。

　　4. 诊断

　　本症的诊断主要根据外周血嗜酸性粒细胞增高伴游走性肺部浸润灶，且临床症状轻微，能自愈等特点。怀疑由蛔虫感染引起者，可在症状出现 2 个月后，即尾蚴在体内发育成虫后，做粪便集卵检查。

　　5. 治疗

　　一般不需治疗。疑为药物引起者应立即停药。寄生虫所致者可予驱虫治疗。如症状显著或反复发作，可使用肾上腺皮质激素。

（二）急性嗜酸性粒细胞肺炎（AEP）

　　AEP 是一类与其他特发性嗜酸性粒细胞性肺疾病不同的一类疾病，主要临床特征是急性发热，持续时间常不超过 5 天；低氧血症；胸部影像检查示弥漫性肺泡或肺泡 – 肺间质密度增高影；BAL 液中嗜酸性粒细胞超过 25%；无寄生虫、真菌或其他微生物感染的证据；糖皮质激素治疗快速有效，并且停药后

无复发。外周血嗜酸性粒细胞计数多正常，但在随后的病程中可以升高。与外周血嗜酸性粒细胞不同，BAL 液中嗜酸性粒细胞非常高，是 AEP 重要的特征。在急性期行肺功能检查提示为限制性通气功能障碍。对糖皮质激素治疗有效，而且反应非常快速，多在 24 ~ 48 小时内起效，并且与 CEP 不同，停用糖皮质激素后一般也不会复发。

1. 病因

AEP 的确切病因迄今未明，可能与抗原、尘埃、海洛因、烟雾或病毒等吸入有关。近年有多篇报道发现第 1 次吸烟或戒烟多年后又重新吸烟诱发本病，并且有人观察到吸烟负荷试验可重现 AEP 临床表现。

2. 病理

AEP 主要病理特征是以嗜酸性粒细胞浸润为主的肺泡炎，肺泡腔、肺泡壁、肺泡间隔、细支气管周围、小叶间隔以及胸膜有广泛嗜酸性粒细胞和小圆细胞浸润及纤维素性渗出，亦可出现单侧或双侧胸膜反应、胸腔积液，病情严重者有肺泡内出血及嗜酸性粒细胞破碎。

3. 临床表现

AEP 好发于以往健康的青年，常急性起病，表现为发热（37.5 ~ 40.0℃）、畏寒、干咳、呼吸困难、胸痛、肌肉酸痛、上腹部不适等，重者可出现急性呼吸衰竭。体检 80% 患者可闻及爆裂音（Crackles 音）或小水泡音，部分患者可听到哮鸣音，多伴心动过速。症状持续时间多短暂，平均 3 天，有自愈倾向，但亦可有迅速恶化，24 小时内便需行机械通气者。

AEP 患者外周血白细胞一般均升高，可达（15 ~ 20）×10⁹/L 或以上，以中性粒细胞为主，多数患者症状明显时外周血嗜酸性粒细胞正常或降低（嗜酸性粒细胞向肺聚集）。但在病后 5 ~ 10 天及 20 ~ 30 天时可分别出现 2 次外周血嗜酸性粒细胞增多，这种现象是 AEP 重要的临床特点。有人认为第 1 次（病后 5 ~ 10 天）外周血嗜酸性粒细胞出现高峰是由于残留的抗原刺激引起骨髓嗜酸性粒细胞池的释放增加，第 2 次高峰（病后 20 ~ 30 天）是骨髓嗜酸性粒细胞，产生增加所致。血液 C- 反应蛋白阳性，血沉、IgE、粒细胞集落刺激因子（Gcsf）及 IL-5 常增高。胸液为渗出液，嗜酸性粒细胞明显增多（可高达 50%），葡萄糖正常范围。血液及 BAL 液细菌、分枝杆菌、真菌、军团菌、病毒等培养及其抗体测定均阴性。粪中找不到寄生虫或寄生虫卵。

血气分析多表现为严重的低氧血症，在呼吸空气的条件下，$PaO_2 \leqslant 8.0$ kPa（60 mmHg），pH 常高，$PaCO_2$ 常低下，有呼吸性碱中毒表现，肺泡气—动脉血氧分压差［$P_{(A-a)}O_2$］>5.3 kPa（40 mmHg）。

AEP 患者 BAL 液细胞总数增高，常大于（0.8 ~ 1.2）×10⁹/L，嗜酸性粒细胞 >0.25，甚至 >0.50，这是诊断本病最有用的依据，怀疑为 AEP 患者应尽早进行 BALF 检查。此外，BALF 中亦可见中性粒细胞、淋巴细胞也增高，但肺泡巨噬细胞比例下降，无论涂片染色或培养均找不到病原体。

AEP 患者胸片示两肺弥漫性间质性、肺泡性或混合性浸润阴影，常伴双侧或单侧小量胸腔积液，以双侧多见，40% ~ 50% 可见 Kerley B 线和 A 线，纵隔淋巴结可肿大，但心影多正常。CT 检查能更清楚地显示两肺弥漫性磨玻璃状、片状或网状阴影、小叶间隔肥厚及胸腔积液。

4. 诊断

AEP 现虽无明确的病因学诊断，但临床上凡遇年轻患者，特别是男性，有发热、咳嗽、气急或急性呼吸衰竭等临床症状，体检有 Crackle 肾或小水泡音，X 线胸片两肺弥漫性浸润阴影，严重低氧血症，BALF 嗜酸性粒细胞明显增多，或肺活检示肺泡腔、肺泡间隔有大量嗜酸性粒细胞浸润，均应考虑为 AEP。

综合 Allen 及 Pope-Harman 提出的诊断标准，符合下列几点可作为 AEP 诊断依据：①1 周以内的急性发热。②X 线胸片示两肺弥漫性浸润阴影。③严重低氧血症，呼吸空气条件下 $PaO_2 \leqslant 8.0$ kPa（60 mmHg），动脉血氧饱和度（SaO_2）<90% 或 $P_{(A-a)}O_2$>5.3 kPa（40 mmHg）。④ BALF 嗜酸性粒细胞 ≥ 0.25 或肺活检示肺嗜酸性粒细胞弥漫浸润。⑤无支气管哮喘或其他过敏史。⑥有时能自愈或经肾上腺糖皮质激素（以下称糖皮质激素）治疗有效，治疗结束后无复发亦无后遗症。

5. 治疗

糖皮质激素对 AEP 有特效，应视病情轻重调节剂量，病情轻者可口服泼尼松 20 mg（甲基强的松龙

16 mg），每日 3 次，病情重者可用甲基强的松龙 125 mg 静注，每 6 小时 1 次，症状控制后可减量或改为口服泼尼松 40 ~ 60 mg/ 天，并逐渐减量，治疗数小时或 1 周以内，临床表现可迅速缓解甚至消失，但疗程仍需 10 天至 3 个月，以防复发。

6. 预后

AEP 预后良好，有自愈倾向，停止糖皮质激素治疗后常无复发，亦无后遗症。

（三）慢性嗜酸性粒细胞性肺炎（CEP）

CEP 多表现为慢性和进行性加重的临床表现和组织学特征。其临床表现常较隐匿，患者在明确诊断前多存在较长时间的不典型的临床表现，女性较男性更多见。轻症患者肺功能可正常，但多数表现为限制性通气功能障碍。外周血嗜酸性粒细胞常呈轻中度嗜酸性粒细胞增多，但也有重度增多者。BAL 液中嗜酸性粒细胞比例非常高。CEP 在我国并不常见。

1. 病因

本病的病因尚不清楚，可能是一种自身免疫性疾病，也有学者认为可能与寄生虫（钩虫、蛔虫等）及药物所致的变态反应有关。现有的临床研究资料表明，1/3 ~ 1/2 的患者有特异体质、过敏性鼻炎或鼻息肉病史；2/3 以上的患者原无支气管哮喘史，而在患本病前数月发生支气管哮喘；或在患 CEP 同时出现支气管哮喘的症状。

2. 病理

CEP 的主要病理特点为在肺泡腔及间质内，有不同程度的炎性细胞浸润，其中含有大量的嗜酸性粒细胞。聚集的嗜酸性粒细胞可发生坏死形成"嗜酸性脓肿"，但常不出现组织坏死。在肺泡腔及巨噬细胞内还可见到游离的 Charcot-Leyden 结晶体。肺间质内可伴有成纤维细胞增生及轻度的胶原增多，有的病例可出现闭塞性细支气管炎的改变及非坏死性、机化性小血管炎。

3. 临床表现

CEP 无特异性临床表现。起病常隐匿，有些患者在确诊前已患病数月，平均时间长达 7.7 个月。常见症状为发热，可为低热或高热，自感乏力、体重下降及夜间多汗。患病初期为干咳，以后咳少量黏液痰，偶有咯血，可有胸痛。疾病进展后可出现进行性气短，严重者还可发生呼吸衰竭或急性呼吸窘迫综合征（ARDS）。部分患者可出现淋巴结肿大及肝大。在未经治疗的患者，上述症状可以持续存在。值得注意的是 40% 的过敏性肉芽肿血管炎（丘—施综合征，CSS）病例可先出现肺浸润、哮喘及嗜酸性粒细胞增多，后出现系统性血管炎的表现，提示在某些患者 CEP 可能为 CSS 的一部分。

CEP 患者周围血白细胞总数常中度升高，60% ~ 90% 患者的白细胞分类显示嗜酸性粒细胞增多，甚至高达 0.90。有 1/3 病例周围血嗜酸性粒细胞并不增多，因此周围血嗜酸性粒细胞比例正常不能除外 CEP。可出现血小板增加、正常细胞正常色素性贫血、血沉增快。血清 IgE 水平升高。痰液及 BALF 中嗜酸性粒细胞增多，甚至在周围血嗜酸性粒细胞正常时，痰及 BALF 中亦可出现此种改变，因此，纤维支气管镜及 BALF 检查对疾病的确诊是非常有意义的。

肺功能变化主要为中、重度限制性通气障碍和弥散功能减低，伴哮喘时可有阻塞性通气障碍。急性期可出现低氧血症。

影像学检查在 CEP 诊断中有十分重要的作用，特别是高分辨薄层 CT 可为鉴别诊断提供依据。普通 X 线胸片的主要特征为：①非节段性均匀的肺实变阴影，病变边缘模糊，可有非典型性改变如结节状阴影、弥漫性磨玻璃样改变、肺不张及病变内空腔形成。②肺内病变发生于外 2/3 肺野，即位于外周，呈"肺水肿反转"表现。通常为双侧，以中上肺野多见。因此如发现位于外周的、双上肺的实变阴影，高度提示 CEP。③肺内病变为非游走性。如未进行治疗肺内阴影可持续数周，而在糖皮质激素治疗后 48 小时病变即可迅速消失。④病变可在同一部位复发。另外，CEP 还可累及胸膜出现胸腔积液。

CT 检查能更准确地显示肺内病变的部位，特别是临床怀疑而普通 X 线胸片表现不典型的病例。随着病情的进展，CT 的影像也有变化。在患病的前几周，影像表现为分布于外周的实变影，如有磨玻璃样改变，常与实变区相连，偶可独立存在。如患病时间在 2 个月以上，可出现与胸膜平行的条状带。在少部分病例，还可有纵隔及肺门淋巴结肿大。Takeshi 等对 111 例嗜酸性粒细胞肺炎患者高分辨率CT（HRCT）

影像学诊断的准确性进行了分析研究，发现 HRCT 对慢性嗜酸性粒细胞肺炎及变态反应性支气管肺曲菌病和急性嗜酸性粒细胞性肺炎的诊断准确率明显高于其他嗜酸性粒细胞性肺部疾病，其中对 CEP 的诊断准确率可达 78%。虽然本病的临床表现是非特异性的，但根据分布于外周的肺实变阴影及 BALF 中嗜酸性细胞增多可做出诊断，仅有极少数病例需开胸肺活检，激素实验性治疗可进一步确诊。

4. 治疗

主要使用糖皮质激素，口服泼尼松的初始剂量为每日 30～60 mg，或甲基强的松龙 24～48 mg，10～14 天后逐渐减少口服剂量。口服激素后 6 小时内体温即可下降，2～3 天低氧血症纠正，2 周内多数患者症状完全消失、X 线胸片显著改善，最后肺内可遗留纤维化改变。多数学者认为激素治疗至少需维持 4～6 周，甚至数月或数年。本病可有多次复发，但复发后糖皮质激素依然有效。本病预后良好，偶见未经治疗者自愈。

（四）特发性嗜酸性粒细胞增多综合征

特发性嗜酸性粒细胞增多综合征（IHS）是一种罕见的疾病，表现为原因不明的嗜酸性粒细胞明显增多，同时伴有多个脏器由于嗜酸性粒细胞浸润聚集而导致功能异常。诊断标准包括长达 6 个月以上外周血嗜酸性粒细胞持续升高（1.5×10^9/L）；无寄生虫感染、变态反应及其他已知原因嗜酸性粒细胞增多的证据；器官受累和多脏器功能异常。

1. 病因和病理

IHS 病因不明，多于 30～40 岁时起病，男、女之比为 7：1。心脏和中枢神经系统特别容易受累，心脏受累包括心内膜纤维化、限制性心肌病、心瓣膜病变及附壁血栓形成等。高达 4% 患者可出现肺部病变，多数与心力衰竭导致的肺水肿有关。也有报道可出现血栓栓塞性疾病、周围神经病变、胃肠道、肾脏、皮肤和关节受累等。BAL 液中嗜酸性粒细胞可高达 73%。组织病理学检查会发现 IHS 患者组织中包括肺等大量嗜酸性粒细胞浸润聚集，伴有组织结构破坏和坏死。

2. 临床表现

IHS 临床表现复杂多样，症状体征缺乏特异性。影像学检查也不具特征性，肺部可以呈局灶性或弥漫性，也可以呈间质性或肺泡浸润性，大多数肺部阴影与严重心力衰竭有关。50% 左右患者可出现胸腔积液。CT 上呈伴或不伴周围毛云雾样改变的结节，或者是局限性或弥漫性磨玻璃样影。IHS 影像学上的鉴别诊断与勒夫勒氏综合征（嗜酸性粒细胞性心内膜炎）相类似。

3. 诊断

IHS 由 Hardy 等 1968 年首次报道。1975 年 Chusid 等提出了具体的诊断标准：①嗜酸性粒细胞绝对数高于 1.5×10^9/L，持续 6 个月以上或因嗜酸性粒细胞增高于 6 个月内死亡。②有多系统及多脏器受累的证据。③未发现引起嗜酸性粒细胞增多的常见原因。此后，国内外均应用此诊断标准。

4. 鉴别诊断

IHS 临床表现复杂多样，症状体征缺乏特异性，而临床上反应性或继发性嗜酸性粒细胞增多的原因又很多，故首诊常易误诊。临床上诊断 IHES 首先要排除引起反应性或继发性嗜酸性粒细胞增多的疾病，包括以下几种。

（1）寄生虫感染，如蛔虫病、钩虫病、丝虫病、血吸虫病、肺吸虫病、华支睾吸虫病、类圆线虫病、旋毛虫病等。某些寄生虫病大便常规不一定能找到虫卵，血清学及 PCR 方法有助于病原诊断。

（2）变态反应性疾病，如支气管哮喘、荨麻疹、血管神经性水肿、药物过敏等。

（3）药物所致嗜酸性粒细胞增多。

（4）某些感染伴嗜酸性粒细胞增多，如结核、猫抓病、艾滋病、念珠菌感染等。

（5）皮肤病伴嗜酸性粒细胞增多。

（6）血液病伴嗜酸性粒细胞增多，如急性髓单细胞性白血病、慢性髓性白血病、真性红细胞增多症、霍奇金病、非霍奇金淋巴瘤、血管免疫母细胞淋巴结病、恶性组织细胞病、多发性骨髓瘤、γ_2 重链病等均可伴嗜酸性粒细胞增多，但只是伴发，应有原发病症状体征。

（7）恶性肿瘤，约 0.5% 伴有嗜酸性粒细胞增多。

（8）风湿性疾病伴嗜酸性粒细胞增多，如类风湿关节炎、系统性红斑狼疮、皮肌炎、血管炎、结节性多动脉炎，均应有相应临床表现，血清学及病理改变。

（9）肺嗜酸性粒细胞浸润综合征，包括单纯性肺嗜酸性粒细胞浸润症（过敏性肺炎）、慢性持久性肺浸润嗜酸性：粒细胞增多、慢性哮喘性肺浸润嗜酸性粒细胞增多、热带性肺嗜酸性粒细胞浸润症和流行性嗜酸性粒细胞增多症。

（10）Churg-Strauss综合征，亦称变应性血管炎肉芽肿，典型者有哮喘，嗜酸性粒细胞增多，坏死性血管炎及血管外肉芽肿形成四联症，病理活检有助于鉴别。

（11）嗜酸性粒细胞性胃肠炎（变应性胃肠炎）。

（12）嗜酸性粒细胞白血病，本病与IHS临床上均可累及多脏器，某些IHS亦存在克隆性证据，鉴别比较困难，但前者可有白血病的一般特征，如骨髓和（或）外周血原始细胞增多，细胞遗传学可有8号、10号、16号染色体异常，细胞培养示嗜酸性粒细胞集落增加，对化疗反应差，存活期短，激素亦不能改变病程。

5. 治疗

治疗措施应个体化，以达到控制器官损害，延长生存期为目的。Parrillo等提出如果无脏器浸润可不进行特殊治疗，只需定期观察。对有脏器浸润的病例首选糖皮质激素治疗。糖皮质激素无效者可用羟基脲或长春新碱。最近，国外报道生物反应调节剂如 α_2 干扰素能抑制嗜酸性粒细胞生成，最小剂量300万U，皮下注射，3次/周，持续数月，可达长期缓解，对耐药病例仍有效，也可作为一线治疗药。环孢素A亦可试用。白细胞去除术可去除血中大量嗜酸性粒细胞，但作用短暂。有血栓栓塞或心室内血栓形成者，可用抗凝药及抗血小板药物。脾切除术适用于巨脾、脾梗死、脾功能亢进及脾破裂者。有明显心脏瓣膜损伤、心内膜血栓形成可行瓣膜置换或修补术。骨髓移植曾有数例报道，但除有恶性过程者外多不主张应用。

（五）支气管中心性肉芽肿痛

支气管中心性肉芽肿病（BG）是一种罕见的疾病，主要表现为支气管或细支气管上皮坏死性肉芽肿病变，周围肺组织呈慢性炎症改变。大约1/3患者有组织中嗜酸性粒细胞增多，且往往伴有哮喘发作、外周嗜酸性粒细胞增高、组织病检中见到真菌菌丝和痰培养时曲霉菌阳性。这些患者组织病检时可类似于ABPA。另外，2/3患者肺部病变中可能是中性粒细胞增加而非嗜酸性粒细胞增加并且不伴有哮喘发作。在无哮喘发作的患者中，BG的病因往往不清楚。

1. 病因

支气管中心性肉芽肿病病因不明，可能与病毒、细菌、衣原体、侵袭性霉菌感染以及免疫复合物沉积有关，在支气管树处形成溃疡及肉芽肿浸润病变。

2. 病理

支气管中心性肉芽肿主要为侵犯支气管和细支气管的肉芽肿性疾病. 有时累及肺组织，但不侵犯肺外组织。主要病理改变在小支气管及细支气管，小支气管及细支气管充满白色坏死组织，在坏死性肉芽肿周围环绕上皮样细胞，这与本文资料中支气管开口被白色坏死组织所覆盖完全相符。哮喘患者以嗜酸性细胞浸润为主。而非哮喘患者则以浆细胞、淋巴细胞浸润为主。近肉芽组织的肺动脉有浆细胞及浆细胞浸润。支气管黏膜下有浆细胞、淋巴细胞及嗜酸性细胞，大支气管内有黏液性栓子存在。

3. 临床表现

本病症状较胸部其他肉芽肿性疾病为轻，早期仅有急性支气管炎症状，主要表现为咳嗽. 呈阵发性刺激性咳嗽、咳痰不多，为少许黏液痰；发热，以低热为主，但可出现高热、胸痛及活动后气促，少数患者可出现痰中带血，这与本组病例早期症状相符。病变早期X线片表现无异常或仅有肺纹理增粗，当病变进展到支气管出现气道阻塞时患者表现为胸闷、气促及病变侧呼吸音明显减低体征，并可闻及湿性啰音，X线片表现类似支气管曲菌病及支气管黏栓症，有肺叶及肺段实质性浸润及肺不张。BG的影像学表现无特征性，主要有两种较典型的表现，即结节影或块影（占60%）和肺炎性实变影（27%）。多为单侧（73%），尤其以上叶多见（60%）。CT上表现为局灶性块影或伴肺不张的肺叶实变。若疑为支气管中心性肉芽肿病，应立即行纤维支气管镜检查及病变处活检做病理检查，这是目前诊断支气管中心性肉芽肿病最可靠的方法。

4. 治疗

激素治疗本病疗效甚佳，但可复发。首先予大剂量激素冲击治疗，1个月后予纤维支气管镜复查支气管开口逐渐增大而减量，若临床症状基本消失、胸片复查基本正常可停用激素。由于支气管阻塞可引起继发性肺部感染，抗生素应提倡早期、足量、联合应用，同时还应予祛痰、对症及加强全身支持治疗，这样更有利于病变的吸收及消散，达到治愈目的。

（六）嗜酸性粒细胞性血管炎（丘—施综合征）

Churg-Strauss 综合征（CSS）又称变应性肉芽肿性血管炎（AGA）或嗜酸性粒细胞性血管炎，是一种以哮喘、血和组织中嗜酸性粒细胞增多、嗜酸性粒细胞性坏死性血管炎伴有坏死性肉芽肿为特征的系统性小血管炎。1951 年由 Churg 和 Strauss 首先描述，故而得名。如果下面 6 个标准中出现 4 个或 4 个以上时可以考虑其诊断：哮喘、外周血嗜酸性粒细胞超过 10%、神经病变、移行性或一过性肺部阴影、鼻窦异常、病检示血管外嗜酸性粒细胞浸润。

1. 病因

丘—施综合征病因仍不清楚，由于部分患者可出现有哮喘、嗜酸性粒细胞增加和血清 IgE 水平增高等提示其与免疫反或变态反应有关。最近有研究认为治疗哮喘的白三烯受体拮抗药可能与丘-施综合征有关。哮喘发作是丘—施综合征的一个重要特征，但其发病年龄相对于普通哮喘患者来说较晚；另外支气管哮喘患者外周血嗜酸性粒细胞也可增多，但常不超过 $0.8 \times 10^9/L$，丘—施综合征者则高得多。

2. 病理

典型病理改变为：①嗜酸性粒细胞组织浸润。②坏死性血管炎。③血管外肉芽肿形成。3 种病理改变可单独或同时存在。

3. 临床表现

患者出现肺部嗜酸性粒细胞浸润或血管炎后可有发热、咳嗽、呼吸困难。约 85% 患者有局灶性节段性肾小球肾炎，但病变较轻，可有血尿、蛋白尿等急性肾炎表现，少数发生急性肾衰。66%~75% 的患者出现外周单神经病或多发性单神经病，表现肌痛、肌力下降，深浅感觉减退。皮肤损害多见，约占 70%，表现为可触知性紫癜、红斑、皮下结节、荨麻疹等。心脏病变发生率高且严重，是最常见的死亡原因。心肌肉芽肿形成和冠状动脉血管炎可导致充血性心力衰竭、心律失常、心内膜炎、心包积液和限制性心肌病。

全身症状可有发热、乏力、食欲缺乏、全身不适及体重减轻。体温超过 38℃，持续 3 周以上。

影像学上丘—施综合征常呈双侧非节段性实变影或呈网络结节状阴影。薄层 CT 扫描可以发现胸膜下磨玻璃样阴影或肺叶分布的实变影，小叶中心性结节，支气管壁增厚和小叶间隔增厚等。少见的表现有肺气肿、纵隔或肺门淋巴结腺病、胸膜腔或心包腔积液等。需要与 CEP 和其他类型肺血管炎和肉芽肿病相鉴别。在 CT 上，CEP 表现为同源性周围肺野含气的实变影，而丘—施综合征的肺实变影则倾向于呈肺叶分布，常有小叶中心性结节形成，周围呈磨玻璃样变。韦格纳肉芽肿、淋巴瘤样肉芽肿病和坏死性结节性肉芽肿病常表现为可伴有空洞形成单个或多个结节，而丘—施综合征常表现为周围肺实变，多个结节很少见。

4. 诊断

1990 年美国风湿病协会（ACR）制定的诊断标准为符合以下 6 个条件中的 4 个者可诊断 CSS：①哮喘。②不论白细胞总数多少，嗜酸性粒细胞 >10%。③单神经炎（包括多神经炎）或多发性神经炎。④X 线表现为非固定的肺部浸润。⑤鼻旁窦异常。⑥活检示血管以外的嗜酸性粒细胞浸润。活检仍然是诊断的"金标准"。原来的开胸肺活检已被针吸活检所代替。

5. 治疗

多数患者对激素治疗效果良好，一般患者（无威胁生命表现者）可口服泼尼松 40~80 mg 直至症状好转。胸部 X 线、外周血嗜酸性粒细胞计数、血沉、C- 反应蛋白等指标显示病情活动得到控制 1 个月后逐渐减量，维持治疗 1 年以上。减量时要慢，如症状反复，激素需改回原量或适当加大剂量。近年来强调早期大剂量激素冲击治疗,尤其是急性期、有多脏器受累者,给予甲基强的松龙 1 g,每日静点 1 次,连续使用 3 天,后改为泼尼松 80 mg/天,连续服用 1～15 个月,之后逐渐减量。免疫抑制药可提高缓解率,协助激素减量或停药,并降低复发率。以下三种情况,需加用免疫抑制药:①对激素治疗反应差或产生依赖的患者。②有致命性并发症的患者,如进展性肾衰或心脏受累的患者。③出现与疾病进展相关的并发症,如血管炎伴有周围神经病。常用环磷酰胺或硫唑嘌呤。若对环磷酰胺或硫唑嘌呤反应差,可在激素基础上加用环孢素 A,疗程亦不应少于 1 年。无效者可考虑血浆置换。

二、原因明确的嗜酸性粒细胞性肺疾病

(一)过敏性支气管肺曲霉病

曲霉菌广泛存在于自然界,迄今发现约有 200 种。但只有相对少数可引起人类发病,其中最常见的有烟曲霉、黄曲霉、黑曲霉。曲霉菌所致的肺部疾病统称为肺曲霉菌病,因宿主和暴露时间不同而有不同的临床表现,大致分为肺曲霉球(常继发于肺部空洞性疾病)、变态反应性支气管肺曲霉病(ABPA,基础疾病多为哮喘和囊性纤维化)、慢性坏死性曲霉病(有慢性肺部疾病或轻度免疫缺陷患者)和侵袭性肺曲霉病(多发生在免疫缺陷或器官移植患者)。其中 ABPA 是一种非感染性、炎症性疾病,以机体对寄生于支气管内的曲霉发生变态反应为主要特点。

1. 病因及发病机制

首先曲霉孢子经呼吸道吸入,黏附在气道上皮细胞表面或细胞之间发育生长成为菌丝。在此过程中释放蛋白水解酶和其他毒性物质,破坏气道上皮并激活上皮细胞;上皮层结构被破坏后有利于曲霉抗原与上皮细胞直接相互作用从而进一步激活上皮细胞。激活的上皮细胞释放一系列炎症前细胞因子和细胞趋化因子启动炎症反应,同时被蛋白水解酶破坏的上皮层增强了曲霉抗原和其他变应原转运和递呈。进而诱导 Th2 型免疫反应,产生 IL-24、IL-213、IL-25,其中 IL-24 和 IL-213 诱导 B 细胞产生 IgE 并激活肥大细胞,IL-25 使嗜酸性粒细胞脱颗粒。这种 I 型变态反应引起气道壁和周围肺组织的损害,出现支气管痉挛,腺体分泌增多,临床上表现为喘息、咳痰。其次肺部抗原持续存在是疾病进展、气道重构的重要因素。曲霉自身释放的毒性物质可以抑制肺内吞噬细胞的活性并使纤毛的清除功能减弱,从而使抗原持续存在气道中,同时诱发局部炎症,形成黏液栓致支气管扩张,并且使嗜酸性粒细胞分泌多种致纤维化因子以及抗原抗体介导的 III 型免疫反应等引起气道重构,最终致肺纤维化。

2. 病理特点

ABPA 的病理改变早期主要表现为支气管壁被单核细胞和嗜酸性粒细胞浸润,然后出现黏液嵌塞和嗜酸粒细胞肺炎,进一步进展为慢性或渗出性毛细支气管炎和中心性支气管肉芽肿,晚期出现广泛纤维化及瘢痕形成。

支气管壁浸润及支气管黏液嵌塞:支气管壁损害在病理上主要表现为类似哮喘的炎症过程,即嗜酸性粒细胞、淋巴细胞和浆细胞浸润的炎症反应,气道上皮损坏或杯状细胞增生,鳞状化生,溃疡;基底膜增厚;随后肌肉和软骨消失,纤维化。接着支气管腔被过敏性黏液嵌塞,过敏性黏液由分层排列的细胞(指退化或存活的嗜酸性粒细胞及其他炎症细胞)、细胞碎片和黏液组成,有时其中可看到 Charcot-Leyden 晶体和真菌菌丝,但使用组织化学染色,菌丝一般也很难找到。

嗜酸性粒细胞性炎:肺泡和肺间质充满嗜酸性粒细胞、巨噬细胞等炎症细胞和 Charcot-Leyden 晶体。

中心性支气管肉芽肿:支气管内含黄色非干酪样肉芽肿,类似坏死性肉芽肿,沿支气管呈线状或结节状匍行延伸分布,有时充满支气管腔而将其阻塞。肉芽肿中心有坏死的嗜酸性粒细胞和中性粒细胞,有时还可看到稀疏或断裂的菌丝。此外,还有罕见的曲霉球和继发于阻塞引起的改变如急性或机化性细菌性肺炎、脓肿形成、脂质性肺炎和慢性间质性肺炎等。

3. 易感因素

宿主的潜在性肺部疾病和遗传学上的特点与 ABPA 的发生有关。潜在性肺部疾病主要指支气管哮喘和囊性纤维化,在持续性哮喘患者中 ABPA 的发生率为 1%～2%,而囊性肺纤维化患者是 7%(1%～15%)。此外遗传性过敏症、先天性免疫缺陷综合征、高 IgE 综合征和慢性肉芽肿疾病等患者也易发生 ABPA。

遗传学研究发现 HLA-DR2 和 HLA-DR5 基因型可以促使 ABPA 的发生，而 HLA-DQ 基因则起保护作用。还有一些易感因素如囊性纤维化患者跨膜转导调节基因的突变、肺表面活性蛋白 SP-A2 胶原区域的多型性、甘露聚糖结合凝集素结构基因的多态性及气道分泌物的生物化学特点和环境暴露史等。

4. 临床分期

ABPA 自然病程可分五期。

Ⅰ期（急性期），典型发作症状，可有肺部浸润影，血清总 IgE 升高。

Ⅱ期（缓解期），哮喘症状仅靠支气管扩张药及吸入糖皮质激素可控制，血清 IgE 和胸片正常至少6 个月。

Ⅲ期（复发加重期），急性症状发作或无症状但肺部出现新的浸润影，且血清 IgE 升高 2 倍以上。

Ⅳ期（糖皮质激素依赖哮喘期），进入此期后，症状必须靠口服糖皮质激素控制，即使症状缓解也难以停药。

Ⅴ期（肺间质纤维化期）：肺呈广泛纤维化改变，不可逆性的肺损害。最终因呼吸衰竭而死亡。临床分期可指导治疗，但这五期不是 ABPA 的必然过程；各患者因其诊断早晚以及治疗及时与否而呈现不同的临床经过。

5. 临床表现

（1）症状和体征：复发和缓解常交替出现，症状没有特异性，如咳嗽、咳痰、喘息、咯血、发热、胸痛，典型的患者可咳出支气管树状痰栓，痰栓咳出后支气管痉挛症状常明显改善；很多患者同时伴有其他变态反应，如鼻炎、结膜炎、过敏性皮炎及对常见肺部变应原和花粉的敏感性增强。疾病晚期发展为肺纤维化可出现呼吸衰竭表现。体征也缺乏特异性，发作时可有湿啰音，出现肺实变或纤维化时可在吸气末听到裂帛音。

（2）影像学：暂时性改变包括肺部的浸润影、痰栓（单支受累表现为牙膏状、纺锤状、团块状，相邻支气管受累表现为 V 形或 Y 形）、肺不张；永久性改变包括支气管扩张、支气管管壁增厚、肺大疱、胸膜增厚、肺纤维化等。

（3）肺功能变化：主要表现为限制性和阻塞性混合的通气功能障碍和弥散功能降低（在 Ⅴ 期和 Ⅲ 期明显）。但个体差异很大，有些患者肺功能可以相对稳定，而另一些患者肺功能却呈进行性下降。

6. 诊断

ABPA 是持续性哮喘和囊性纤维化的重要并发症，极少部分发生在如前述的其他疾病基础上，而健康人几乎不发病。

（1）非囊性纤维化患者诊断标准包括：①发作性支气管哮喘。②霉菌变应原速发性皮肤试验阳性。③霉菌变应原沉淀抗体阳性。④血清总 IgE 浓度（>1 000 ng/mL）升高。⑤抗霉菌变应原特异性 IgE、IgG 抗体效价升高。⑥周围血嗜酸性粒细胞增多。⑦肺部游走性浸润病灶。⑧近端支气管扩张症。其中第⑥、⑦条主要出现在 ABPA 急性期或加重恶化期，因而不是诊断所必要的。而第⑧条对 ABPA 诊断很有帮助但不是所有患者都会出现。

（2）继发于囊性纤维化患者的诊断标准：因支气管堵塞、肺部浸润影、支气管扩张在囊性纤维化患者中比较常见，这使得囊性纤维化基础上发生 ABPA 的诊断较为困难。美国囊性纤维化基金会提出了新的诊断标准，包括：①临床恶化（咳嗽、喘息、痰量增多、活动受限和肺功能降低）。②曲霉变应原速发性过敏反应（皮肤试验阳性或 IgE 反应）。③血浆总 IgE 浓度 >1 000 ng/mL。④曲霉变应原沉淀抗体阳性。⑤有异常的胸片表现（浸润影、黏液痰栓或与以前胸片比较表现出难以解释的改变）。确诊必须同时满足以上 5 项。

7. 防治

曲霉广泛分布于自然界，存在于有机坏死物、发霉的谷物、酿造食品、水、土壤、衣服、空气、动物皮毛，尽可能脱离过敏原，避免接触曲霉污染的环境；如果不能脱离，采取各种防护措施如防尘、戴防护口罩等。

8. 治疗

ABPA 是对曲霉引起的一种变态反应性疾病，糖皮质激素是最有效的治疗，口服激素联合依曲康唑是目前传统治疗方案。Ⅰ期和Ⅲ期患者使用泼尼松 0.5 mg/（kg·d），一般 2 周或待症状控制或肺部浸润影改善后改为相同剂量隔日口服维持 3 个月，之后逐渐减量，减量过程至少 3 个月以上。ABPA 的发生与气道内真菌持续存在有关，所以在激素治疗同时加用抗真菌药可以清除支气管内的真菌，可望降低糖皮质激素的用量和稳定症状。近年应用依曲康唑作为 ABPA 的辅助治疗可有效控制哮喘，改善肺功能，减少激素使用量，降低血浆中 IgE 水平。三唑类新抗真菌药伏立康唑主要用于侵袭性肺曲霉病的治疗，而在 ABPA 的治疗中研究很少。但与依曲康唑相比伏立康唑有更好的口服生物利用度，且其吸收不受胃酸影响，可作为 ABPA 的另一种治疗选择。

（二）寄生虫感染

多种寄生虫感染可以引起肺部病变，同时伴有血液和组织中嗜酸性粒细胞增多。寄生虫感染导致肺部嗜酸性粒细胞浸润聚集可能有 2 个主要原因：直接侵犯（如蛔虫、丝虫、并殖吸虫、十二指肠钩虫）和变态反应（如溶组织内阿米巴、弓蛔虫、华支睾吸虫）。在华支睾吸虫感染时，生命周期中出现的不同抗原可引起免疫反应，导致肺部出现单个或多个移行结节。由于不同地域寄生虫感染的类型不同，了解当地寄生虫的流行情况对诊断非常有用。

粪类圆线虫感染可伴有外周血嗜酸性粒细胞增加、皮疹和一过性肺部阴影。在细胞免疫缺陷的患者。粪类圆线虫感染可导致严重后果，患者可出现肺部弥漫性病变、革兰阴性菌脓毒血症、呼吸衰竭等，死亡率高。

蛔虫感染也是一种导致肺部阴影和外周血嗜酸性粒细胞增加的常见疾病。在大多数勒夫勒氏综合征患者中蛔虫感染可能是肺部阴影的主要原因。

班氏吴策线虫和马来丝虫感染是引起热带肺嗜酸性粒细胞增多症主要原因，血清和 BAL 液中含有高水平的 IgE 和 IgG，并且与疾病的活动有关。外周血中嗜酸性粒细胞计数可达 3.0×10^9/L，BAL 液中嗜酸性粒细胞平均在 50% 以上。热带肺嗜酸性粒细胞增多症最早期的组织学检查特点是组织细胞向肺泡腔内移行，随后大量嗜酸性粒细胞侵入肺泡腔和间质，常常形成嗜酸性粒细胞脓肿。长期患者可出现肺纤维化。胸部影像学检查示下肺弥漫性网格样阴影。

血吸虫病是一种地方病，多见于热带或亚热带地区。这种感染可分为三类：变态反应性皮炎，急性血吸虫病和慢性血吸虫病。慢性或复发性感染多发生于到疫区旅游或居住的人群。血吸虫卵存积于肺血管床可导致肉芽肿和纤维化形成闭塞性动脉病和肺动脉高压。急性血吸虫病多见于无免疫力而去疫区旅游者，与第 1 次接触血吸虫有关，CT 检查可以在肺部发现大小介于 2～15 mm 细小结节，或者是周围伴磨玻璃样晕征的较大的结节。

肺胸膜肺吸虫病（PP）是由 Pwestermani 引起的一种寄生虫病，多见于摄取生的或未煮熟感染了后囊蚴的河蟹或蝲蛄所致。在痰、胸液或 BAL 液中发现肺吸虫卵可以明确诊断，皮试或血清学检查对诊断也有帮助。影像学检查结果与疾病分期有关，早期表现主要为幼虫移行所致，可导致气胸、液气胸、局灶性含气实变影或条索影。后期主要与包囊形成有关，可出现薄壁囊肿、块状实变影、结节和支气管扩张的表现。典型 CT 表现可以为边缘模糊的胸膜下或叶间胸膜下结节，这些结节常含低密度的坏死组织，也可以为局限性胸膜增厚或胸膜下与周围肺野坏死性结节相连的条索影。在 CT 与组织病理检查结果相关性研究发现，胸膜下结节多是中央为多个虫卵的坏死性肉芽肿或由肉芽组织形成的机化性肺炎。邻近的胸膜增厚多与淋巴细胞浸润致组织纤维增生所致。其他 CT 表现有邻近的支气管扩张、磨玻璃样实变影、胸腔积液或气胸。PP 在影像学上有时还类似于肺癌，甚至在 PET 检查时也表现为对 2-［fluorine-18］fluoro-2-deoxy-D-glucose（FDG）摄入增加。不伴有肺实质病变仅侵犯胸膜或心包膜的肺吸虫病也有报道。影像学与 PP 需要与细菌感染所致的肺脓肿、血管炎、肺结核和隐球菌病等鉴别。

（三）药物反应

多种药物或毒性物质可以肺部嗜酸性粒细胞浸润，药物引起的嗜酸性粒细胞性肺疾病可以有多种多样的表现，从轻微的 SPE 样的表现到暴发的 AEP 样表现。历史上有两次较明显的药物性嗜酸性粒细胞性肺疾病暴发，第一次是食用含氨基苯衍生物的菜籽油所致的毒油综合征，第二次是与摄入 L- 色氨酸有关的嗜酸性粒细胞增多性肌痛综合征。药物引起的皮肤反应如中毒性表皮坏死溶解和 DRESS（伴嗜酸性粒细胞增多和系统性损害的药疹）综合征甚至是致命的。药物引起的皮肤反应一般不引起肺部病变，一旦出现多提示病情严重。

药物性酸性粒细胞性肺疾病的诊断多依赖于用药史和外周血嗜酸性粒细胞计数，而非影像学检查。组织病理学检查发现药物引起的嗜酸性粒细胞性肺炎主要表现为肺泡腔嗜酸性粒细胞和巨噬细胞聚集。在相邻的肺泡隔或肺间质内也常伴有嗜酸性粒细胞、淋巴细胞和浆细胞浸润。胸部影像学表现多种多样且无特异性，可以呈实变、肺门腺病、胸腔积液、网状密度增高影等。CT 检查可以进一步明确上述影像学检查结果，可以见到磨玻璃样实变影、结节和不规则的条索影等。药物引起的嗜酸性粒细胞性肺疾病多数仅需停用所用的药物即可，少数情况下如严重或持续存在的病例可短程使用糖皮质激素，有助于病情的恢复。

第三节　非特异性间质性肺炎

1994 年 Katzenstein 等首次提出非特异性间质性肺炎（NSIP）的概念，用来指那些病理组织学表现不符合已知的病理类型，如普通型间质性肺炎（UIP）、脱屑性间质性肺炎（DIP）、急性间质性肺炎和机化性肺炎，而临床预后好于 UIP/IPF 的一组间质性肺病。NSIP 与 UIP/IPF 预后有很大的不同，NSIP 的提出和认识具有重要的临床意义：①改变了对 IPF 的理解，对大多数过去报道的 IPF 研究必须按目前掌握的 NSIP 知识予以重新评价；现许多过去被诊断为 IPF 者的组织学类型可能更符合 NSIP 而不是 UIP。这些患者 5 年生存率近 70%，而 IPF 患者的 5 年生存率 <30%。在原先病理诊断为 UIP 型患者的样本中发现 24 % ~ 36% 是 NSIP 型。②应重新认识 IPF 患者现行治疗方案的有效率，按当今 IPF 定义，以往许多治疗后病情转为稳定或改善的患者可能患的是 NSIP 型（或其他的损伤型）和非 UIP 型肺损伤，或根据推断是 NSIP 病而不是 IPF。在以往有关 IPF 治疗研究中，报道 10% ~ 30% 的 IPF 患者对现行的治疗方案有效，当从其他病理类型中正确区分出 UIP 型后，最近发表的回顾性观察性研究估计，真正的治疗有效率更低，或许只有 0 ~ 10%。

一、发病机制

NSIP 病例中，39% 存在相关的临床疾病，如部分患者可能伴有抗原吸入、某些潜在的结缔组织疾病、有机粉尘的吸入、急性肺损伤的缓解期、放射性损伤以及某些药物反应等；NSIP 可以是继发于其他疾病，也可以为特发性，无相关病因的病例，则称之为特发性 NSIP。NSIP 的发病机制并不清楚，呼吸道感染性病原体，如病毒中的 EB 病毒、流行性感冒病毒、巨细胞病毒和肝炎 C 病毒等与 IIP 的发病机制有关，但病毒是否能直接或间接诱发 NSIP 尚缺乏直接的证据。在 NSIP、慢性炎症和病毒感染的持续存在以协同方式，通过激活树突细胞，启动了在细胞内对内源性抗原（包括病毒和 II 型肺泡上皮细胞）的处理，此过程损伤 II 型肺泡上皮细胞，引起慢性肺泡炎症过程，最后导致不适当的修复和纤维化。

二、病理表现

NSIP 的主要病理学表现可概括为肺间质不同程度的炎症和纤维化。病理学特征为病变相对一致，纤维化的时相一致，无成纤维细胞灶。根据其间质炎细胞的数量和纤维化的程度，NSIP 病理表现分成以下 3 型。

（1）富细胞型：主要表现为间质的炎症，很少或几乎无纤维化，肺泡间隔内的慢性炎细胞主要是淋巴细胞和浆细胞浸润，炎性细胞浸润的程度较 UIP 和 DIP 等其他类型的间质性肺炎更为突出。

（2）混合型：以间质有大量的慢性炎细胞浸润和明显的胶原纤维沉着为特点。

（3）纤维化型：肺间质以致密的胶原纤维沉积为主，伴有轻微的炎症反应或者缺乏炎症反应。此型与 UIP 不易鉴别，区别的要点是，NSIP/F 的主要表现为致密或疏松间质纤维化，无 UIP 的时相不均，无成纤维细胞灶，如出现也不像 UIP 那样显著；也没有 UIP 典型的胸膜下分布，有局灶的蜂窝肺。

三、床表现

发病年龄为 46 ~ 73 岁，非吸烟患者占 69%；主要的主诉有干咳，活动后呼吸困难。

四、辅助检查

（一）临常规实验室检查

血沉、抗核抗体和类风湿因子可增高，但没有特异性。

（二）胸部 X 线检查

常见征象是两肺弥漫性间质渗出，呈网状或磨玻璃样，也可以是正常胸片（图 6-3）。胸部 CT 表现为多样性，磨玻璃样密度影、实变影、网状影、粗线条状影、小叶中央型结节影、牵拉性支气管扩张、蜂窝影。

（1）富细胞型：磨玻璃样影或气腔实变影，相对较少牵引性支气管扩张和细支气管扩张，小叶内网状阴影，无蜂窝肺（图 6-4）。

（2）纤维化型：磨玻璃样影伴有相对范围广的牵引性支气管扩张和细支气管扩张，小叶内网状阴影；有蜂窝肺。相对而言，细胞型 NSIP 的 CT 表现较有特征。而纤维化型的 NSIP 与 UIP 的 HRCT 表现有重叠，特别是 HRCT 示胸膜下不规则的线网状阴影，有蜂窝肺和牵引性支气管扩张和细支气管扩张，不易与 UIP 鉴别。

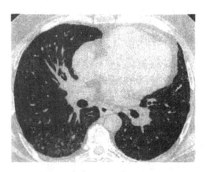

图 6-3　NSIP 患者 HRCT 表现为弥漫分布的双肺磨玻璃片状渗出影

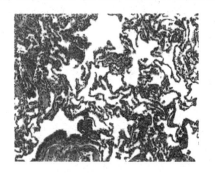

图 6-4　NSIP 富细胞型，显微镜下主要表现为间质的炎症，肺泡间隔增宽，淋巴细胞和浆细胞浸润，无纤维化表现

（三）肺功能

主要表现为限制性通气功能障碍，肺弥散功能障碍，及低氧血症。

（四）支气管镜检查

BAL 特点是中性粒细胞、嗜酸粒细胞和淋巴细胞增多，但以淋巴细胞增多明显。TBLB 因为取材太小，很难做出 NSIP 的病理诊断。

（五）外科肺活检

开胸或经胸腔镜肺活检病理检查是 NSIP 的确诊手段。

五、诊断和鉴别诊断

NSIP 的临床 – 放射 – 病理的诊断依据包括：①慢性或亚急性起病，可发生于任何年龄。②主要临床表现为咳嗽和气短，少数患者有发热。③影像学上表现为双侧间质性浸润影，双肺斑片状磨玻璃阴影是本病 HRCT 的特征性所见。④病理改变为肺泡壁明显增厚，含有不同程度的炎症和纤维化，肺泡间隔内由淋巴细胞和浆细胞混合构成的慢性炎症细胞浸润是 NSIP 的病理特点，但缺乏 UIP、DIP 或 AIP 的特异性病理改变。⑤对糖皮质激素反应好，预后良好。

NSIP 的正确诊断不是一个简单的病理诊断或临床诊断，而是一个动态的过程。特别要强调的是当病理学发现为 NSIP 时，对患者进行重新评估尤其重要，因为有可能发现潜在的特异病因。肺活检发现 NSIP 的重要性在于，可以促使临床医生进一步寻找和识别可能伴有某些潜在的疾病。对病因明确者，临床上可诊断为继发性 NSIP；病因暂时不能明确者，可考虑诊断特发性 NSIP。部分病例长期随访才能明确其最终的转归，如部分原诊断为特发性 NSIP 的患者在以后的随访中发现与风湿免疫性疾病相关。

六、治疗

糖皮质激素为 NSIP 的一线治疗药物，单独使用糖皮质激素治疗 NSIP 的剂量和疗程无统一治疗方案。常用口服泼尼松，每日 40～60 mg 或 1 mg/kg，根据治疗反应减量，一般 1～3 个月后减至每日 20～40 mg，4～6 个月后减至维持量 10 mg/ 天，总疗程 1 年。糖皮质激素和免疫抑制药联合治疗 NSIP 尚没有公认的统一标准方案，其指征也不明确，其中采用糖皮质激素联合硫唑嘌呤或环磷酰胺者为多，有的在开始时就联合使用，或在开始糖皮质激素无效时才加用免疫抑制药。如果没有严重并发症或不良反应，治疗时间不应短于 6 个月。治疗 6～12 个月后，如果病情改善或稳定，则继续联合治疗。如果病情加重，应该停药或改变治疗方案。

七、预后

NSIP 患者 5 年生存率为 76.2%，明显好于采用类似治疗方案的 UIP/IPF 的 5 年生存率（43.8%）。NSIP 患者初始肺功能损害的程度与预后，也与对药物治疗的反应有关，当 NSIP 患者 DLco<35% 预计值和（或）治疗中 DLco 下降 >15%，其中位生存时间约为 2 年，和 UIP 患者的预后相似。治疗 6 个月后 FVC 改善，开始治疗时 DLco 测定值的高低对患者预后估计具有重要的意义。

微信扫码
◆临床科研
◆医学前沿
◆临床资讯
◆临床笔记

第七章 慢性支气管炎、慢性阻塞性肺疾病

第一节 慢性支气管炎

慢性支气管炎（chronic bronchitis）是由于感染或非感染因素引起气管、支气管黏膜及其周围组织的慢性非特异性炎症。其病理特点是支气管腺体增生、黏液分泌增多。临床出现有连续两年以上，每持续三个月以上的咳嗽、咳痰或气喘等症状。早期症状轻微，多在冬季发作，春暖后缓解；晚期炎症加重，症状长年存在，不分季节。疾病进展又可并发阻塞性肺气肿、肺源性心脏病，严重影响劳动力和健康。

一、病因与发病机制

本病的病因尚不完全清楚，可能是多种因素长期相互作用的结果。

1. 外因

①吸烟：国内外研究均证明，吸烟时间愈长，烟量愈大，患病率也愈高。戒烟后可使症状减轻或消失，病情缓解，甚至痊愈。

②感染因素：感染是慢性支气管炎发生发展的重要因素，主要为病毒和细菌感染，鼻病毒、黏液病毒、腺病毒和呼吸道合胞病毒为多见。在病毒或病毒与支原体混合感染损伤气道黏膜的基础上可继发细菌感染。从痰培养结果发现，以流感嗜血杆菌、肺炎球菌、甲型链球菌及奈瑟球菌四种为最多见。感染虽与慢性支气管炎的发病有密切关系，但目前尚无足够证据说明为其首发病因，只认为是慢性支气管炎的继发感染和加剧病变发展的重要因素。

③理化因素：如刺激性烟雾、粉尘、大气污染（如二氧化硫、二氧化氮、氯气、臭氧等）的慢性刺激，常为慢性支气管炎的诱发因素之一。接触工业刺激性粉尘和有害气体的工人，慢性支气管炎患病率远较不接触者为高，故大气污染也是本病重要诱发病因。

④气候：寒冷常为慢性支气管炎发作的重要原因和诱因，慢性支气管炎发病及急性加重常见于冬天寒冷季节，尤其是在气候突然变化时。寒冷空气刺激呼吸道，除减弱上呼吸道黏膜的防御功能外，还能通过反射引起支气管平滑肌收缩、黏膜血液循环障碍和分泌物排出困难等，有利于继发感染。

⑤过敏因素：据调查，喘息性支气管炎往往有过敏史。在患者痰液中嗜酸粒细胞数量与组胺含量都有增高倾向，说明部分患者与过敏因素有关。尘埃、尘螨、细菌、真菌、寄生虫、花粉以及化学气体等，都可以成为过敏因素而致病。

2. 内因

①呼吸道局部防御及免疫功能减低：正常人呼吸道具有完善的防御功能，对吸入空气具有过滤、加温和湿润的作用；气管、支气管黏膜的黏液纤毛运动，以及咳嗽反射等，能净化或排除异物和过多的分

泌物；细支气管和肺泡中还分泌免疫球蛋白（IgA），有抗病毒和细菌作用，因此，在正常情况下，下呼吸道始终保持无菌状态。全身或呼吸道局部的防御及免疫功能减弱，可为慢性支气管炎发病提供内在的条件。老年人常因呼吸道的免疫功能减退，免疫球蛋白的减少，呼吸道防御功能退化，单核——吞噬细胞系统功能衰退等，致患病率较高。

②自主神经功能失调：当呼吸道副交感神经反应增高时，对正常人不起作用的微弱刺激，可引起支气管收缩痉挛，分泌物增多，而产生咳嗽、咳痰、气喘等症状。

综合上述因素，当机体抵抗力减弱时，气道在不同程度敏感性（易感性）的基础上，有一种或多种外因的存在，长期反复作用，可发展成为慢性支气管炎。如长期吸烟损害呼吸道黏膜，加上微生物的反复感染，可发生慢性支气管炎，甚至发展成慢性阻塞性肺气肿或慢性肺心病。

二、病理

支气管上皮细胞变性、坏死、脱落，后期出现鳞状上皮化生，纤毛变短、粘连、倒伏、脱失。黏膜和黏膜下充血水肿，杯状细胞和黏液腺肥大和增生、分泌旺盛，大量黏液潴留。浆细胞、淋巴细胞浸润及轻度纤维增生。病情继续发展，炎症由支气管壁向其周围组织扩散，黏膜下层平滑肌束可断裂萎缩，黏膜下和支气管周围纤维组织增生，肺泡弹性纤维断裂，进一步发展成阻塞性肺疾病。

三、临床表现

（一）症状

部分患者在起病前有急性支气管炎、流感或肺炎等急性呼吸道感染史。患者常在寒冷季节发病，出现咳嗽、咳痰，尤以晨起为著，痰呈白色黏液泡沫状，黏稠不易咳出。

在急性呼吸道感染时，症状迅速加剧。痰量增多，黏稠度增加或为黄色脓性，偶有痰中带血。慢性支气管炎反复发作后，支气管黏膜的迷走神经感受器反应性增高，副交感神经功能亢进，可出现过敏现象而发生喘息。

随着病情发展，终年咳嗽，咳痰不停，冬秋加剧，喘息型支气管炎患者在症状加剧或继发感染时，常有哮喘样发作，气急不能平卧。呼吸困难一般不明显，但并发肺气肿后，随着肺气肿程度增加，则呼吸困难逐渐增剧。

（二）体征

本病早期多无体征。有时在肺底部可听到湿和干啰音，喘息型支气管炎在咳嗽或深吸气后可听到哮喘音，发作时，有广泛哮鸣音。长期发作的病例可有肺气肿的体征。

X线征象单纯型慢性支气管炎，X线检查阳性，或仅见两肺下部纹理增粗，或呈索条状，这是支气管壁纤维组织增生变厚的征象。若合并支气管周围炎，可有斑点阴影重叠其上。支气管碘油造影，常可见到支气管变形，有的狭窄，有的呈柱状扩张，有的由于痰液潴留，呈截断状。由于周围瘢痕组织收缩，支气管可并拢呈束状。有时可见支气管壁有小憩室，为黏液腺开口扩张的表现。临床上为明确诊断，透视或摄平片即可满足要求。支气管碘油造影只用于特殊研究，不做常规检查。

（三）实验室检查

1. 白细胞分类计数

缓解期患者白细胞总数及区别计数多正常，急性发作期并发细菌感染时白细胞总数和中性粒细胞可升高，合并哮喘的患者血嗜酸性粒细胞可增多。

2. 痰液检查

急性发作期痰液外观多呈脓性，涂片检查可见大量中性粒细胞。合并哮喘者可见较多的嗜酸性粒细胞，痰培养可见肺炎链球菌、流感嗜血杆菌及卡他摩拉菌等生长。

3. X线检查

早期可无明显改变，反复急性发作者可见两肺纹理增粗、紊乱、呈网状或条索状及斑点状阴影以下肺野为明显。此系由于支气管管壁增厚，细支气管或肺泡间质炎症细胞浸润或纤维化所致。

4. 肺功能检查

一秒用力呼气量和一秒用力呼出量/用力肺活量比值。早期多无明显变化，当出现气流受阻时，第1秒用力呼气容积和 FEV_1 与肺活量或用力肺活量的比值则减少。当小气道阻塞时，最大呼气流速一容量曲线在 75% 和 50% 肺容量时的流量可明显降低，闭合容积可增大。

四、诊断

依据咳嗽、咳痰. 或伴有喘息，每年发病持续 3 个月，并连续 2 年或 2 年以上，并排除其他慢性气道疾病。

五、鉴别诊断

1. 肺结核

活动性肺结核常伴有低热、乏力、盗汗、咯血等症状，咳嗽和咳痰的程度与肺结核的活动性有关。X 线检查可发现肺部病灶，痰结核菌检查阳性，老年肺结核的毒性症状不明显，常因慢性支气管炎症状的掩盖，长期未被发现，应特别注意。

2. 支气管哮喘

起病年龄较轻，常有个人或家族过敏性病史；气管和支气管对各种刺激的反应性增高，表现为广泛的支气管痉挛和管腔狭窄，临床上有阵发性呼吸困难和咳嗽，发作短暂或持续。胸部叩诊有过清音，听诊有呼气延长伴高音调的哮鸣音。晚期常并发慢性支气管炎。嗜酸粒细胞在支气管哮喘患者的痰中较多，而喘息型支气管炎患者的痰中较少。

3. 支气管扩张

多发生于儿童或青年期，常继发于麻疹、肺炎或百日咳后. 有反复大量脓痰和咯血症状。两肺下部可听到湿啰音。胸部 X 线检查两肺下部支气管阴影增深，病变严重者可见卷发状阴影。支气管碘油造影示柱状或囊状支气管扩张。

4. 心脏病

由于肺瘀血而引起的咳嗽，常为干咳，痰量不多。详细询问病史可发现有心悸、气急、下肢浮肿等心脏病征象。体征、X 线和心电图检查均有助于鉴别。

5. 肺癌

多发生在 40 岁以上男性，长期吸烟者，常有痰中带血，刺激性咳嗽。胸部 X 线检查肺部有块影或阻塞性肺炎。痰脱落细胞或纤维支气管镜检查可明确诊断。

六、治疗

1. 预防为主

吸烟是引起慢性支气管炎的重要原因，烟雾对周围人群也会带来危害，应大力宣传吸烟的危害性，要教育青少年杜绝吸烟。同时，针对慢性支气管炎的发病因素，加强个人卫生，包括体育、呼吸和耐寒锻炼，以增强体质，预防感冒。改善环境卫生，处理"三废"，消除大气污染，以降低发病率。

2. 缓解期的治疗

应以增强体质，提高抗病能力和预防复发为主。

3. 急性发作期及慢性迁延期的治疗

应以控制感染和祛痰、镇咳为主；伴发喘息时，加用解痉平喘药物。

①抗菌治疗的一般病例可按常见致病菌为用药依据。严重感染时，可选用氨苄西林、环丙沙星、氧氟沙星、阿米卡星（丁胺卡那霉素）、奈替米星（乙基西梭霉素）或头孢菌素类联合静脉滴注给药，具体用法可参阅"抗菌药物治疗"。

②祛痰镇咳药可给沐舒坦（盐酸溴环己胺醇）。

③解痉平喘药喘息型支气管炎常选择解痉平喘药物。

七、预后

部分患者可控制，不影响工作、学习；部分患者可发展成阻塞性肺疾病，甚至肺心病，预后不良。应监测慢性支气管炎的肺功能变化，以便及时选择有效的治疗方案，控制病情的发展。

第二节　慢性阻塞性肺疾病

慢性阻塞性肺疾病（chronic obstructive pulmonary disease，以下简称 COPD）是常见的呼吸系统疾病，严重危害患者的身心健康。对 COPD 患者进行规范化诊疗，可阻抑病情发展，延缓急性加重，改善生活质量，降低致残率和病死率，减轻疾病负担。COPD 是一种具有气流受限特征的可以预防和治疗的疾病。其气流受限不完全可逆、呈进行性发展，与肺脏对吸入烟草烟雾等有害气体或颗粒的异常炎症反应有关。COPD 主要累及肺脏，但也可引起全身（或称肺外）的不良效应。肺功能检查对明确是否存在气流受限有重要意义。在吸入支气管舒张剂后，如果一秒钟用力呼气容积占用力肺活量的百分比（$FEV_1/FVC\%$）<70%，则表明存在不完全可逆的气流受限。

COPD 是呼吸系统疾病中的常见病和多发病，患病率和病死率均居高不下。1992 年在我国北部和中部地区，对 102 230 名农村成人进行了调查，COPD 的患病率为 3%。近年来对我国 7 个地区 20 245 名成年人进行调查，COPD 的患病率占 40 岁以上人群的 8.2%。

因肺功能进行性减退，严重影响患者的劳动力和生活质量。COPD 造成巨大的社会和经济负担，根据世界银行 / 世界卫生组织发表的研究，至 2020 年 COPD 将成为世界疾病经济负担的第五位。

一、病因与发病机制

COPD 发病是遗传与环境致病因素共同作用的结果。烟草烟雾等慢性刺激物作用于肺部，使肺部出现异常炎症反应。COPD 可累及气道、肺实质和肺血管，表现为出现以中性粒细胞、巨噬细胞、淋巴细胞浸润为主的慢性炎症反应。这些细胞释放炎症介质与气道和肺实质的结构细胞相互作用，进而促使 T 淋巴细胞（尤其是 CD-8）和中性粒细胞及嗜酸性粒细胞在肺组织聚集，释放白三烯 B_4（LTB_4）、白介素 8（IL-8）、肿瘤坏死因子 α（TNF-α）等多种介质，引起肺结构的破坏。氧化、抗氧化失衡和蛋白酶、抗蛋白酶失衡以及自主神经系统功能紊乱，胆碱能神经张力增高等进一步加重 COPD 肺部炎症和气流受限。遗传易患性在发病中起一定作用。

（一）遗传因素

某些遗传因素可增加 COPD 发病的危险性，已知的遗传因素为 $α_1$- 抗胰蛋白酶缺乏。欧美研究显示，重度 $α_1$- 抗胰蛋白酶缺乏与肺气肿形成有关。我国人群中 $α_1$- 抗胰蛋白酶缺乏在肺气肿发病中的作用尚待明确。基因多态性在 COPD 的发病中有一定作用。

（二）环境因素

1. 吸烟

吸烟是发生 COPD 最常见的危险因素。吸烟者呼吸道症状、肺功能受损程度以及患病后病死率均明显高于非吸烟者。被动吸烟亦可引起 COPD 的发生。

2. 职业性粉尘和化学物质

当吸入职业性粉尘，有机、无机粉尘，化学剂和其他有害烟雾的浓度过大或接触时间过长，可引起 COPD 的发生。

3. 室内、室外空气污染

在通风欠佳的居所中采用生物燃料烹饪和取暖所致的室内空气污染是 COPD 发生的危险因素之一。室外空气污染与 COPD 发病的关系尚待明确。

4. 感染

儿童期严重的呼吸道感染与成年后肺功能的下降及呼吸道症状有关。既往肺结核病史与 40 岁以上成人气流受限相关。

5. 社会经济状况

COPD 发病与社会经济状况相关。这可能与低社会经济阶层存在室内、室外空气污染暴露，居住环境拥挤，营养不良等状况有关。

二、病理改变

COPD 累及中央气道、外周气道、肺实质和肺血管。中央气道（气管、支气管以及内径大于 2 ~ 4 mm 的细支气管）表层上皮炎症细胞浸润，黏液分泌腺增大和杯状细胞增多使黏液分泌增加。在外周气道（内径小于 2 mm 的小支气管和细支气管）内，慢性炎症导致气道壁损伤和修复过程反复发生。修复过程中发生气道壁结构重构，胶原含量增加及瘢痕组织形成，这些改变造成气道狭窄，引起固定性气道阻塞。

COPD 肺实质受累表现为小叶中央型肺气肿，累及呼吸性细支气管，出现管腔扩张和破坏。病情较轻时病变部位常发生于肺的上部区域，当病情进展后，可累及全肺，伴有肺毛细血管床的破坏。

COPD 肺血管的改变以血管壁的增厚为特征，早期即可出现。表现为内膜增厚，平滑肌增生和血管壁炎症细胞浸润。晚期继发肺心病时，可出现多发性肺细小动脉原位血栓形成。COPD 急性加重期易合并深静脉血栓形成及肺血栓栓塞症。

三、病理生理

见图 7-1 和图 7-2。

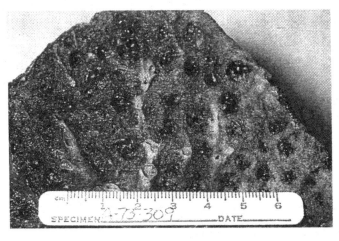

图 7-1 肺气肿病理标本

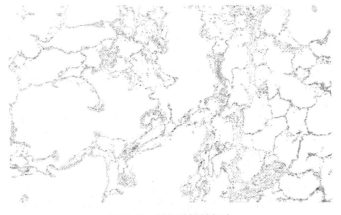

图 7-2 肺气肿镜检标本

COPD 的病理生理学改变包括气道和肺实质慢性炎症所致黏液分泌增多、纤毛功能失调、气流受限、过度充气、气体交换异常、肺动脉高压和肺心病及全身不良反应。黏液分泌增多和纤毛功能失调导致慢性咳嗽及咳痰。小气道炎症、纤维化和管腔分泌物增加引起 FEV_1、FEV_1/FVC 降低。小气道阻塞后出现气体陷闭，可导致肺泡过度充气。过度充气使功能残气量增加和吸气容积下降，引起呼吸困难和运动能力受限。目前认为，过度充气在疾病早期即可出现，是引起活动后气短的主要原因。随着疾病进展，气道阻塞、肺实质和肺血管床的破坏加重，使肺通气和气体交换能力进一步下降，导致低氧血症及高碳酸血症。长期慢性缺氧可引起肺血管广泛收缩和肺动脉高压。肺血管内膜增生，发生纤维化和闭塞造成肺循环重构。COPD 后期出现肺动脉高压，进而发生慢性肺源性心脏病及右心功能不全。

COPD 的炎症反应不仅局限于肺部，亦产生全身不良效应。患者发生骨质疏松、抑郁、慢性贫血及心血管疾病的风险增加。COPD 全身不良效应具有重要的临床意义，会影响患者的生活质量和预后。

四、临床表现

（一）症状

1. 慢性咳嗽

常为首发症状。初为间断性咳嗽，早晨较重，以后早晚或整日均可有咳嗽，夜间咳嗽常不显著。少数患者无咳嗽症状，但肺功能显示明显气流受限。

2. 咳痰

咳少量黏液性痰，清晨较多。合并感染时痰量增多，可有脓性痰。少数患者咳嗽不伴咳痰。

3. 气短或呼吸困难

是 COPD 的典型表现。早期仅于活动后出现，后逐渐加重，严重时日常活动甚至休息时也感气短。

4. 喘息

部分患者，特别是重度患者可出现喘息症状。

5. 全身性症状

体重下降、食欲减退、外周肌肉萎缩和功能障碍、精神抑郁和（或）焦虑等。

（二）体征

COPD 早期体征不明显。随着疾病进展可出现以下体征：

1. 一般情况

黏膜及皮肤发绀，严重时呈前倾坐位，球结膜水肿，颈静脉充盈或怒张。

2. 呼吸系统

呼吸浅快，辅助呼吸肌参与呼吸运动，严重时可呈胸腹矛盾呼吸；桶状胸．胸廓前后径增大，肋间隙增宽，剑突下胸骨下角增宽；双侧语颤减弱；肺叩诊可呈过清音，肺肝界下移；两肺呼吸音减低，呼气相延长，有时可闻干性啰音和（或）湿性啰音。

3. 心脏

可见剑突下心尖冲动；心脏浊音界缩小；心音遥远．剑突部心音较清晰响亮，出现肺动脉高压和肺心病时 P2>A2，三尖瓣区可闻收缩期杂音。

4. 腹部

肝界下移，右心功能不全时肝颈反流征阳性，出现腹水移动性浊音阳性。

5. 其他

长期低氧病例可见杵状指 / 趾，高碳酸血症或右心衰竭病例可出现双下肢可凹性水肿。

五、实验室检查

（一）肺功能检查

肺功能检查，尤其是通气功能检查对 COPD 诊断及病情严重程度分级评估具有重要意义。

1. 第一秒用力呼气容积占用力肺活量百分比（$FEV_1/FVC\%$）是评价气流受限的一项敏感指标。第一秒用力呼气容积占预计值百分比（$FEV_1\%$ 预计值）常用于 COPD 病情严重程度的分级评估，其变异性小，易于操作。吸入支气管舒张剂后 $FEV_1/FVC<70\%$，提示为不能完全可逆的气流受限。

2. 肺总量（TLC）、功能残气量（FRC）、残气量（RV）增高和肺活量（VC）减低，提示肺过度充气。由于 TLC 增加不及 RV 增加程度明显，故 RV/TLC 增高。

3. 一氧化碳弥散量（DLCO）及 DLCO 与肺泡通气量（V_A）比值（DLCO/V_A）下降，表明肺弥散功能受损，提示肺泡间隔的破坏及肺毛细血管床的丧失。

4. 支气管舒张试验：以吸入短效支气管舒张剂后 FEV_1 改善率 ≥ 12% 且 FEV_1 绝对值增加超过 200 mL，作为支气管舒张试验阳性的判断标准。其临床意义在于：①有助于 COPD 与支气管哮喘的鉴别，或提示二者可能同时存在。②不能可靠预测患者对支气管舒张剂或糖皮质激素治疗的反应及疾病的进展。③受药物治疗等因素影响，敏感性和可重复性较差。

（二）胸部 X 线检查

发病早期胸片可无异常，以后出现肺纹理增多、紊乱等非特异性改变；发生肺气肿时可见相关表现：肺容积增大，胸廓前后径增长，肋骨走向变平，肺野透亮度增高，横膈位置低平，心脏悬垂狭长，外周肺野纹理纤细稀少等；并发肺动脉高压和肺源性心脏病时，除右心增大的 X 线征象外，还可有肺动脉圆锥膨隆，肺门血管影扩大，右下肺动脉增宽和出现残根征等。胸部 X 线检查对确定是否存在肺部并发症及与其他疾病（如气胸、肺大疱、肺炎、肺结核、肺间质纤维化等）鉴别有重要意义（图 7-3，图 7-4）。

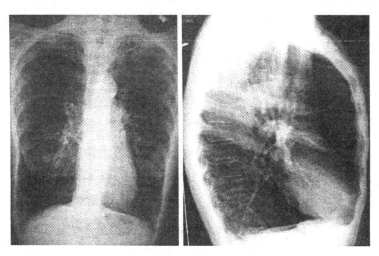

图 7-3 肺气肿胸片

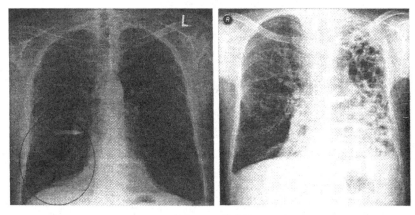

图 7-4 肺大疱

（三）胸部 CT 检查

高分辨 CT（HRCT）对辨别小叶中心型或全小叶型肺气肿及确定肺大疱的大小和数量，有很高的敏感性和特异性，有助于 COPD 的表型分析，对判断肺大疱切除或外科减容手术的指征有重要价值，对 COPD 与其他疾病的鉴别诊断有较大帮助（图 7-5）。

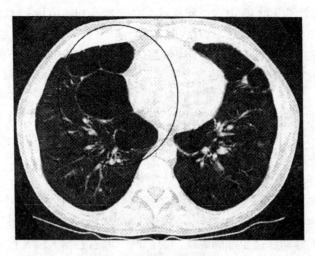

图7-5　肺气肿，肺大泡CT

（四）血气检查

对确定发生低氧血症、高碳酸血症、酸碱平衡失调以及判断呼吸衰竭的类型有重要价值。

（五）其他

血红蛋白、红细胞计数和红细胞比容可增高。合并细菌感染时白细胞可升高，中性粒细胞百分比增加。

痰涂片及痰培养可帮助诊断细菌、真菌、病毒及其他非典型病原微生物感染；血液病原微生物核酸及抗体检查、血培养可有阳性发现；病原培养阳性行药物敏感试验有助于合理选择抗感染药物。

可行其他有助于病理生理判断和并发症诊断的相关检查。

六、诊断与严重程度分级

主要根据吸烟等高危因素史、临床症状、体征及肺功能检查等综合分析确定。不完全可逆的气流受限是COPD诊断的必备条件。吸入支气管舒张药后 $FEV_1/FVC<70\%$ 及 $FEV_1<80\%$ 预计值可确定为不完全可逆性气流受限。

有少数患者并无咳嗽、咳痰症状，仅在肺功能检查时 $FEV_1/FVC<70\%$ ，而 $FEV_1 \geq 80\%$ 预计值，在除外其他疾病后，亦可诊断为COPD。

（一）COPD 严重程度分级

根据 FEV_1/FVC 、 $FEV_1\%$ 预计值和临床表现，可对COPD的严重程度做出临床严重度分级（表7-1）。

表7-1　COPD 的临床严重程度分级

分级	临床特征
Ⅰ级（轻度）	● $FEV_1/FVC<70\%$ ● $FEV_1 \geq 80\%$ 预计值 ● 伴或不伴有慢性症状（咳嗽，咳痰）
Ⅱ级（中度）	● $FEV_1/FVC<70\%$ ● $50\% \leq FEV_1<80\%$ 预计值 ● 常伴有慢性症状（咳嗽，咳痰，活动后呼吸困难）
Ⅲ级（重度）	● $FEV_1/FVC<70\%$ ● $30\% \leq FEV_1<50\%$ 预计值 多伴有慢性症状（咳嗽，咳痰，呼吸困难），反复出现急性加重
Ⅳ级（极重度）	● $FEV_1/FVC<70\%$ ● $FEV_1<30\%$ 预计值或 $FEV_1<50\%$ 预计值 伴慢性呼吸衰竭，可合并肺心病及右心功能不全或衰竭

（二）COPD 病程分期

①稳定期

患者咳嗽、咳痰、气短等症状稳定或症状较轻。

②急性加重期

在疾病过程中，病情出现超越日常状况的持续恶化，并需改变 COPD 的日常基础用药。通常指患者短期内咳嗽、咳痰、气短和（或）喘息加重，痰量增多，呈脓性或黏脓性，可伴发热等炎症明显加重的表现。

七、鉴别诊断

（一）支气管哮喘

多在儿童或青少年期起病，以发作性喘息为特征，发作时两肺布满哮鸣音，常有家庭或个人过敏史，症状经治疗后可缓解或自行缓解。哮喘的气流受限多为可逆性，其支气管舒张试验阳性。某些患者可能存在慢性支气管炎合并支气管哮喘，在这种情况下，表现为气流受限不完全可逆，从而使两种疾病难以区分。

（二）支气管扩张

有反复发作咳嗽、咳痰特点，常反复咯血。合并感染时咯大量脓性痰。查体常有肺部固定性湿性啰音。部分胸部 X 片显示肺纹理粗乱或呈卷发状，高分辨 CT 可见支气管扩张改变。

（三）肺结核

可有午后低热、乏力、盗汗等结核中毒症状，痰检可发现抗酸杆菌，胸部 X 线片检查可发现病灶。

（四）弥漫性泛细支气管炎

大多数为男性非吸烟者，几乎所有患者均有慢性鼻窦炎；X 胸片和高分辨率 CT 显示弥漫性小叶中央结节影和过度充气征，红霉素治疗有效。

（五）支气管肺癌

刺激性咳嗽、咳痰，可有痰中带血，或原有慢性咳嗽，咳嗽性质发生改变，胸部 X 线片及 CT 可发现占位病变、阻塞性肺不张或阻塞性肺炎。痰细胞学检查、纤维支气管镜检查以至肺活检，可有助于明确诊断。

（六）其他原因所致呼吸气腔扩大

肺气肿是一病理诊断名词。呼吸气腔均匀规则扩大而不伴有肺泡壁的破坏时，虽不符合肺气肿的严格定义，但临床上也常习惯称为肺气肿，如代偿性肺气肿、老年性肺气肿、Down 综合征中的先天性肺气肿等。临床表现可以出现劳力性呼吸困难和肺气肿体征，但肺功能测定没有气流受限的改变，即 $FEV_1/FVC \geq 70\%$，与 COPD 不同。

八、并发症

（一）慢性呼吸衰竭

常在 COPD 急性加重时发生，其症状明显加重，发生低氧血症和（或）高碳酸血症，可具有缺氧和二氧化碳潴留的临床表现。

（二）自发性气胸

如有突然加重的呼吸困难，并伴有明显的发绀，患侧肺部叩诊为鼓音，听诊呼吸音减弱或消失，应考虑并发自发性气胸，通过 X 线检查可以确诊。

（三）慢性肺源性心脏病

由于 COPD 肺病变引起肺血管床减少及缺氧致肺动脉痉挛、血管重塑. 导致肺动脉高压、右心室肥厚扩大，最终发生右心功能不全。

九、治疗

（一）稳定期治疗

1. 教育与管理

教育与督导吸烟的 COPD 患者戒烟，并避免暴露于二手烟。戒烟已被明确证明可有效延缓肺功能的进行性下降。

嘱患者尽量避免或防止粉尘、烟雾及有害气体吸入；帮助患者掌握 COPD 的基础知识，学会自我控制疾病的要点和方法；使患者知晓何时应往医院就诊。

2. 药物治疗

（1）支气管舒张剂

支气管舒张剂是控制 COPD 症状的重要治疗药物，主要包括 β_2 受体激动剂和抗胆碱能药。首选吸入治疗。短效制剂适用于各级 COPD 患者，按需使用，以缓解症状；长效制剂适用于中度以上患者，可预防和减轻症状，增加运动耐力。甲基黄嘌呤类药物亦有支气管舒张作用。不同作用机制与作用时间的药物合理联合应用可增强支气管舒张作用、减少不良反应。

① β_2 受体激动剂：短效 β_2 受体激动剂（SABA）主要有沙丁胺醇（Salbutamol）、特布他林（Terbutaline）等定量雾化吸入剂，数分钟内起效，疗效持续 4～5 小时，每次 100～200 μg（1～2 喷），24 小时内不超过 8～12 喷；长效 β_2 受体激动剂（LABA）主要有沙美特罗（Salmeterol），福莫特罗（Arformoterol）等，作用持续 12 小时以上，每日吸入 2 次。

②抗胆碱药：短效抗胆碱药（SAMA）主要有异丙托溴铵（Ipratropium bromide）定量雾化吸入剂，起效较沙丁胺醇慢，疗效持续 6～8 小时，每次 40～80 μg，每日 3～4 次；长效抗胆碱药（LAMA）主要有噻托溴铵（Tiotropium bromide），作用时间长达 24 小时以上，每次吸入剂量 18 μg，每日 1 次。

③甲基黄嘌呤类药物：包括短效和长效剂型。短效剂型如氨茶碱（Aminophylline），常用剂量为每次 100～200 mg，每日 3 次；长效剂型如缓释茶碱（Theophylline SR），常用剂量为每次 200～300 mg，每 12 小时 1 次。高剂量茶碱因其潜在的毒副作用，不建议常规应用。吸烟、饮酒、服用抗惊厥药、利福平等可引起肝脏酶受损并缩短茶碱半衰期，降低疗效；高龄、持续发热、心力衰竭和肝功能明显障碍者，同时应用西咪替丁、大环内酯类药物、氟喹诺酮类药物和口服避孕药等均可能使茶碱血药浓度增加。由于此类药物的治疗浓度和中毒浓度相近，建议有条件的医院监测茶碱的血药浓度。

（2）糖皮质激素

长期规律吸入糖皮质激素适于重度和极重度且反复急性加重的患者，可减少急性加重次数、增加运动耐量、改善生活质量，但不能阻止 FEV_1 的下降趋势。联合吸入糖皮质激素和长效 β_2 受体激动剂，疗效优于单一制剂。不推荐长期口服、肌注或静脉应用糖皮质激素治疗。

（3）其他药物

①祛痰药：常用药物有盐酸氨溴索、乙酰半胱氨酸、羧甲司坦、标准桃金娘油等。

②抗氧化剂：有限证据提示，抗氧化剂如羧甲司坦、N-乙酰半胱氨酸等可降低疾病急性加重次数。

③疫苗：主要指流感疫苗和肺炎疫苗。接种流感疫苗可预防流感，避免流感引发的急性加重，适用于各级临床严重程度的 COPD 患者；建议年龄超过 65 岁及虽低于此年龄但 FEV_1<40% 预计值的患者可接种肺炎链球菌多糖疫苗等以预防呼吸道细菌感染。

④中医治疗：某些中药具有调理机体状况的作用，可予辨证施治。

3. 非药物治疗

（1）氧疗

长期氧疗对 COPD 合并慢性呼吸衰竭患者的血流动力学、呼吸生理、运动耐力和精神状态产生有益影响，可改善患者生活质量，提高生存率。提倡在医生指导下施行长期家庭氧疗（LTOT）。

①氧疗指征（具有以下任何一项）：①静息时，$PaO_2 \leq 55$ mmHg 或 SaO_2<88%，有或无高碳酸血症。②56 mmHg $\leq PaO_2$<60 mmHg，SaO_2<89% 伴下述之一：继发红细胞增多（红细胞比容 >55%）；肺动脉

高压（平均肺动脉压 ≥ 25 mmHg）；右心功能不全导致水肿。

②氧疗方法：一般采用鼻导管吸氧，氧流量为 1.0 ~ 2.0 L/ 分，吸氧时间 >15 小时 / 天，使患者在静息状态下，达到 $PaO_2 ≥ 60$ mmHg 和（或）使 SaO_2 升至 90% 以上。

（2）康复治疗

康复治疗适用于中度以上 COPD 患者。其中呼吸生理治疗包括正确咳嗽、排痰方法和缩唇呼吸等；肌肉训练包括全身性运动及呼吸肌锻炼，如步行、踏车、腹式呼吸锻炼等；科学的营养支持与加强健康教育亦为康复治疗的重要方面。

（3）外科手术治疗

如肺大疱切除术、肺减容术和肺移植术，可参见相关指南。

应当根据 COPD 的临床严重程度采取相应的分级治疗（表 7-2）。

表 7-2 稳定期 COPD 的分级治疗方案

Ⅰ级（轻度）	Ⅱ级（中度）	Ⅲ级（重度）	Ⅳ级（极重度）
避免危险因素，接种流感疫苗；按需使用短效支气管舒张剂			
	规律应用一种或多种长效支气管舒张剂；辅以康复治疗		
		反复急性加重，可吸入糖皮质激素	
			出现呼吸衰竭，应长期氧疗可考虑外科手术治疗

注：短效支气管舒张剂指短效 $β_2$ 受体激动剂、短效抗胆碱药及氨茶碱；长效支气管舒张剂指长效 $β_2$ 受体激动剂、长效抗胆碱药和缓释茶碱；建议首选吸入型支气管舒张剂治疗。

（二）急性加重期治疗

1. 确定 COPD 急性加重的原因

引起 COPD 急性加重的最常见原因是呼吸道感染，以病毒和细菌感染最为多见。部分患者急性加重的原因难以确定，环境理化因素改变亦可能参与其中。对引发 COPD 急性加重的因素应尽可能加以避免、去除或控制。

2. COPD 急性加重严重程度的评估

与患者急性加重前病史、症状、体征、肺功能测定、动脉血气分析和其他实验室检查指标进行比较，可据以判断本次急性加重的严重程度。

（1）肺功能测定

$FEV_1<1$ L 提示严重发作。但加重期患者常难以配合肺功能检查。

（2）动脉血气分析

$PaO_2<50$ mmHg，$PaCO_2>70$ mmHg，pH<7.30 提示病情危重，需进行严密监护并给予呼吸支持治疗。若有条件，应转入内科或呼吸重症监护治疗病房（MICU 或 RICU）。

（3）胸部影像学、心电图（ECG）检查

胸部影像学检查有助于鉴别 COPD 加重与其他具有类似症状的疾病。若出现低血压或高流量吸氧后 PaO_2 不能升至 60 mmHg 以上的情况，要警惕肺血栓栓塞症的可能，宜安排 CT 肺动脉造影（CTPA）等相关检查。ECG 有助于心律失常、心肌缺血及右心增大和（或）肥厚的诊断。

（4）其他实验室检查

血象（血白细胞、红细胞计数、红细胞比容、血小板计数等）、血液生化指标等检查以及病原学检测等均有助于判断 COPD 急性加重的病情，指导诊疗。

3. COPD 急性加重的院外治疗

对于病情相对较轻的急性加重患者可在院外治疗，但需注意严密观察病情变化，及时决定是否需要送医院治疗。

（1）支气管舒张剂

COPD 急性加重患者的门诊治疗包括适当增加以往所用支气管舒张剂的剂量及次数。若未曾使用抗胆碱能药物，可以加用。对更严重的病例，可以给予数天较大剂量的雾化治疗，如沙丁胺醇、异丙托溴铵、或沙丁胺醇联合异丙托溴铵雾化吸入。支气管舒张剂亦可与糖皮质激素联合雾化吸入治疗。

（2）糖皮质激素

全身使用糖皮质激素对急性加重期患者病情缓解和肺功能改善有益。如患者的基础 $FEV_1 <50\%$ 预计值，除应用支气管舒张剂外，可考虑口服糖皮质激素，如泼尼松龙每日 30 ~ 40 mg，连用 7 ~ 10 天。

（3）抗菌药物

COPD 症状加重、痰量增加特别是呈脓性时应给予抗菌药物治疗。应根据病情严重程度，结合当地常见致病菌类型、耐药趋势和药敏情况尽早选择敏感抗菌药物（表 7-3）。

4. COPD 急性加重的住院治疗

（1）住院治疗的指征

①症状明显加重，如短期出现的静息状况下呼吸困难等。

②出现新的体征或原有体征加重，如发绀、外周水肿等。

③新近发生的心律失常。

④有严重的伴随疾病。

⑤初始治疗方案失败。

⑥高龄。

⑦诊断不明确。

⑧院外治疗效果欠佳。

（2）收住 ICU 的指征

①严重呼吸困难且对初始治疗反应不佳。

②出现精神障碍，如嗜睡，昏迷。

③经氧疗和无创正压通气（NIPPV）治疗后，仍存在严重低氧血症（$PaO_2 <50$ mmHg）和（或）严重高碳酸血症（$PaCO_2 >70$ mmHg）和（或）严重呼吸性酸中毒（PH<7.30）无缓解，或者恶化。

（3）COPD 急性加重住院的治疗处理

①根据症状、血气分析、X 线胸片评估病情的严重程度。

②控制性氧疗。

氧疗是 COPD 住院患者的基础治疗。无严重并发症的患者氧疗后易达到满意的氧合水平（$PaO_2 >60$ mmHg 或脉搏血氧饱和度 $SpO_2 >90\%$）。应予控制性低浓度氧疗. 避免 PaO_2 骤然大幅升高引起呼吸抑制导致 CO_2 潴留及呼吸性酸中毒。施行氧疗 30 分钟后，须复查动脉血气以了解氧疗效果。

③抗菌药物。抗菌药物治疗在 COPD 患者住院治疗中居重要地位。当患者呼吸困难加重，咳嗽伴有痰量增多及脓性痰时，应根据病情严重程度，结合当地常见致病菌类型、耐药趋势和药敏情况尽早选择敏感药物。

通常 COPD 轻度或中度患者急性加重时，主要致病菌常为肺炎链球菌、流感嗜血杆菌及卡他莫拉菌等。COPD 重度或极重度患者急性加重时，除上述常见致病菌外，常有肠杆菌科细菌、铜绿假单胞菌及耐甲氧西林金黄色葡萄球菌等感染。发生铜绿假单胞菌感染的危险因素有：近期住院、频繁应用抗菌药物、以往有铜绿假单胞菌分离或定植等。根据可能的细菌感染谱采用适当的抗菌药物治疗（表 7-3）。长期应用广谱抗菌药和糖皮质激素易继发深部真菌感染，应密切观察真菌感染的临床征象并采取相应措施。

表 7-3　COPD 急性加重期抗菌药物应用参考表

病情	可能的病原菌	宜选用的抗生素
轻度及中度 COPD 急性加重	流感嗜血杆菌、肺炎链球菌、卡他莫拉菌	青霉素、β 内酰胺/酶抑制剂（阿莫西林/克拉维酸等）、大环内酯类（阿奇霉素、克拉霉素、罗红霉素等）、第 1 代或第 2 代头孢菌素（头孢呋辛、头孢克洛等）、多西环素、左氧氟沙星等，一般可口服

续表

病情	可能的病原菌	宜选用的抗生素
重度及极重度 COPD 急性加重 无铜绿假单胞菌感染危险因素	流感嗜血杆菌、肺炎链球菌、卡他莫拉菌、肺炎克雷白菌、大肠杆菌、肠杆菌属等	β 内酰胺 / 酶抑制剂、第二代头孢菌素（头孢呋辛等）、氟喹诺酮类（左氧氟沙星、莫西沙星、加替沙星等）、第三代头孢菌素（头孢曲松、头孢噻肟等）
重度及极重度 COPD 急性加重 有铜绿假单胞菌感染危险因素	以上细菌及铜绿假单胞菌	第三代头孢菌素（头孢他啶）、头孢哌酮 / 舒巴坦、哌拉西林 / 他唑巴坦、亚胺培南、美洛培南等 也可联合应用氨基糖苷类、喹诺酮类（环丙沙星等）

④支气管舒张剂。短效 β_2 受体激动剂较适用于 COPD 急性加重的治疗。若效果不显著，建议加用抗胆碱能药物（异丙托溴铵，噻托溴铵等）。对于较为严重的 COPD 急性加重，可考虑静脉滴注茶碱类药物，但须警惕心血管与神经系统副作用。β_2 受体激动剂、抗胆碱能药物及茶碱类药物可合理联合应用以取得协同作用。

⑤糖皮质激素。COPD 急性加重住院患者在应用支气管舒张剂基础上，可口服或静脉滴注糖皮质激素。使用糖皮质激素要权衡疗效及安全性。建议口服泼尼松龙每日 30 ~ 40 mg，连续 7 ~ 10 天后减量停药。也可以先静脉给予甲泼尼松龙，40 mg 每日一次，3 ~ 5 天后改为口服。延长糖皮质激素用药疗程并不能增加疗效，反而会使副作用风险增加。

⑥利尿剂。COPD 急性加重合并右心衰竭时可选用利尿剂，利尿剂不可过量过急使用，以避免血液浓缩、痰黏稠而不易咳出及电解质紊乱。

⑦强心剂。COPD 急性加重合并有左心室功能不全时可适当应用强心剂；对于感染已经控制，呼吸功能已改善，经利尿剂治疗后右心功能仍未改善者也可适当应用强心剂。应用强心剂需慎重，因为 COPD 患者长期处于缺氧状态，对洋地黄的耐受性低，洋地黄治疗量与中毒量接近，易发生毒性反应，引起心律失常。

⑧血管扩张剂。COPD 急性加重合并肺动脉高压和右心功能不全时，在改善呼吸功能的前提下可以应用血管扩张剂。

⑨抗凝药物。COPD 患者有高凝倾向。对卧床、红细胞增多症或脱水难以纠正的患者，如无禁忌证均可考虑使用肝素或低分子肝素。COPD 急性加重合并深静脉血栓形成和肺血栓栓塞症时应予相应抗凝治疗，发生大面积或高危肺血栓栓塞症可予溶栓治疗。

⑩呼吸兴奋剂。危重患者，如出现 $PaCO_2$ 明显升高、意识模糊、咳嗽反射显著减弱，若无条件使用或不同意使用机械通气，在努力保持气道通畅的前提下可试用呼吸兴奋剂治疗，以维持呼吸及苏醒状态。目前国内常用的药物为尼可刹米（可拉明.）、山梗菜碱（洛贝林）和多沙普仑等。由于中枢性呼吸兴奋剂作用有限，且易产生耐受性，同时有惊厥、升高血压、增加全身氧耗量等副作用，对于已有呼吸肌疲劳的患者应慎用。

⑪机械通气。重症患者可根据病情需要，选择无创或有创机械通气。同时应监测动脉血气状况。

无创机械通气：应用无创正压通气（NIPPV）可降低 $PaCO_2$，缓解呼吸肌疲劳，减轻呼吸困难，从而减少气管插管和有创呼吸机的使用，缩短住院天数。使用 NIPPV 要注意掌握合理的操作方法，提高患者依从性，以达到满意的疗效。

NIPPV 的应用指征：

适应证（至少符合下述中的两项）为中至重度呼吸困难；伴辅助呼吸肌参与呼吸并出现胸腹矛盾运动；中至重度酸中毒（pH7.30 ~ 7.35）和高碳酸血症（$PaCO_2$ 45 ~ 60 mmHg）；呼吸频率 >25 次 / 分。

禁忌证（符合下述条件之一）为呼吸抑制或停止；心血管系统功能不稳定（顽固性低血压、严重心律失常、心肌梗死）；嗜睡、意识障碍或不合作者；易误吸者（吞咽反射异常，严重上消化道出血）；痰液黏稠或有大量气道分泌物；近期曾行面部或胃食管手术；头面部外伤；固有的鼻咽部异常；极度肥胖；

严重的胃肠胀气。

有创机械通气：在积极药物和 NIPPV 治疗条件下，患者呼吸衰竭仍进行性恶化，出现危及生命的酸碱失衡和 / 或神志改变时宜采用有创机械通气治疗。

有创机械通气的具体应用指征：严重呼吸困难，辅助呼吸肌参与呼吸并出现胸腹矛盾运动；呼吸频率 >35 次 / 分；危及生命的低氧血症（PaO_2<40 mmHg 或 PaO_2/FiO_2<200 mmHg）；严重的呼吸性酸中毒（pH<7.25）及高碳酸血症；呼吸抑制或停止；嗜睡，意识障碍；严重心血管系统并发症（低血压、休克、心力衰竭）；其他并发症（代谢紊乱、脓毒血症、肺炎、肺血栓栓塞症、气压伤、大量胸腔积液）；NIPPV 治疗失败或存在使用 NIPPV 的禁忌证。

对于合并严重呼吸衰竭接受有创机械通气治疗的 COPD 急性加重病例，通常宜采用有创 – 无创序贯通气疗法。对于因肺部感染诱发急性加重和呼吸衰竭病例，可以采用肺部感染控制窗作为由有创向无创机械通气转化的时间切换点实施有创 – 无创序贯通气治疗。

⑫其他住院治疗措施。注意维持液体和电解质平衡，在出入量和血电解质监测下补充液体和电解质；注意补充营养，对不能进食者需经胃肠补充要素饮食或予静脉营养；注意痰液引流，积极给予排痰治疗（如刺激咳嗽，叩击胸部，体位引流等方法）；注意识别并处理伴随疾病（冠心病，糖尿病，高血压等）及并发症（休克，弥漫性血管内凝血，上消化道出血，胃功能不全等）。

十、预防

COPD 的预防主要是避免发病的高危因素、急性加重的诱发因素以及增强机体免疫力。戒烟是预防 COPD 的重要措施，也是最简单易行的措施，在疾病的任何阶段戒烟都有益于防止 COPD 的发生和发展。控制职业和环境污染，减少有害气体或有害颗粒的吸入，可减轻气道和肺的异常炎症反应。积极防治婴幼儿和儿童期的呼吸系统感染，可能有助于减少以后 COPD 的发生。流感疫苗、肺炎链球菌疫苗、细菌溶解物、卡介菌多糖核酸等对防止 COPD 患者反复感染可能有益。加强体育锻炼，增强体质，提高机体免疫力，可帮助改善机体一般状况。此外，对于有 COPD 高危因素的人群，应定期进行肺功能监测，以尽可能早期发现 COPD 并及时予以干预。COPD 的早期发现和早期干预重于治疗。

微信扫码
◆临床科研
◆医学前沿
◆临床资讯
◆临床笔记

第八章 肺血栓栓塞症

肺栓塞（pulmonary embolism，PE）是以各种栓子阻塞肺动脉系统为其发病原因的一组疾病或临床综合征的总称，包括肺血栓栓塞症、脂肪栓塞综合征、羊水栓塞，空气栓塞等。

PTE 为来自静脉系统或右心的血栓阻塞肺动脉或其分支所致疾病，以肺循环和呼吸功能障碍为其主要临床和病理生理特征。

PTE 为 PE 的最常见类型，占 PE 中的绝大多数，通常所称 PE 即指 PTE。

肺动脉发生栓塞后，若其支配区的肺组织因血流受阻或中断而发生坏死，称为肺梗死（pulmonary infarction，PI）。

引起PTE的血栓主要来源于深静脉血栓形成（deep venous thrombos is，DVT）。PTE 常为 DVT 的并发症。

PTE 与 DVT 共属于静脉血栓栓塞症（venous throm-boembolism，VTE），为 VTE 的二种类别。

一、流行病学

急性肺血栓栓塞症（pulmonary thrombo embolism，PTE）是直接威胁患者生命的内科危重症之一。PTE 和 DVT 已经构成了重要的国际性医疗保健问题。据欧美国家的初步流行病学资料显示，其发病率高，病死率亦高。

西方国家 DVT 和 PTE 的年发病率约为 1.0‰和 0.5‰。在美国，VTE 年新发病例数约为 20 万，其中 1/3 为 PTE，2/3 为单独的 DVT，PTE 成为美国的第三大死亡原因。法国的 VTE 年新发病例数超过 10 万，英国约 6.5 万，意大利 6 万。由于 PTE 发病和临床表现的隐匿性和复杂性，欧美国家对 PTE 的漏误诊率达 70%。有学者报道危重症 PTE 患者有 41% 会发生心搏骤停，而其中 64% ~ 95% 会最终死亡。

国内部分医院的统计数据显示，近年来随着诊断意识及检查技术的提高，我国的 PTE 病例数已有明显增加。

二、危险因素

PTE 的危险因素同 VTE。早在 1845 年德国病理学家 Virchow 就提出了血栓形成的三大因素，即血管壁损伤、血流改变和血液成分异常。任何原因导致以上变化都可以成为 VTE 的危险因素。包括原发性和继发性两大类。PTE 的危险因素同 VTE，包括任何可以导致静脉血液淤滞、静脉系统内皮损伤和血液高凝状态的因素。易发生 VTE 的危险因素包括原发性和继发性两类。原发性危险因素由遗传变异引起，包括 V 因子突变、蛋白 C 缺乏、蛋白 S 缺乏和抗凝血酶缺乏等（表8-1），常以反复静脉血栓栓塞为主要临床表现。如 40 岁以下的年轻患者无明显诱因或反复发生 VTE，或呈家族遗传倾向，应注意做相关遗传学检查。继发性危险因素是指后天获得的易发生 VTE 的多种病理生理异常，包括骨折、创伤、手术、恶性肿瘤和口服避孕药等。上述危险因素可以单独存在，也可同时存在，协同作用。年龄可作为独立的危险因素，随着年龄的增长，VTE 的发病率逐渐增高（表 8-2）。

表 8-1　VTE 的原发危险因素

抗凝血酶缺乏
先天性异常纤维蛋白原血症
血栓调节因子 (thrombomodulin) 异常
高同型半胱氨酸血症
抗心脂抗体综合征 (anticardiolipin antibodys syndrome)
纤溶酶原激活物抑制因子过量
凝血酶原 20210A 基因变异
Ⅶ因子缺乏
Ⅴ因子 Leiden 突变（活性蛋白 C 抵抗）
纤溶酶原不良血症
蛋白 S 缺乏
蛋白 C 缺乏

注：括号内数字为该人群中发生 VIE 的百分率（下同）。

表 8-2　VTE 的继发危险因素

创伤 / 骨折	血小板异常
髋部骨折 (50%~70%)	克罗恩病 (Crohn's disease)
脊髓损伤 (50%~100%)	充血性心力衰竭 (>12%)
外科手术后	急性心肌梗死 (5%~35%)
疝修补术 (5%)	恶心肿瘤
腹部大手术 (15%~30%)	肿瘤静脉内化疗
冠状动脉搭桥术 (3%~9%)	肥胖
脑卒中 (30%~60%)	因各种原因的制动 / 长期卧床
肾病综合征	长途航空或乘车旅行
中心静脉插管	口服避孕药
慢性静脉功能不全	真性红细胞增多症
吸烟	巨球蛋白血症
妊娠 / 产褥期	植入人工假体
血液黏滞度增高	高龄

临床上对于存在危险因素、特别是同时存在多种危险因素的病例，应加强预防和及时识别 DVT 和 PTE 的意识。对 VTE 患者，应注意其中部分人存在隐藏的危险因素，如恶性肿瘤等。即使积极地应用较完备的技术手段寻找危险因素，临床上仍有相当比例的病例不能明确危险因素。

三、病理和病理生理

引起 PTE 的血栓可以来源于下腔静脉径路、上腔静脉径路或右心腔，其中大部分来源于下肢深静脉，特别是从静脉上端到髂静脉段的下肢近端深静脉（占 50%~90%）。来源于盆腔静脉丛的血栓似较前有增多趋势。颈内和锁骨下静脉内插入和留置导管和静脉内化疗使来源于上腔静脉径路的血栓亦较以前增多。右心腔来源的血栓所占比例较小。血栓栓塞既可以是单一部位的，又可以是多部位的。病理检查发现，多部位或双侧性的血栓栓塞更为常见。一般认为栓塞更易发生于右侧和下肺叶。发生肺血栓栓塞后有可能在栓塞局部继发血栓形成，参与发病过程。

栓子阻塞肺动脉及其分支达一定程度后，通过机械阻塞作用，加之神经体液因素和低氧所引起的肺动脉收缩. 导致肺循环阻力增加, 肺动脉高压; 右室后负荷增高, 右室壁张力增高, 右室扩大, 可引起右心功能不全; 右心扩大致室间隔左移, 使左室功能受损, 导致心输出量下降. 进而可引起体循环低血压或休克; 主动脉内低血压和右房压升高, 使冠状动脉灌注压下降, 心肌血流减少, 特别是右心室内膜下心肌处于低灌注状态。

栓塞部位肺血流减少, 肺泡无效腔量增大; 肺内血流重新分布, 通气血流比例失调; 右房压升高可引起未闭合的卵圆孔开放, 产生心内右向左分流; 神经体液因素引起支气管痉挛; 栓塞部位肺泡表面活性物质分泌减少; 毛细血管通透性增高, 间质和肺泡内液体增多或出血; 肺泡萎陷, 呼吸面积减小; 肺顺应性下降, 肺体积缩小并可出现肺不张; 如累及胸膜可出现胸腔积液; 以上因素导致呼吸功能不全, 出现低氧血症和代偿性过度通气 (低碳酸血症) 或相对性低肺泡通气。由于肺组织同时接受肺动脉、支气管动脉和肺泡内气体三重氧供, 故肺动脉阻塞时较少出现肺梗死。如存在基础心肺疾病或病情严重影响到肺组织的多重氧供, 则可能导致肺梗死。

栓塞所致病情的严重程度取决于以上机制的综合和相互作用。栓子的大小和数量、多个栓子的递次栓塞间隔时间、是否同时存在其他心肺疾病、个体反应的差异及血栓溶解的快慢对发病过程有重要影响 (图 8-1)。

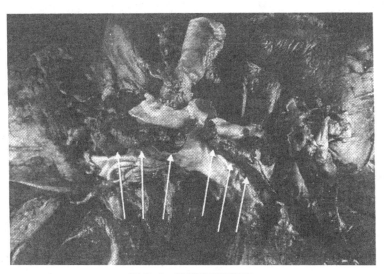

图 8-1　肺栓塞病理解剖

四、临床表现

（一）症状

肺栓塞的临床表现可从无症状到突然死亡。常见的症状:

1. 呼吸困难和胸痛

发生率均达 80% 以上。胸膜性疼痛为邻近的胸膜纤维素炎症所致, 突然发生者常提示肺梗死。膈胸膜受累可向肩或腹部放射。如有胸骨后疼痛, 颇似心肌梗死。

2. 咯血

慢性肺梗死可有咯血。

3. 焦虑

可能为疼痛或低氧血症所致。

4. 晕厥

常是肺梗死的征兆。由于右心室扩大、室间隔左移使左心功能受损、心排出量下降所致。

（二）体征

①呼吸急促 (70%): 呼吸频率 >20 次 / 分, 是最常见的体征。

②心动过速 (30% ~ 40%)。

③血压变化，严重时可出现血压下降甚至休克。

④发绀（11% ~ 16%）。

⑤发热（43%）：多为低热，少数患者可有中度以上的发热（7%）。

⑥颈静脉充盈或搏动（12%）。

⑦肺部可闻及哮鸣音（5%）和（或）细湿音（18% ~ 51%），偶可闻及血管杂音。

⑧胸腔积液的相应体征（24% ~ 30%）。

⑨肺动脉瓣区第二音亢进或分裂（23%），P2>A2，三尖瓣区收缩期杂音。

（三）DVT 的症状与体征

在考虑 PTE 诊断的同时，必须注意是否存在 DVT，特别是下肢 DVT。其主要表现为患肢肿胀、周径增粗、疼痛或压痛、皮肤色素沉着，行走后患肢易疲劳或肿胀加重。但需注意，半数以上的下肢 DVT 患者无自觉症状和明显体征。

应测量双侧下肢的周径来评价其差别。进行大、小腿周径的测量点分别为髌骨上缘以上 15 cm 处，髌骨下缘以下 10 cm 处。双侧相差 >1 cm 即考虑有临床意义。

五、辅助检查

1. 一般项目

WBC 增高，但一般少于 15×10^9/L；ESR 加快；血清 LDH、CPK、AST、FDP 升高。D- 二聚体（D-dimer）：D- 二聚体是交联纤维蛋白在纤溶系统作用下产生的可溶性降解产物，为一个特异性的纤溶过程标记物。在血栓栓塞时因血栓纤维蛋白溶解使其血中浓度升高。D- 二聚体对急性 PTE 诊断的敏感性达 92% ~ 100%，但其特异性较低，仅为 40% ~ 43%。手术、肿瘤、炎症、感染、组织坏死等情况均可使 D- 二聚体升高。在临床应用中 D 二聚体对急性 PTE 有较大的排除诊断价值，若其含量低于 500 μg/L，可基本除外急性 PTE。酶联免疫吸附法（ELISA）是较为可靠的检测方法，建议采用。

2. 动脉血气分析

生理无效腔增大，使无效腔气 / 潮气量比值（V_D/V_T）增高，大于 40% 提示肺栓塞可能。肺血管床堵塞 15% 以上即可出现低氧血症，低碳酸血症，PA-aO$_2$ 增宽，对 PTE 的诊断具有高度的提示价值。

3. 心电图

大多数病例表现有非特异性的心电图异常。较为多见的表现包括 V_1 ~ V_4 的 T 波改变和 ST 段异常；部分病例可出现 $S_I Q_{III} T_{III}$ 征（即 I 导 S 波加深，III 导出现 Q/q 波及 T 波倒置）；其他心电图改变包括完全或不完全右束支传导阻滞；肺型 P 波；电轴右偏，顺钟向转位等。心电图改变多在发病后即刻开始出现，以后随病程的发展演变而呈动态变化。观察到心电图的动态改变较之静态异常对于提示 PTE 具有更大意义（图 8-2）。

4. X 线胸片

多有异常表现，但缺乏特异性。可表现为：区域性肺血管纹理变细、稀疏或消失，肺野透亮度增加；肺野局部浸润性阴影；尖端指向肺门的楔形阴影；肺不张或膨胀不全；右下肺动脉干增宽或伴截断征；肺动脉段膨隆以及右心室扩大征；患侧横膈抬高；少 - 中量胸腔积液征等。仅凭 X 线胸片不能确诊或排除 PTE，但在提供疑似 PTE 线索和除外其他疾病方面，X 线胸片具有重要作用。

5. 超声心动图

在提示诊断和除外其他心血管疾患方面有重要价值。对于严重的 PTE 病例，超声心动图检查可以发现右室壁局部运动幅度降低；右心室和（或）右心房扩大；室间隔左移和运动异常；近端肺动脉扩张；三尖瓣返流速度增快；下腔静脉扩张，吸气时不萎陷。这些征象说明肺动脉高压、右室高负荷和肺源性心脏病，提示或高度怀疑 PTE，但尚不能作为 PTE 的确定诊断标准。超声心动图为划分次大面积 PTE 的依据。检查时应同时注意右心室壁的厚度，如果增厚，提示慢性肺源性心脏病，对于明确该病例存在慢性栓塞过程有重要意义。若在右房或右室发现血栓，同时患者临床表现

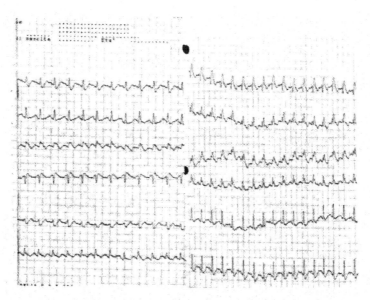

图 8-2　肺栓塞的心电图表现

符合 PTE，可以做出诊断。超声检查偶可因发现肺动脉近端的血栓而确定诊断。

6. 核素肺通气 / 灌注扫描

能够发现段以上肺动脉内的栓子，是 PTE 的确诊手段之一。PTE 的直接征象为肺动脉内的低密度充盈缺损，部分或完全包围在不透光的血流之间（轨道征），或者呈完全充盈缺损，远端血管不显影（敏感性为 53% ~ 89%，特异性为 78% ~ 100%）；间接征象包括肺野楔形密度增高影，条带状的高密度区或盘状肺不张，中心肺动脉扩张及远端血管分支减少或消失等。CT 对亚段 PTE 的诊断价值有限。CT 扫描还可以同时显示肺及肺外的其他胸部疾患。电子束 CT 扫描速度更快，可在很大程度上避免因心跳和呼吸的影响而产生的伪影（图 8–3）。

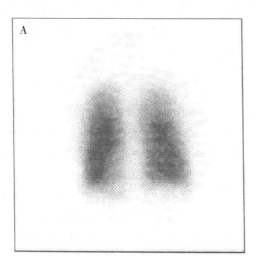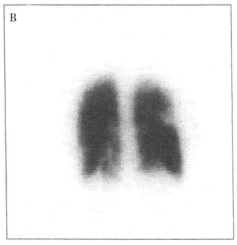

图 8-3　肺栓塞的肺通气灌注扫描

7. 肺动脉造影

是诊断肺栓塞最特异的方法，适用于临床和核素扫描可疑以及需要手术治疗的病例。表现为血管腔充盈缺损、动脉截断或"剪枝征"。造影不能显示 ≤ 2 mm 直径小血管，因此多发性小栓塞常易漏诊（图 8–4）。

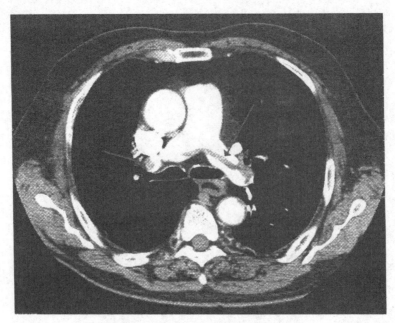

图 8-4　肺栓塞的肺动脉 CT 显像

8. 磁共振

对段以上肺动脉内栓子诊断的敏感性和特异性均较高，避免了注射碘造影剂的缺点，与肺血管造影相比，患者更易于接受。适用于碘造影剂过敏的患者。MRI 具有潜在的识别新旧血栓的能力，有可能为将来确定溶栓方案提供依据。

9. 肺动脉造影

为 PTE 诊断的经典与参比方法。其敏感性约为 98%，特异性为 95% ~ 98%。PTE 的直接征象有肺血管内造影剂充盈缺损，伴或不伴轨道征的血流阻断；间接征象有肺动脉造影剂流动缓慢，局部低灌注，静脉回流延迟等。如缺乏 PTE 的直接征象，不能诊断 PTE。肺动脉造影是一种有创性检查，发生致命性或严重并发症的可能性分别为 0.1% 和 1.5%，应严格掌握其适应证。如果其他无创性检查手段能够确诊 PTE，而且临床上拟仅采取内科治疗时，则不必进行此项检查。

六、诊断

20% ~ 30% 患者未及时或未能获诊断和治疗而死亡，若能及时诊断和给予抗凝治疗，病死率可望降至 8%，故早期诊断十分重要。PTE 的临床表现多样，有时隐匿，缺乏特异性，确诊需特殊检查。检出 PTE 的关键是提高诊断意识，对有疑似表现、特别是高危人群中出现疑似表现者，应及时安排相应检查。

1. 根据临床情况疑诊 PTE

①对存在危险因素，特别是并存多个危险因素的病例，需有较强的诊断意识。②临床症状、体征，特别是在高危病例出现不明原因的呼吸困难、胸痛、晕厥和休克，或伴有单侧或双侧不对称性下肢肿胀、疼痛等对诊断具有重要的提示意义。③结合心电图、X 线胸片、动脉血气分析等基本检查，可以初步疑诊 PTE 或排除其他疾病。④宜尽快常规行 D- 二聚体检测（ELISA 法），据以做出可能的排除诊断。⑤超声检查可以迅速得到结果并可在床旁进行，虽一般不能作为确诊方法，但对于提示 PTE 诊断和排除其他疾病具有重要价值，宜列为疑诊 PTE 时的一项优先检查项目。若同时发现下肢深静脉血栓的证据则更增加了诊断的可能性。

2. 对疑诊病例合理安排进一步检查以明确 PTE 诊断

①有条件的单位宜安排核素肺通气 / 灌注扫描检查或在不能进行通气显像时进行单纯灌注扫描，其结果具有较为重要的诊断或排除诊断意义。若结果呈高度可能，对 PTE 诊断的特异性为 96%，除非临床可能性极低，基本具有确定诊断价值；结果正常或接近正常时可基本除外 PTE；如结果为非诊断性异常，则需要做进一步检查，包括选做肺动脉造影。

②螺旋 CT/ 电子束 CT 或 MRI 有助于发现肺动脉内血栓的直接证据，已成为临床上经常应用的重要检查手段。有专家建议，将螺旋 CT 作为一线确诊手段。应用中需注意阅片医师的专业技能与经验对其结果判读有重要影响。

③肺动脉造影目前仍为 PTE 诊断的"金标准"与参比方法。需注意该检查具有侵入性，费用较高，而且有时其结果亦难于解释随着无创检查技术的日臻成熟，多数情况下已可明确诊断故对肺动脉造影的临床需求已逐渐减少。

3. 寻找 PTE 的成因和危险因素

①对某一病例只要疑诊 PTE，即应同时运用超声检查、核素或 X 线静脉造影、MRI 等手段积极明确是否并存 DVT。若并存，需对两者的发病联系做出评价。②无论患者单独或同时存在 PTE 与 DVT，应针对该例情况进行临床评估并安排相关检查以尽可能地发现其危险因素，并据以采取相应的预防或治疗措施。

实施 PTE 诊断方案中的几个相关问题：①为便于临床上对不同程度的 PTE 采取相应的治疗，建议将 PTE 做以下临床分型：大面积 PTE（massivePTE）：临床上以休克和低血压为主要表现，即体循环动脉收缩压 <90 mm Hg（1 mmHg=0.133 kPa），或较基础值下降幅度 ≥ 40 mm Hg，持续 15 分钟以上。须除外新发生的心律失常、低血容量或感染中毒症所致血压下降。非大面积 PTE（non-massivePTE）：不符合以上大面积 PTE 标准的 PTE。此型患者中，一部分人的超声心动图表现有右心室运动功能减弱或临床上出现有心功能不全表现，归为次大面积 PTE（sub-massivePTE）亚型。②在上述诊断原则的基础上，各医疗单位可根据其自身设备、技术与工作情况，对检查与诊断方案作适度调整。但须注意，无论是 PTE 还是 DVT，没有客观证据，不能确立诊断。③对高度疑诊 PTE，但因不具备检查条件或因病情暂不能进行相关确诊检查的病例，在能比较充分地排除其他的可能诊断，并且无显著出血风险的前提下，可考虑给予抗凝甚或溶栓治疗，以免延误病情。

关于慢性栓塞性肺动脉高压：对于证实存在肺动脉内血栓栓塞的病例，尚不能即确认其属于急性PTE，因其中部分病例（占 1% ~ 5%）可能为慢性栓塞性肺动脉高压或慢性栓塞性肺动脉高压的急性加重。此时需注意追溯该例有无呈慢性、进行性病程经过的肺动脉高压的相关表现，如进行性的呼吸困难、双下肢水肿、反复晕厥、胸痛和发绀、低氧血症，并能除外慢性阻塞性肺疾病、原发性肺动脉高压、间质性肺疾病、结缔组织病、左心功能不全等。在此类病例常可发现 DVT 存在。影像学检查证实肺动脉阻塞，并可见提示慢性肺动脉血栓栓塞的征象：肺动脉内偏心分布、有钙化倾向的团块状物，贴近血管壁；部分叶或段的肺动脉呈截断现象；肺动脉管径不规则。右心导管检查示：静息肺动脉平均压 >20 mmHg，活动后肺动脉平均压 >30 mmHg。心电图示：右心室肥厚征。超声波检查若示：右心室壁增厚，符合慢性肺源性心脏病诊断标准，对于明确该病例存在慢性病程有重要意义。

七、PTE 的临床分型

（一）急性肺血栓栓塞症

①大面积 PTE（massivePTE）临床上以休克和低血压为主要表现，即体循环动脉收缩压 <90 mmHg，或较基础值下降幅度 ≥ 40 mmHg，持续 15 分钟以上。须除外新发生的心律失常、低血容量或感染中毒症等其他原因所致的血压下降。

②非大面积 PTE（non-massivePTE）不符合以上大面积 PTE 的标准，未出现休克和低血压的 PTE。非大面积 PTE 中有一部分病例临床上出现右心功能不全，或超声心动图表现有右心室运动功能减弱（右心室前壁运动幅度 <5 mm），属次大面积 PTE（sub-massivePTE）亚型。

（二）慢性血栓栓塞性肺动脉高压

多可追溯到呈慢性、进行性发展的肺动脉高压的相关临床表现，后期出现右心衰竭；影像学检查证实肺动脉阻塞，经常呈多部位、较广泛的阻塞，可见肺动脉内贴血管壁、环绕或偏心分布、有钙化倾向的团块状物等慢性栓塞征象；常可发现 DVT 的存在；右心导管检查示静息肺动脉平均压 >25 mmHg，活动后肺动脉平均压 >30 mmHg；超声心动图检查示右心室壁增厚（右心室游离壁厚度 >5 mm），符合慢性肺源性心脏病的诊断标准。

八、鉴别诊断

由于 PTE 的临床表现缺乏特异性，易与其他疾病相混淆，以至临床上漏诊与误诊率极高。做好 PTE 的鉴别诊断，对及时检出、诊断 PTE 有重要意义。

（一）冠状动脉粥样硬化性心脏病（冠心病）

一部分 PTE 患者因血流动力学变化，可出现冠状动脉供血不足，心肌缺氧，表现为胸闷、心绞痛样胸痛，心电图有心肌缺血样改变，易误诊为冠心病所致心绞痛或心肌梗死。冠心病有其自身发病特点，冠脉造影可见冠状动脉粥样硬化、管腔阻塞证据，心肌梗死时心电图和心肌酶水平有相应的特征性动态变化。需注意，PTE 与冠心病有时可合并存在。

（二）肺炎

当 PTE 有咳嗽、咯血、呼吸困难、胸膜炎样胸痛，出现肺不张、肺部阴影，尤其同时合并发热时，易被误诊为肺炎。肺炎有相应肺部和全身感染的表现，如咯脓性痰、寒战、高热、外周血白细胞显著增高、中性粒细胞比例增加等，抗菌治疗可获疗效。

（三）特发性肺动脉高压等非血栓栓塞性肺动脉高压

CTEPH 通常肺动脉压力高，出现右心肥厚和右心衰竭，需与特发性肺动脉高压相鉴别。CTPA 等检查显示 CTEPH 有肺动脉腔内阻塞的证据，放射性核素肺灌注扫描显示呈肺段分布的肺灌注缺损，而特发性肺动脉高压则无肺动脉腔内占位征，放射性核素肺灌注扫描正常或呈普遍放射性稀疏。CTEPH 亦需与其他类型肺动脉高压相鉴别。

（四）主动脉夹层

PTE 可表现胸痛，部分患者可出现休克，需与主动脉夹层相鉴别，后者多有高血压，疼痛较剧烈，胸片常显示纵隔增宽，心血管超声和胸部 CT 造影检查可见主动脉夹层征象。

（五）其他原因所致的胸腔积液

PTE 患者可出现胸膜炎样胸痛，合并胸腔积液，需与结核、肺炎、肿瘤、心功能衰竭等其他原因所致的胸腔积液相鉴别。其他疾病有其各自临床特点，胸腔积液检查常有助于做出鉴别。

（六）其他原因所致的晕厥

PTE 有晕厥时，需与迷走反射性、脑血管性晕厥及心律失常等其他原因所致的晕厥相鉴别。

（七）其他原因所致的休克

PTE 所致的休克属心外梗阻性休克，表现为动脉血压低而静脉压升高，需与心源性、低血容量性、血容量重新分布性休克等相鉴别。

九、治疗方案及原则

1. 一般处理

对高度疑诊或确诊 PTE 的患者，应进行严密监护，监测呼吸、心率、血压、静脉压、心电图及血气的变化，对大面积 PTE 可收入重症监护治疗病房（ICU）；为防止栓子再次脱落，要求绝对卧床，保持大便通畅，避免用力；对于有焦虑和惊恐症状的患者应予安慰并可适当使用镇静剂；胸痛者可予止痛剂；对于发热、咳嗽等症状可给予相应的对症治疗。

2. 呼吸循环支持治疗

对有低氧血症的患者，采用经鼻导管或面罩吸氧。当合并严重的呼吸衰竭时，可使用经鼻（面）罩无创性机械通气或经气管插管行机械通气。应避免做气管切开，以免在抗凝或溶栓过程中局部大量出血。应用机械通气中需注意尽量减少正压通气对循环的不利影响。对于出现右心功能不全，心排血量下降，但血压尚正常的病例，可予具有一定肺血管扩张作用和正性肌力作用的多巴酚丁胺和多巴胺；若出现血压下降，可增大剂量或使用其他血管加压药物，如间羟胺、肾上腺素等。对于液体负荷疗法需持审慎态度，因过大的液体负荷可能会加重右室扩张并进而影响心排出量，一般所予负荷量限于 500 mL 之内。

3. 溶栓治疗

溶栓治疗可迅速溶解部分或全部血栓，恢复肺组织再灌注，减小肺动脉阻力，降低肺动脉压，改善右室功能，减少严重 PTE 患者的病死率和复发率。溶栓治疗主要适用于大面积 PTE 病例，即出现因栓塞所致休克和（或）低血压的病例；对于次大面积 PTE，即血压正常但超声心动图显示右室运动功能减退或临床上出现右心功能不全表现的病例，若无禁忌证可以进行溶栓；对于血压和右室运动均正常的病例不推荐进行溶栓。

溶栓治疗宜高度个体化。溶栓的时间窗一般定为 14 天以内，但鉴于可能存在血栓的动态形成过程，对溶栓的时间窗不做严格规定。溶栓应尽可能在 PTE 确诊的前提下慎重进行。对有溶栓指征的病例宜尽早开始溶栓。

溶栓治疗的主要并发症为出血。用药前应充分评估出血的危险性，必要时应配血，做好输血准备。

溶栓前宜留置外周静脉套管针，以方便溶栓中取血监测，避免反复穿刺血管。

溶栓治疗的绝对禁忌证有活动性内出血；近期自发性颅内出血。相对禁忌证有：两周内的大手术、分娩、器官活检或不能以压迫止血部位的血管穿刺；2 个月内的缺血性中风；10 天内的胃肠道出血；15 天内的严重创伤；1 个月内的神经外科或眼科手术；难于控制的重度高血压（收缩压 >180 mmHg，舒张压 >110 mmHg）；近期曾行心肺复苏；血小板计数低于 100×10^9/L；妊娠；细菌性心内膜炎；严重肝肾功能不全；糖尿病出血性视网膜病变；出血性疾病等。对于大面积 PTE，因其对生命的威胁极大，上述绝对禁忌证亦应被视为相对禁忌证。

常用的溶栓药物有尿激酶（UK）、链激酶（SK）和重组组织型纤溶酶原激活剂（rtPA）。三者溶栓效果相仿，临床上可根据条件选用。rtPA 可能对血栓有较快的溶解作用。目前尚未确定完全适用于国人的溶栓药物剂量。以下方案与剂量主要参照欧美的推荐方案，供参考使用。

UK：负荷量 4 400 IU/kg，静脉注射 10 分钟，随后以 2 200 IU/（kg·h）持续静脉滴注 12 小时；另可考虑 2 小时溶栓方案：20 000 IU/kg 持续静脉滴注 2h。

SK：负荷量 250 000 IU，静脉注射 30 分钟，随后以 100 000 IU/h 持续静脉滴注 24 小时，链激酶具有抗原性，故用药前需肌肉注射苯海拉明或地塞米松，以防止过敏反应。

rtPA：50 ~ 100 mg 持续静脉滴注 2 小时。

使用 UK、SK 溶栓期间勿同用肝素。对以 rtPA 溶栓时是否需停用肝素无特殊要求。

溶栓治疗结束后，应每 2 ~ 4 小时测定 1 次凝血酶原时间（PT）或活化部分凝血激酶时间（APTT），当其水平低于正常值的 2 倍，即应重新开始规范的肝素治疗。

溶栓后应注意对临床及相关辅助检查情况进行动态观察，评估溶栓疗效。

4. 抗凝治疗

为 PTE 和 DVT 的基本治疗方法，可以有效地防止血栓再形成和复发，同时机体自身纤溶机制溶解已形成的血栓。目前临床上应用的抗凝药物主要有普通肝素（以下简称肝素）、低分子肝素和华法林（warfarin）。一般认为，抗血小板药物的抗凝作用尚不能满足 PTE 或 DVT 的抗凝要求。

临床疑诊 PTE 时，即可安排使用肝素或低分子肝素进行有效的抗凝治疗。

应用肝素 / 低分子肝素前应测定基础 APTT、PT 及血常规（含血小板计数，血红蛋白）；注意是否存在抗凝的禁忌证，如活动性出血、凝血功能障碍、血小板减少，未予控制的严重高血压等。对于确诊的 PTE 病例，大部分禁忌证属相对禁忌证。

肝素的推荐用法（供参考）：予 2 000 ~ 5 000 IU 或按 80 IU/kg 静脉注射，继之以 18 IU·kg^{-1}·h^{-1} 持续静脉滴注。在开始治疗后的最初 24 小时内每 4 ~ 6 小时测定 APTT，根据 APTT 调整剂量，尽快使 APTT 达到并维持于正常值的 1.5 ~ 2.5 倍。达稳定治疗水平后，改每天上午测定 APTT 1 次。使用肝素抗凝务求达有效水平。若抗凝不充分将严重影响疗效并可导致血栓复发率的显著增高，可调整肝素剂量。肝素亦可用皮下注射方式给药。一般先予静脉注射负荷量 2 000 ~ 5 000 IU，然后按 250 IU/kg 剂量每 12 小时皮下注射 1 次。调节注射剂量使注射后 6 ~ 8 小时的 APTT 达到治疗水平。

肝素治疗前常用的监测指标是 APTT。APTT 为一种普通凝血状况的检查，并不是总能可靠地反映血浆肝素水平或抗栓活性。对这一情况需加注意。若有条件测定血浆肝素水平，使之维持在 0.2 ~ 0.4 IU/mL（鱼精蛋白硫酸盐测定法）或 0.3 ~ 0.6 IU/mL（酰胺分解测定法），可能为一种更好的调整肝素治疗的方法。各单位实验室亦可预先测定在本实验室中与血浆肝素的上述治疗水平相对应的 APTT 值，作为调整肝素剂量的依据（表 8-3）。

表 8-3 根据 APTT 监测结果调整静脉肝素剂量的方法

APTT	初始剂量及调整剂量	下次 APTT 测定的间隔时间 (h)
治疗前测基础 APTT	初始剂量：80 IU/kg 静脉注射，然后按 18 IU/ (kg·h) 静脉滴注	4~6
APTT<35s (<1.2 倍正常值)	予 80 IU/kg 静脉注射，然后增加静脉滴注剂量 4IU/ (kg·h)	6
APTT35~45 s (1.2~1.5 倍正常值)	予 40 IU/kg 静脉注射，然后增加静脉滴注剂量 2IU/(kg·h)	6
APTT46~70 s (1.5~2.3 倍正常值)	无须调整剂量	6
APTT71~90 s (2.3~3.0 倍正常值)	减少静脉滴注剂量 2 IU/(kg·h)	6
APTT>90s (>3 倍正常值)	停药 1h，然后减少剂量 3 IU/ (kg·h) 后恢复静脉滴注	6

因肝素可能会引起血小板减少症（heparin-inducedthrombocytopenia，HIT），在使用肝素的第 3 ~ 5 天必须复查血小板计数。若较长时间使用肝素，尚应在第 7 ~ 10 天和 14 天复查。HIT 很少于肝素治疗的 2 周后出现。若出现血小板迅速或持续降低达 30% 以上，或血小板计数 <100×10^9/L，应停用肝素。一般在停用肝素后 10 天内血小板开始逐渐恢复。需注意 HIT 可能会伴发 PTE 和 DVT 的进展或复发。当血栓复发的风险很大而又必须停用肝素时，可考虑放置下腔静脉滤器，但需警惕滤器处合并腔静脉血栓。

低分子肝素（LMWH）的推荐用法：根据体重给药（anti-Ⅹa），IU/kg 或 mg/kg。不同低分子肝素的剂量不同，每日 1 ~ 2 次，皮下注射。对于大多数病例，按体重给药是有效的，不需监测 APTT 和调整剂量，但对过度肥胖者或孕妇宜监测血浆抗Ⅹa因子活性（plasma anti-Ⅹa activity）并据以调整剂量。

各种低分子肝素的具体用法。

altepar in 钠：200 anti-Ⅹa IU/kg 皮下注射，每日 1 次。单次剂量不超过 18 000 IU。

enoxapar in 钠：1 mg/kg 皮下注射，12h 1 次，或 1.5 mg/kg 皮下注射每日 1 次，单次剂量不超过 180 mg。

nadroparin 钙：86 anti-Ⅹa IU/kg 皮下注射，12h 1 次，连用 10 天；或 171 anti-Ⅹ aIU/kg 皮下注射，每日 1 次。单次剂量不超过 17 100 IU。

tinzaparin 钠：175 anti-Ⅹa IU/kg 皮下注射，每日 1 次。

不同厂家制剂需参照其产品使用说明。

由于不需要监测和出血的发生率较低，低分子肝素尚可用于在院外治疗 PTE 和 DVT。

低分子肝素与普通肝素的抗凝作用相仿，但低分子肝素引起出血和 HIT 的发生率低。除无须常规监测 APTT 外，在应用低分子肝素的前 5 ~ 7 天内亦无须监测血小板数量。当疗程长于 7 天时，需开始每隔 2 ~ 3 天检查血小板计数。低分子肝素由肾脏清除，对于肾功能不全，特别是肌酐清除率低于 30 mL/分的病例须慎用。若应用需减量并监测血浆抗Ⅹa因子活性。肝素或低分子肝素须至少应用 5 天，直到临床情况平稳。对大面积 PTE 或髂股静脉血栓，肝素约需用至 10 天或更长。重组水蛭素（lepirudin）和其他小分子血栓抑制剂。

重组水蛭素较肝素抗凝作用更为有效。对合并有血小板减少的 VTE 和 HIT 的病例，可使用重组水蛭素和其他小分子血栓抑制剂抗凝。一般先予重组水蛭素抗凝，直到血小板数升至 100×10^9/L 时再予华法林治疗。

华法林：可以在肝素 / 低分子肝素开始应用后的第 1 ~ 3 天加用口服抗凝剂华法林，初始剂量为

3.0～5.0 mg/天。由于华法林需要数天才能发挥全部作用，因此与肝素/低分子肝素需至少重叠应用4～5天，当连续2天测定的国际标准化比率（INR）达到2.5（2.0～3.0）时，或PT延长至1.5～2.5倍时，即可停止使用肝素/低分子肝素，单独口服华法林治疗。应根据INR或PT调节华法林的剂量。在达到治疗水平前，应每日测定INR，其后2周每周监测2～3次，以后根据INR的稳定情况每周监测1次或更少。若行长期治疗，约每4周测定INR并调整华法林剂量1次。

抗凝治疗的持续时间因人而异。一般口服华法林的疗程至少为3～6个月。部分病例的危险因素短期可以消除，例如服雌激素或临时制动，疗程可能为3个月即可；对于栓子来源不明的首发病例，需至少给予6个月的抗凝；对复发性VTE、合并肺心病或危险因素长期存在者，如癌症患者、抗心脂抗体综合征、抗凝血酶Ⅲ缺乏、易栓症等，抗凝治疗的时间应更为延长，达12个月或以上，甚至终生抗凝。

妊娠的前3个月和最后6周禁用华法林，可用肝素或低分子量肝素治疗。产后和哺乳期妇女可以服用华法林。育龄妇女服用华法林者需注意避孕。

华法林的主要并发症是出血。INR高于3.0一般无助于提高疗效，但出血的机会增加。华法林所致出血可以用维生素K拮抗。华法林有可能引起血管性紫癜，导致皮肤坏死，多发生于治疗的前几周。

5. 肺动脉血栓摘除术

适用于经积极的保守治疗无效的紧急情况，要求医疗单位有施行手术的条件与经验。患者应符合以下标准：①大面积PTE，肺动脉主干或主要分支次全堵塞，不合并固定性肺动脉高压者（尽可能通过血管造影确诊）。②有溶栓禁忌证者。③经溶栓和其他积极的内科治疗无效者。

6. 经静脉导管碎解和抽吸血栓

用导管碎解和抽吸肺动脉内巨大血栓或行球囊血管成型，同时还可进行局部小剂量溶栓。适应证：肺动脉主干或主要分支大面积PTE并存在以下情况者：溶栓和抗凝治疗禁忌；经溶栓或积极的内科治疗无效；缺乏手术条件。

7. 静脉滤器

为防止下肢深静脉大块血栓再次脱落阻塞肺动脉，可于下腔静脉安装滤器。适用于下肢近端静脉血栓，而抗凝治疗禁忌或有出血并发症；经充分抗凝而仍反复发生PTE；伴血流动力学变化的大面积PTE；近端大块血栓溶栓治疗前；伴有肺动脉高压的慢性反复性PTE；行肺动脉血栓切除术或肺动脉血栓内膜剥脱术的病例。

对于上肢DVT病例还可应用上腔静脉滤器。

置入滤器后，如无禁忌证，宜长期口服华法林抗凝；定期复查有无滤器上血栓形成。

慢性栓塞性肺动脉高压的治疗：

①严重的慢性栓塞性肺动脉高压病例，若阻塞部位处于手术可及的肺动脉近端，可考虑行肺动脉血栓内膜剥脱术。

②介入治疗：球囊扩张肺动脉成型术。已有报道，但经验尚少。

③口服华法林可以防止肺动脉血栓再形成和抑制肺动脉高压进一步发展。使用方法为：3.0～5.0 mg/天，根据INR调整剂量，保持LNR为2～3。

④存在反复下肢深静脉血栓脱落者，可放置下腔静脉滤器。

⑤使用血管扩张剂降低肺动脉压力，治疗心力衰竭。

十、预防

对存在发生DVT-PTE危险因素的病例，宜根据临床情况采用相应预防措施。采用的主要方法：①机械预防措施：包括加压弹力袜、间歇序贯充气泵和下腔静脉滤器。②药物预防措施：包括小剂量肝素皮下注射、低分子肝素和华法林。

对重点高危人群，包括普通外科、妇产科、泌尿外科、骨科（人工股骨头置换术，人工膝关节置换术，髋部骨折等）、神经外科、创伤、急性脊髓损伤、急性心肌梗死、缺血性中风、肿瘤、长期卧床、严重肺部疾病（慢性阻塞性肺疾病、肺间质疾病、原发性肺动脉高压等）的患者，根据病情轻重、年龄、是否复合其他危险因素等来评估发生 DVT–PTE 的危险性，制订相应的预防方案。虽然肺栓塞的栓子可来源于全身任何体静脉系统和右心房、室，但最多还是来自下肢深静脉，因此，肺栓塞的最重要预防是针对下肢血栓性静脉炎和血栓形成。积极医治脚部感染（包括脚癣）和防治静脉曲张等。一旦发生急性血栓性静脉炎，应卧床休息，下肢减少活动，同时应用抗生素和抗凝剂。手术和创伤后应减少卧床时间，鼓励早日下床活动，如需长期卧床者应定期做下肢主动和被动活动，以减轻血液停滞。慢性心肺疾病患者除积极治疗心肺基础疾病外，亦应减少卧床，有血栓形成或栓塞证据时可行预防性抗凝治疗。长途乘车、乘机者应适时活动下肢，以防血栓形成。疑有静脉血栓形成或血栓性静脉炎者可做下肢阻抗容积图、血管超声多普勒、放射性核素或常规静脉造影等，以便及时诊断，早期治疗。对于"原发性"（遗传性）高凝状态或有深静脉血栓形成—肺栓塞家族史者应及早检查和发现凝血机制的缺陷，如 AT Ⅲ、C 蛋白、S 蛋白及纤维蛋白溶酶原缺乏等。发病后应终生抗凝，积极安装下腔静脉滤器等。

微信扫码
◆临床科研
◆医学前沿
◆临床资讯
◆临床笔记

第九章 肺动脉高压与肺源性心脏病

肺动脉高压（pulmonary hypertension，PH）肺动脉高压指肺动脉压力升高超过一定界值的一种血流动力学和病理生理状态，可导致右心衰竭，可以是一种独立的疾病，也可以是并发症，还可以是综合征。其血流动力学诊断标准为海平面静息状态下，右心导管检测肺动脉平均压≥ 25 mmHg。肺动脉高压是一种常见病、多发病，且致残率和病死率均很高，应引起人们的高度重视。

目前 PH 的诊断标准为：海平面、静息状态下，右心导管测量所得平均肺动脉压（mean pulmonary artery pressure，mPAP）> 25 mmHg，或者运动状态下 mPAP>30 mmHg。此外，诊断动脉性肺动脉高压（pulmonary arterial hyperterision，PAH），除需满足上述标准之外，还应包括肺毛细血管楔压（pulmonary capillary wedge pressure，PCWP）或左心室舒张末压 <15 mmHg。肺动脉高压的严重程度可根据静息 mPAP 水平分为 "轻"（26 ~ 35 mmHg）、"中"（36 ~ 45 mmHg）、"重"（>45 mmHg）三度。超声心动图是筛查 PH 最重要的无创性检查方法，超声心动图拟诊 PH 的推荐标准为肺动脉收缩压≥ 40 mmHg。

第一节　肺动脉高压的分类

肺动脉高压曾经被习惯性地分为 "原发性" 和 "继发性" 两类，随着对 PH 认识的逐步深入，世界卫生组织（WHO）"肺动脉高压会议" 按照病因、病理生理、治疗方法及预后特点将 PH 分为五个大类，依据病理表现、血流动力学特征以及临床诊治策略将肺动脉高压分为五大类：①动脉性肺动脉高压。②左心疾病所致肺动脉高压。③缺氧和 / 或肺部疾病引起的肺动脉高压。④慢性血栓栓塞性肺动脉高压。⑤多种机制和 / 或不明机制引起的肺动脉高压。

有很多原因可以导致肺动脉高压，如左心疾病、先天性心脏病、缺氧性病变、肺血栓栓塞症等，而这些明确原因导致的肺动脉高压，占据了这些人群的主体，甚至包括了 99% 以上的肺动脉高压。

1. 左心疾病相关性肺动脉高压

约占全部肺动脉高压的 78.8%。高血压、糖尿病、冠心病等疾病的后期经常会并发心功能不全，在中、重度患者中会引起肺循环血流动力学改变和肺血管重构，进一步导致肺动脉高压。

2. 先天性心脏病（先心病）相关性肺动脉高压

肺动脉高压先心病相关性肺动脉高压主要由心内分流引起。未经手术治疗的先心病患者合并肺动脉高压的发生率为 30%，而经手术治疗的患者合并肺动脉高压的发生率约为 15%。

3. 结缔组织疾病相关的肺动脉高压

包括各种风湿、类风湿性疾病。如干燥综合征、系统性红斑狼疮、硬皮病、血管炎、类风湿性关节炎等都可以引起肺动脉高压，在我国发病人数很多。这一类疾病并发肺动脉高压比例很高，且能显著影响预后，而原发病的识别与处理至关重要。

4. 缺氧性肺动脉高压

我国是烟草大国，由此导致慢性支气管炎、肺气肿、慢性阻塞性肺疾病（COPD）等慢性肺部疾病高发；支气管扩张、肺结核等这些疾病最后也会导致肺动脉高压，引起右心衰竭。睡眠呼吸障碍患者也会发生肺血管阻力增加，引起肺动脉高压，因此慢性阻塞性肺疾病导致的缺氧性是一个值得关注的问题；另一方面高原性肺动脉高压是国外少有而我国常见的一种疾病。这些患者，由于肺泡缺氧，继而发生低氧性肺血管收缩，肺动脉压升高。

5. 慢性血栓栓塞性肺动脉高压

深静脉血栓形成和肺栓塞在临床工作中经常遇到，发病率、致死率、致残率都很高，由此而诱发的慢性血栓栓塞性肺动脉高压也有很高的发生率，临床上也很常见。

6. 其他

如代谢性疾病、血液系统疾病、肿瘤性疾病、血吸虫病、艾滋病毒感染等均可以引起肺动脉高压。

按照国际上最新分类，以上各种病因导致的肺动脉高压划归为五大类，可以由几十种疾病引起，包括以上我们提到的各种原因，如特发性肺动脉高压、先天性心脏病、呼吸系统疾病、结缔组织疾病（如硬皮病、系统性红斑狼疮）等。

肺动脉高压（PH）尤其是动脉性肺动脉高压（PAH）具有潜在致命性，早期明确诊断、及时规范治疗是获得最佳疗效的关键，否则患者预后极差。国外研究结果表明，特发性动脉性肺动脉高压（IPAH）多在患者出现症状后两年左右才能确诊，而确诊后的自然病程仅 2.5 ~ 3.4 年。

第二节　特发性肺动脉高压

特发性肺动脉高压（idiopathic pulmonary arterial hypertension，IPAH）在 2003 年以前被称为原发性肺动脉高压（PPH）。它是指经详细体格检查及完善实验室检查均未发现引起肺动脉高压的其他系统疾病及相关线索，并且经右心导管检查发现肺毛细血管嵌压 <20 mmHg。

一、流行病学

IPAH 是一极度恶性疾病，其自然病程较短. 患者往往病情发展快，如无正确治疗，很快会死于难以纠正的右心衰竭，平均生存时间为 2 ~ 3 年，且国内外均呈逐年增多的趋势。

肺动脉高压病患者普遍的感受是，气喘、胸痛、水肿、走路困难，走上坡路或上楼，一步都难以挪动。病情较为严重的，上述病状加重，出现心包积液，导致右心衰竭，只能卧床不起。患上这种病基本丧失劳动能力，有的生活不能自理，在美国视为残疾人。

该病患者中女性多于男性，比例为 3：1 ~ 4：1，但在儿童患者中，男女比例没有差异。

二、病因与发病机制

本病病因不明，可能与下列因素有关：

1. 药物因素

包括食欲抑制剂芬氟拉明、氨苯唑林、芬特明；中枢兴奋药苯丙胺、甲基苯丙胺等。应用时间越长，发生肺动脉高压的危险性越大。如明确肺动脉高压因服药引起，根据最新的肺动脉高压分类，应将此类归为药物相关性肺动脉高压。

2. 病毒感染（如人类免疫缺陷病毒）

已经发现人类免疫缺陷病毒（HIV）感染引发 IPAH，是通过抑制肺动脉高压平滑肌细胞的钾离子通道，使其功能缺陷而实现的。此类归为 HIV 相关性肺动脉高压。

3. 遗传因素

目前发现与 IPAH 有关的主要是骨形成蛋白 Ⅱ 型受体（BMPRII）。

三、临床表现

IPAH 早期症状不明显。主要是肺动脉高压和右心功能衰竭的表现，具体表现取决于病情的严重程度。常见的初始症状有：呼吸困难、疲乏、胸痛、眩晕、水肿、晕厥、心悸。

血流动力学分析发现，症状的严重性与肺动脉高压的程度关系不大，可能与右房压增加和心排血量减少有关，这二者均反映右心室功能不全。出现症状的时间小于 1 年者与大于 3 年者之间肺动脉平均压相似，表明在病程的早期肺动脉压已增加到高水平。仅有劳力性呼吸困难的患者肺动脉高压已相当严重，疲乏和水肿反映已有右心衰竭，处于病程的晚期。

1. 呼吸困难

是早期、常见的症状，其特征是劳力性。发生与心排血量减少、肺通气 / 血流比失衡、每分通气量下降等因素有关。

2. 胸痛

可呈典型心绞痛发作，常在劳力或情绪变化时发生。右心后负荷增加，右心室心肌组织增厚耗氧增多，右冠状动脉供血减少等引起的心肌缺血。

3. 晕厥

包括晕厥前（眩晕）和晕厥，多在活动后发生，休息时也可发生，由脑组织供氧突然减少所致。下列情况可诱发：①肺血管高阻力限制运动心排血量的增加。②低氧性静脉血突然分流向体循环系统。③体循环阻力突然下降。④肺小动脉突然痉挛。⑤大的栓子突然堵塞肺动脉。⑥突发心律失常，特别是心动过缓。

4. 疲乏

因心排血量下降，氧交换和运输减少引起的组织缺氧。

5. 咯血

与肺静脉高压咯血不同，肺动脉高压咯血来自肺毛细血管前微血管瘤破裂。咯血量较少，也可因大咯血死亡。

本病下肢水肿较常见，提示右心衰竭。恶心、呕吐提示右心衰竭加重。雷诺现象发生率约 10%，如出现提示不佳。如出现声音嘶哑，系肺动脉扩张挤压左侧喉返神经所致。病情好转后可消失。

四、实验室和其他检查

对患者进行实验室检查的目的，是为了排除肺动脉高压的继发性因素并判断疾病的严重程度。

1. 实验室检查

末梢血红细胞增多，贫血及血小板减少，血气分析 pH 值正常，$PaCO_2$ 降低，PaO_2 正常或降低。

2. 其他辅助检查

①胸部 X 线检查：可排除实质性肺部疾病引起的继发性肺动脉高压。常用于提示肺动脉高压的 X 线征象有：a. 肺动脉段突出；b. 肺门动脉扩张与外围纹理纤细形成鲜明的对比或呈"残根状"；c. 右心房、室扩大（图 9-1）。

②心电图：可提示右心房、室的增大或肥厚。此外，肺型 P，Ⅱ、Ⅲ、aVF 及右胸前导联 ST-T 改变也是常见的心电图异常。

③超声心动图和多普勒超声检查：可估测肺动脉压力，评价肺的结构和功能。IPAH 的超声心动图表现为右心室内径扩大、右室壁肥厚、室间隔向左移位、肺动脉明显增宽。多普勒检查可测定肺动脉收缩压。

④肺通气灌注扫描：是排除慢性栓塞性肺动脉高压的重要手段。慢性栓塞性肺动脉高压有不同程度的灌注缺损，而 IPAH 可呈弥漫性稀疏或基本正常。

⑤右心导管术：右心导管术是唯一准确测定肺血管血流动力学状态的方法。右心导管术的作用有：a. 准确测定肺动脉压力及肺毛细血管嵌压；b. 药物试验评估肺血管及药物的长期疗效；c. 鉴别诊断。判定毛

细血管前肺动脉高压或毛细血管后肺动脉高压，以及排除分流性先天性心脏病。

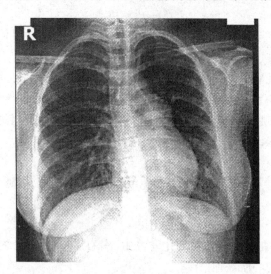

图9-1　肺动脉高压胸片

五、诊断与鉴别诊断

根据肺动脉高压的典型症状、体征及 X 线，超声心动图表现。必要时经右心导管直接测定肺动脉及右心压力。除外由心、肺疾患诱发的继发性肺动脉高压后，才能诊断本病。

六、治疗

因特发性肺动脉高压的病因不明，治疗主要针对血管收缩、内膜损伤、血栓形成及心功能不全等方面进行，旨在恢复肺血管的张力、阻力和压力，改善心功能，增加心排出量，提高生活质量。

IPAH 是一种进展性疾病。治疗主要针对血管收缩、内膜损伤、血栓形成及心功能衰竭等方面，旨在降低肺血管阻力和压力，改善心功能，增加心排血量，改善症状及预后。

1. 肺动脉高压治疗

根据心功能分级和急性血管反应试验制定阶梯治疗方案。急性血管反应试验阳性者，可给予口服钙通道阻滞剂、吸氧、抗凝、改善功能等一般治疗。血管反应试验阴性者，除了一般治疗外，按照功能分级分别治疗。心功能 Ⅱ 级可给予内皮素受体拮抗剂如波生坦或安立生坦. 或磷酸二酯酶 5 抑制剂如西地那非治疗；心功能 Ⅲ 级给予内皮素受体拮抗剂、磷酸二酯酶 5- 抑制剂或前列环素及其类似物治疗；心功能 Ⅳ 级应长期静脉应用前列环素及其类似物或内皮素受体拮抗剂、磷酸二酯酶 5- 抑制剂，必要时予以联合治疗。如病情没有改善或恶化，行外科手术治疗。

2. 外科手术治疗

①经皮球囊房间隔造口术，作为肺移植治疗前的过渡治疗。②肺移植和心肺联合移植，其 5 年生存率 40% ~ 50%。

第三节　肺源性心脏病

肺源性心脏病（cor pulmonale，简称肺心病）是指由支气管－肺组织、胸廓或肺血管病变致肺血管阻力增加，产生肺动脉高压，继而右心室结构或（和）功能改变的疾病。根据起病缓急和病程长短，可分为急性和慢性肺心病两类。临床上以后者多见。本节论述慢性肺源性心脏病。急性肺心病常见于急性大面积肺栓塞。

慢性肺源性心脏病（chronic pulmonany heart disease），简称慢性肺心病（chronic cor pulmonale），是由肺组织、肺血管或胸廓的慢性病变引起肺组织结构和（或）功能异常，产生肺血管阻力增加，肺动脉压力增高，使右心室扩张或（和）肥厚，伴或不伴右心功能衰竭的心脏病，并排除先天性心脏病和左心病变引起者。

一、流行病学

慢性肺心病是我国呼吸系统的一种常见病。我国在 20 世纪 70 年代的普查结果表明，>14 岁人群慢性肺心病的患病率为 4.8‰。1992 年在北京、湖北、辽宁农村调查 102 230 例居民的慢性肺心病患病率为 4.4‰，其中 ≥ 15 岁人群的患病率为 6.7‰。虽然调查对象、方法不完全相同，但总的说明患病率仍然居高。

慢性肺心病的患病率存在地区差异，东北、西北、华北患病率高于南方地区，农村患病率高于城市，并随年龄增高而增加。吸烟者比不吸烟者患病率明显增多，男女无明显差异。冬、春季节和气候骤然变化时，易出现急性发作。

二、病因

按原发病的不同部位，可分为三类：

（一）支气管、肺疾病

以慢性阻塞性肺疾病（COPD）最为多见，占 80% ~ 90%，其次为支气管哮喘、支气管扩张、重症肺结核、肺尘埃沉着症、结节病、间质性肺炎、过敏性肺泡炎、嗜酸性肉芽肿、药物相关性肺疾病等。

（二）胸廓运动障碍性疾病

较少见，严重的脊椎后凸、侧凸、脊椎结核、类风湿关节炎、胸膜广泛粘连及胸廓成形术后造成的严重胸廓或脊椎畸形，以及神经肌肉疾患如脊髓灰质炎，均可引起胸廓活动受限、肺受压、支气管扭曲或变形，导致肺功能受损。气道引流不畅，肺部反复感染，并发肺气肿或纤维化。

（三）肺血管疾病

慢性血栓栓塞性肺动脉高压、肺小动脉炎、累及肺动脉的过敏性肉芽肿病（allergic granulomatosis），以及原因不明的原发性肺动脉高压，均可使肺动脉狭窄、阻塞，引起肺血管阻力增加、肺动脉高压和右心室负荷加重，发展成慢性肺心病。

（四）其他

原发性肺泡通气不足及先天性口咽畸形、睡眠呼吸暂停低通气综合征等均可产生低氧血症，引起肺血管收缩，导致肺动脉高压，发展成慢性肺心病。

三、发病机制和病理

引起右心室扩大、肥厚的因素很多。但先决条件是肺功能和结构的不可逆性改变，发生反复的气道感染和低氧血症，导致一系列体液因子和肺血管的变化，使肺血管阻力增加，肺动脉血管的结构重塑，产生肺动脉高压。

（一）肺动脉高压的形成

1. 肺血管阻力增加的功能性因素

缺氧、高碳酸血症和呼吸性酸中毒使肺血管收缩、痉挛，其中缺氧是肺动脉高压形成最重要的因素。引起缺氧性肺血管收缩的原因很多，现认为体液因素在缺氧性肺血管收缩中占重要地位。缺氧时收缩血管的活性物质增多，使肺血管收缩，血管阻力增加，特别受重视的是花生四烯酸环氧化酶产物前列腺素和脂氧化酶产物白三烯。白三烯、5- 羟色胺（5-HT）、血管紧张素Ⅱ、血小板活化因子（PAF）等起收缩血管的作用。内皮源性舒张因子（EDRF）和内皮源性收缩因子（EDCF）的平衡失调，在缺氧性肺血管收缩中也起一定作用。

缺氧使平滑肌细胞膜对 Ca^{2+} 的通透性增加，细胞内 Ca^{2+} 含量增高，肌肉兴奋 – 收缩偶联效应增强，直接使肺血管平滑肌收缩。

高碳酸血症时，由于 H^+ 产生过多，使血管对缺氧的收缩敏感性增强，致肺动脉压增高。

2. 肺血管阻力增加的解剖学因素

解剖学因素系指肺血管解剖结构的变化，形成肺循环血流动力学障碍。主要原因是：

①长期反复发作的慢性阻塞性肺疾病及支气管周围炎，可累及邻近肺小动脉，引起血管炎，管壁增厚、管腔狭窄或纤维化，甚至完全闭塞，使肺血管阻力增加，产生肺动脉高压。

②随肺气肿的加重，肺泡内压增高，压迫肺泡毛细血管，造成毛细血管管腔狭窄或闭塞。肺泡壁破裂造成毛细血管网的毁损，肺泡毛细血管床减损超过 70% 时肺循环阻力增大。

③肺血管重塑：慢性缺氧使肺血管收缩，管壁张力增高，同时缺氧时肺内产生多种生长因子（如多肽生长因子），可直接刺激管壁平滑肌细胞、内膜弹力纤维及胶原纤维增生。

④血栓形成：尸检发现，部分慢性肺心病急性发作期患者存在多发性肺微小动脉原位血栓形成，引起肺血管阻力增加，加重肺动脉高压。

此外，肺血管性疾病、肺间质疾病、神经肌肉疾病等皆可引起肺血管的病理改变，使血管腔狭窄、闭塞，肺血管阻力增加，发展成肺动脉高压。

在慢性肺心病肺动脉高压的发生机制中，功能性因素较解剖学因素更为重要。在急性加重期经过治疗，缺氧和高碳酸血症得到纠正后，肺动脉压可明显降低，部分患者甚至可恢复到正常范围。

3. 血液黏稠度增加和血容量增多

慢性缺氧产生继发性红细胞增多，血液黏稠度增加。缺氧可使醛固酮增加，使水、钠潴留；缺氧使肾小动脉收缩，肾血流减少也加重水、钠潴留，血容量增多。血液黏稠度增加和血容量增多，更使肺动脉压升高。

（二）心脏病变和心力衰竭

肺循环阻力增加时，右心发挥其代偿功能，以克服肺动脉压升高的阻力而发生右心室肥厚。肺动脉高压早期，右心室尚能代偿，舒张末期压仍正常。随着病情的进展，特别是急性加重期，肺动脉压持续升高，超过右心室的代偿能力，右心失代偿，右心排出量下降，右心室收缩末期残留血量增加，舒张末压增高，促使右心室扩大和右心室功能衰竭。

慢性肺心病除发现右心室改变外，也有少数可见左心室肥厚。由于缺氧、高碳酸血症、酸中毒、相对血流量增多等因素，使左心负荷加重。如病情进展，则可发生左心室肥厚，甚至导致左心衰竭。

（三）其他重要器官的损害

缺氧和高碳酸血症除影响心脏外，尚导致其他重要器官如脑、肝、肾、胃肠及内分泌系统、血液系统等发生病理改变，引起多器官的功能损害。

四、临床表现

本病发展缓慢，临床上除原有肺、胸疾病的各种症状和体征外，主要是逐步出现肺、心功能衰竭以及其他器官损害的征象。按其功能的代偿期与失代偿期进行分述。

（一）肺、心功能代偿期

①症状

咳嗽、咳痰、气促，活动后可有心悸、呼吸困难、乏力和劳动耐力下降。急性感染可使上述症状加重。少有胸痛或咯血。

②体征

可有不同程度的发绀和肺气肿体征。偶有干、湿性啰音，心音遥远，P2>A2，三尖瓣区可出现收缩期杂音或剑突下心脏搏动增强，提示有右心室肥厚。部分患者因肺气肿使胸膜腔内压升高，阻碍腔静脉回流，可有颈静脉充盈。此期肝界下移是膈下降所至。

（二）肺、心功能失代偿期

1. 呼吸衰竭

①症状：呼吸困难加重，夜间为甚，常有头痛、失眠、食欲下降，但白天嗜睡，甚至出现表情淡漠、神志恍惚、谵妄等肺性脑病的表现。

②体征：明显发绀，球结膜充血、水肿，严重时可有视网膜血管扩张、视盘水肿等颅内压升高的表现。腱反射减弱或消失，出现病理反射。因高碳酸血症可出现周围血管扩张的表现，如皮肤潮红、多汗。

2. 右心衰竭

①症状：气促更明显，心悸、食欲不振、腹胀、恶心等。

②体征：发绀更明显，颈静脉怒张，心率增快，可出现心律失常，剑突下可闻及收缩期杂音，甚至出现舒张期杂音。肝大且有压痛，肝颈静脉回流征阳性，下肢水肿，重者可有腹水。少数患者可出现肺水肿及全心衰竭的体征。

五、实验室和其他检查

（一）X线检查

除肺、胸基础疾病及急性肺部感染的特征外，尚有肺动脉高压征，如右下肺动脉干扩张，其横径 ≥ 15 mm；其横径与气管横径比值 ≥ 1.07；肺动脉段明显突出或其高度 ≥ 3 mm；中央动脉扩张，外周血管纤细，形成"残根"征；右心室增大征，皆为诊断慢性肺心病的主要依据。个别患者心力衰竭控制后可见心影有所缩小。

（二）心电图检查

主要表现有右心室肥大改变，如电轴右偏、额面平均电轴 ≥ +90、重度顺钟向转位、$RV_1 + SV_5 ≥ 1.05$ mV 及肺型 P 波。也可见右束支传导阻滞及低电压图形，可作为诊断慢性肺心病的参考条件。在 V_1、V_2 甚至延至 V_3，可出现酷似陈旧性心肌梗死图形的 QS 波，应注意鉴别。

（三）超声心动图检查

通过测定度右心室流出道内径（≥ 30 mm），右心室内径（≥ 20 mm）、右心室前壁的厚度，右心室内径比值（< 2）、右肺动脉内径或肺动脉干及右心房增大等指标，可诊断慢性肺心病。

（四）血气分析

慢性肺心病肺功能失代偿期可出现低氧血症或合并高碳酸血症，当 $PaO_2 < 60$ mmHg、$PaCO_2 > 50$ mmHg 时，表示有呼吸衰竭。

（五）血液检查

红细胞及血红蛋白可升高。全血黏度及血浆黏度可增加，红细胞电泳时间常延长；合并感染时白细胞总数增高，中性粒细胞增加。部分患者血清学检查可有肾功能或肝功能改变；血清钾、钠、氯、钙、镁均可有变化。

（六）其他

肺功能检查对早期或缓解期慢性肺心病患者有意义。痰细菌学检查对急性加重期慢性肺心病可以指导抗生素的选用。

六、诊断

根据患者有慢性支气管炎、肺气肿、其他胸肺疾病或肺血管病变，并已引起肺动脉高压、右心室增大或右心功能不全，如 P2>A2、颈静脉怒张、肝大压痛、肝颈静脉反流征阳性、下肢水肿及体静脉压升高等，心电图、X线胸片、超声心动图有右心增大肥厚的征象，可以做出诊断。

七、鉴别诊断

本病须与下列疾病相鉴别：

（一）冠状动脉粥样硬化性心脏病（冠心病）

慢性肺心病与冠心病均多见于老年人，有许多相似之处，而且常有两病共存。冠心病有典型的心绞痛、心肌梗死病史或心电图表现，若有左心衰竭的发作史、原发性高血压、高脂血症、糖尿病史，则更有助鉴别。体检、X线、心电图、超声心动图检查呈左心室肥厚为主的征象，可资鉴别。慢性肺心病合并冠心病时鉴别有较多困难，应详细询问病史，并结合体格检查和有关心、肺功能检查加以鉴别。

（二）风湿性心脏病

风湿性心脏病的三尖瓣疾患，应与慢性肺心病的相对三尖瓣关闭不全相鉴别。前者往往有风湿性关节炎和心肌炎病史，其他瓣膜如二尖瓣、主动脉瓣常有病变，X线、心电图、超声心动图有特殊表现。

（三）原发性心肌病

本病多为全心增大，无慢性呼吸道疾病史，无肺动脉高压的X线表现等。

八、治疗

（一）急性加重期

积极控制感染；通畅呼吸道，改善呼吸功能；纠正缺氧和二氧化碳潴留；控制呼吸和心力衰竭；积极处理并发症。

1. 控制感染

参考痰菌培养及药敏试验选择抗生素。在还没有培养结果前，根据感染的环境及痰涂片革兰染色选用抗生素；社区获得性感染以革兰阳性菌占多数，医院感染则以革兰阴性菌为主。或选用二者兼顾的抗生素。常用的有青霉素类、氨基糖苷类、喹诺酮类及头孢菌素类抗感染药物，且必须注意可能继发真菌感染。

2. 氧疗

通畅呼吸道，纠正缺氧和二氧化碳潴留，可用鼻导管吸氧或面罩给氧。

3. 控制心力衰竭

慢性肺心病心力衰竭的治疗与其他心脏病心力衰竭的治疗有其不同之处，因为慢性肺心病患者一般在积极控制感染、改善呼吸功能后心力衰竭便能得到改善，患者尿量增多，水肿消退，不需加用利尿药。但对治疗无效的重症患者，可适当选用利尿药、正性肌力药或扩血管药物。

①利尿药：有减少血容量、减轻右心负荷、消除水肿的作用。原则上宜选用作用轻的利尿药，小剂量使用。如氢氯噻嗪25 mg，1～3次/日，一般不超过4天；尿量多时需加用10%氯化钾10 mL，3次/日，或用保钾利尿药，如氨苯蝶啶50～100 mg，1～3次/日。重度而急需行利尿的患者可用呋塞米（furosemide）20 mg，肌注或口服。利尿药应用后可出现低钾、低氯性碱中毒，痰液黏稠不易排痰和血液浓缩，应注意预防。

②正性肌力药：慢性肺心病患者由于慢性缺氧及感染，对洋地黄类药物的耐受性很低，疗效较差，且易发生心律失常。正性肌力药的剂量宜小，一般约为常规剂量的1/2或2/3量，同时选用作用快、排泄快的洋地黄类药物，如毒毛花苷K 0.125～0.25 mg，或毛花苷丙0.2～0.4 mg加于10%葡萄糖液内静脉缓慢注射。用药前应注意纠正缺氧，防治低钾血症，以免发生药物毒性反应。低氧血症、感染等均可使心率增快，故不宜以心率作为衡量洋地黄类药物的应用和疗效考核指征。应用指征是：a.感染已被控制、呼吸功能已改善、用利尿药后有反复水肿的心力衰竭患者；b.以右心衰竭为主要表现而无明显感染的患者；c.合并急性左心衰竭的患者。

③血管扩张药：血管扩张药可减轻心脏前、后负荷，降低心肌耗氧量，增加心肌收缩力，对部分顽固性心力衰竭有一定效果，但并不像治疗其他心脏病那样效果明显。血管扩张药在扩张肺动脉的同时也扩张体动脉，往往造成体循环血压下降，反射性产生心率增快、氧分压下降、二氧化碳分压上升等不良反应。因而限制了血管扩张药在慢性肺心病的临床应用。钙拮抗剂、一氧化氮（NO）、川芎嗪等有一定的降低肺动脉压效果。

4. 控制心律失常

一般经过治疗慢性肺心病的感染、缺氧后，心律失常可自行消失。如果持续存在可根据心律失常的类型选用药物。

5. 抗凝治疗

应用普通肝素或低分子肝素防止肺微小动脉原位血栓形成。

6. 加强护理工作

因病情复杂多变，必须严密观察病情变化，宜加强心肺功能的监护。翻身、拍背排出呼吸道分泌物，是改善通气功能的一项有效措施。

（二）缓解期

原则上采用中西医结合综合治疗措施，目的是增强患者的免疫功能，去除诱发因素，减少或避免急性加重期的发生，希望使肺、心功能得到部分或全部恢复，如长期家庭氧疗、调整免疫功能等。慢性肺心病患者多数有营养不良，营养疗法有利于增强呼吸肌力，改善缺氧。

九、并发症

（一）肺性脑病

是由于呼吸功能衰竭所致缺氧、二氧化碳潴留而引起精神障碍、神经系统症状的一种综合征。但必须除外脑动脉硬化、严重电解质紊乱、单纯性碱中毒、感染中毒性脑病等。肺性脑病是慢性肺心病死亡的首要原因，应积极防治。

（二）酸碱失衡及电解质紊乱

慢性肺心病出现呼吸衰竭时，由于缺氧和二氧化碳潴留，当机体发挥最大限度代偿能力仍不能保持体内平衡时，可发生各种不同类型的酸碱失衡及电解质紊乱，使呼吸衰竭、心力衰竭、心律失常的病情更为恶化，对患者的预后有重要影响。应进行严密监测，并认真判断酸碱失衡及电解质紊乱的具体类别及时采取处理措施。

（三）心律失常

多表现为房性期前收缩及阵发性室上性心动过速，其中以紊乱性房性心动过速最具特征性。也可有心房扑动及心房颤动。少数病例由于急性严重心肌缺氧，可出现心室颤动以至心脏骤停。应注意与洋地黄中毒等引起的心律失常相鉴别。

（四）休克

慢性肺心病休克并不多见，一旦发生，预后不良。发生原因有严重感染、失血（多由上消化道出血所致）和严重心力衰竭或心律失常。

（五）弥散性血管内凝血（DIC）

十、预后

慢性肺心病常反复急性加重，随肺功能的损害病情逐渐加重，多数预后不良，病死率在 10% ~ 15%，但经积极治疗可以延长寿命，提高患者生活质量。

十一、预防

主要是防治引起本病的支气管、肺和肺血管等基础疾病。

①积极采取各种措施，广泛宣传提倡戒烟，必要时辅以有效的戒烟药，使全民吸烟率逐步下降。

②积极防治原发病的诱发因素，如呼吸道感染，避免各种变应原、有害气体、粉尘吸入等。

③开展多种形式的群众性体育活动和卫生宣教，普及人群的疾病防治知识，增强抗病能力。

微信扫码
◆ 临床科研
◆ 医学前沿
◆ 临床资讯
◆ 临床笔记

第十章　胸膜疾病

第一节　胸腔积液

胸膜腔是位于肺和胸壁之间的一个潜在的腔隙。在正常情况下脏层胸膜和壁层胸膜表面上有一层很薄的液体，在呼吸运动时起润滑作用。胸膜腔和其中的液体并非处于静止状态，在每一次呼吸周期中胸膜腔形状和压力均有很大变化，使胸腔内液体持续滤出和吸收，并处于动态平衡。任何因素使胸膜腔内液体形成过快或吸收过缓，即产生胸腔积液（pleural effusion，简称胸水）。

一、胸水循环机制

实际上是胸膜腔积液。正常人胸膜腔内有 3 ~ 15 mL 液体，在呼吸运动时起润滑作用，但胸膜腔中的积液量并非固定不变。即使是正常人，每 24 小时亦有 500 ~ 1000 mL 的液体形成与吸收。胸膜腔内液体自毛细血管的静脉端再吸收，其余的液体由淋巴系统回收至血液，滤过与吸收处于动态平衡。若由于全身或局部病变破坏了此种动态平衡，致使胸膜腔内液体形成过快或吸收过缓，临床产生胸腔积液（简称胸液）。胸腔积液是指任何理原因使其产生增多或吸收减少，胸腔内的液体超出正常范围的一种病理改变。胸腔积液分渗出液和漏出液两种。胸腔积液是指液体不正常地积聚在胸膜腔内，压迫周围的肺组织，影响呼吸功能。在解剖学上，胸膜腔是指在肺与胸壁之间的潜在腔隙医学上专用的定义是指脏层胸膜（覆盖在肺表面的一层膜）与壁层胸膜（覆盖在胸壁内面的一层膜）间的空隙。正常情况下，胸膜腔处于负压状态，只含有少量的浆液，起润滑的作用。根据胸腔积液的液体性质的不同，主要可以分为以下几类：浆液、血液（血胸）、脂性（乳糜胸）、脓性（脓胸）。

二、病因和发病机制

胸腔积液是常见的内科问题，肺、胸膜和肺外疾病均可引起。临床上常见的病因和发病机制有：
①胸膜毛细血管内静水压增高。
②胸膜毛细血管通透性增加。
③胸膜毛细血管内胶体渗透压降低。
④壁层胸膜淋巴引流障碍癌症。
⑤损伤所致胸腔内出血。
⑥医源性胸腔积液。

三、分类

1. 漏出液

由充血性心力衰竭、肝病、低蛋白血症和肺栓塞等引起。

2. 变更漏出液

由于肺扭转、膈疝、肝箍闭、充血性心力衰竭或未脱落肿瘤阻塞淋巴回流引起。变更漏出液中中性粒细胞、间皮细胞和红细胞比漏出液中多，蛋白和比重增大。

3. 渗出液

分腐败性和非腐败性渗出液两种。腐败性渗出液由于外伤或穿孔，使细菌、真菌、病毒、生虫等进入胸腔引起；非腐败性渗出液见猫传染性腹膜炎、胰腺炎尿毒症、肺叶扭转和新生瘤等。

4. 肿瘤性积液

见于猫胸腺淋巴肉瘤年轻犬胸腔间皮瘤、老年动物转移性癌和腺癌、血管肉瘤、心脏肿肿瘤等，引起的是非腐败性渗出液。

5. 乳糜性积液

也称乳糜胸，见于先天性胸导管异常、胸导管肿瘤和栓塞。猫心肌病或长期胸积液，由于细胞破碎，可引起假乳糜胸。

6. 胸腔积血

见于外伤、双香豆素中毒等。

四、临床表现

（一）症状

详细描述年龄、病史、症状及体征对诊断均有参考价值。结核性胸膜炎多见于青年人，常有发热。中年以上患者应警惕由肺癌所致的胸膜转移。炎性积液多为渗出性，常伴有胸痛及发热。由心力衰竭所致胸腔积液为漏出液。肝脓肿所伴右侧胸腔积液可为反应性胸膜炎，亦可为脓胸。积液量少于 0.3 L 时症状多不明显；若超过 0.5 L，患者渐感胸闷。局部叩诊浊音，呼吸音降低。积液量增多后，两层胸膜隔开，不再随呼吸摩擦，胸痛亦渐缓解，但呼吸困难亦渐加剧；大量积液时纵隔脏器受压，心悸及呼吸困难更加明显。

（二）体征

与积液量有关。少量积液时，可无明显体征，或可触及胸膜摩擦感及闻及胸膜摩擦音。中至大量积液时，患侧胸廓饱满，触觉语颤减弱，局部叩诊浊音，呼吸音减低或消失。可伴有气管、纵隔向健侧移位。肺外疾病如胰腺炎和类风湿关节炎等，引起的胸腔积液多有原发病的体征。

五、实验室和特殊检查

（一）诊断性胸腔

穿刺和胸水检查对明确积液性质及病因诊断均至关重要，大多数积液的原因通过胸水分析可确定。疑为渗出液必须作胸腔穿刺，如有漏出液病因则避免胸腔穿刺。不能确定时也应做胸腔穿刺抽液检查。

1. 外观

漏出液透明清亮，静置不凝固，比重 <1.016 ~ 1.018。渗出液多呈草黄色，稍混浊，易有凝块，比重 >1.018。血性胸水呈洗肉水样或静脉血样，多见于肿瘤、结核和肺栓塞。乳状胸水多为乳糜胸。巧克力色胸水考虑阿米巴肝脓肿破溃入胸腔的可能。黑色胸水可能为曲霉感染。黄绿色胸水见于类风湿关节炎。厌氧菌感染胸水常有臭味。

2. 细胞

胸膜炎症时，胸水中可见各种炎症细胞及增生与退化的间皮细胞。漏出液细胞数常少于 $100 \times 10^6/L$，以淋巴细胞与间皮细胞为主。渗出液的白细胞常超过 $500 \times 10^6/L$。脓胸时白细胞多达 $10\,000 \times 10^6/L$ 以上。

中性粒细胞增多时提示为急性炎症：淋巴细胞为主则多为结核性或肿瘤性；寄生虫感染或结缔组织病时嗜酸性粒细胞常增多。胸水中红细胞超过 $5 \times 10^9/L$ 时，可呈淡红色，多由恶性肿瘤或结核所致。胸腔穿刺损伤血管亦可引起血性胸水，应谨慎鉴别。红细胞超过 $100 \times 10^9/L$ 时应考虑创伤、肿瘤或肺梗死。血细胞比容 > 外周血血细胞比容 50% 以上时为血胸。

恶性胸水中有 40% ～ 90% 可查到恶性肿瘤细胞，反复多次检查可提高检出率。胸水标本有凝块应固定及切片行组织学检查。胸水中恶性肿瘤细胞常有核增大且大小不一、核畸变、核深染、核浆比例失常及异常有丝核分裂等特点，应注意鉴别。胸水中间皮细胞常有变形，易误认为肿瘤细胞。结核性胸水中间皮细胞常低于 5%。

3. pH 和葡萄糖

正常胸水 pH 接近 7.6。pH 降低可见于不同原因的胸腔积液，脓胸、食管破裂、类风湿性积液 pH 常降低，如 PH<7.0 者仅见于脓胸以及食管破裂所致胸腔积液。结核性和恶性积液也可降低。

正常胸水中葡萄糖含量与血中含量相近。漏出液与大多数渗出液葡萄糖含量正常；而脓胸、类风湿关节炎、系统性红斑狼疮、结核和恶性胸腔积液中含量可 <3.3 mmol/L。若胸膜病变范围较广，使葡萄糖及酸性代谢物难以透过胸膜，葡萄糖和 pH 均较低，提示肿瘤广泛浸润，其胸水肿瘤细胞发现率高，胸膜活检阳性率高，胸膜固定术效果差，患者存活时间亦短。

4. 病原体

胸水涂片查找细菌及培养，有助于病原诊断。结核性胸膜炎胸水沉淀后作结核菌培养，阳性率仅20%，巧克力色胸水应镜检阿米巴滋养体。

5. 蛋白质

渗出液的蛋白含量较高（>30 g/L），胸水 / 血清比值大于 0.5。漏出液蛋白含量较低（＜30 g/L），以清蛋白为主，粘蛋白试验（Rivalta 试验）阴性。

6. 类脂

乳糜胸的胸水呈乳状混浊，离心后不沉淀，苏丹Ⅲ染成红色；甘油三酯含量 >1.24 mmol/L，胆固醇不高，脂蛋白电泳可显示乳糜微粒，多见于胸导管破裂。假性乳糜胸的胸水呈淡黄或暗褐色，含有胆固醇结晶及大量退变细胞（淋巴细胞、红细胞），胆固醇多大于 5.18 mmol/L，甘油三酯含量正常。与陈旧性积液胆固醇积聚有关，见于陈旧性结核性胸膜炎、恶性胸水、肝硬化和类风湿性关节炎胸腔积液等。

7. 酶

渗出液乳酸脱氢酶（LDH）含量增高，大于 200 U/L，且胸水 / 血清 LDH 比值大于 0.6。LDH 活性是反映胸膜炎症程度的指标，其值越高，表明炎症越明显。LDH>500 U/L 常提示为恶性肿瘤或胸水已并发细菌感染。

胸水淀粉酶升高可见于急性胰腺炎、恶性肿瘤等。急性胰腺炎伴胸腔积液时，淀粉酶溢漏致使该酶在胸水中含量高于血清中含量。部分患者胸痛剧烈、呼吸困难，可能掩盖其腹部症状，此时胸水淀粉酶已升高，临床诊断应予注意。淀粉酶同工酶测定有助于肿瘤的诊断，如唾液型淀粉酶升高而非食管破裂，则恶性肿瘤可能性极大。

腺苷脱氨酶（ADA）在淋巴细胞内含量较高。结核性胸膜炎时，因细胞免疫受刺激，淋巴细胞明显增多，故胸水中 ADA 多高于 45 U/L。其诊断结核性胸膜炎的敏感度较高。HIV 合并结核患者 ADA 不升高。

8. 免疫学检查

结核性胸膜炎胸水 r 干扰素多大于 200 pg/mL。系统性红斑狼疮及类风湿关节炎引起的胸腔积液中补体 C3、C4 成分降低，且免疫复合物的含量增高。系统性红斑狼疮胸水中抗核抗体滴度可达 1：160 以上。

9. 肿瘤标志物

癌胚抗原（CEA）在恶性胸水中早期即可升高，且比血清更显著。若胸水 CEA>20 ug/L 或胸水 / 血清 CEA>1，常提示为恶性胸水，其敏感性 40% ～ 60%，特异性 70% ～ 88%。胸水端粒酶测定与 CEA 相比，其敏感性和特异性均大于 90%，近年还开展许多肿瘤标志物检测，如糖链肿瘤相关抗原、细胞角蛋白 19片段、神经元特异烯醇酶等，可作为鉴别诊断的参考。联合检测多种标志物，可提高阳性检出率。

（二）X 线检查

其改变与积液量和是否有包裹或粘连有关。极小量的游离性胸腔积液，胸部 X 线仅见肋膈角变钝；积液量增多时显示有向外侧、向上的弧形上缘的积液影。平卧时积液散开，使整个肺野透亮度降低。大量积液时患侧胸部致密影，气管和纵隔推向健侧。液气胸时有气液平面。积液时常遮盖肺内原发病灶，故复查胸片应在抽液后，可发现肺部肿瘤或其他病变。包裹性积液不随体位改变而变动，边缘光滑饱满，多局限于叶间或肺与膈之间。肺底积液可仅有膈肌升高或形状的改变。CT 检查可显示少量的胸腔积液、肺内病变、胸膜间皮瘤、胸内转移性肿瘤、纵隔和气管旁淋巴结等病变，有助于病因诊断。CT 扫描诊断胸腔积液的准确性，在于能正确鉴别支气管肺癌的胸膜侵犯或广泛转移，良性或恶性胸膜增厚，对恶性胸腔积液的病因诊断、肺癌分期与选择治疗方案至关重要。

（三）超声检查

超声探测胸腔积液的灵敏度高，定位准确。临床用于估计胸腔积液的深度和积液量，协助胸腔穿刺定位。B 超引导下胸腔穿刺用于包裹性和少量的胸腔积液。

（四）胸膜活检

经皮闭式胸膜活检对胸腔积液病因诊断有重要意义，可发现肿瘤、结核和其他胸膜肉芽肿性病变。拟诊结核病时，活检标本除做病理检查外，还应作结核菌培养。胸膜针刺活检具有简单、易行、损伤性较小的优点，阳性诊断率为 40% ~ 75%。CT 或 B 超引导下活检可提高成功率。脓胸或有出血倾向者不宜作胸膜活检。如活检证实为恶性胸膜间皮瘤，1 个月内应对活检部位行放射治疗。

（五）胸腔镜或开胸活检

对上述检查不能确诊者，必要时可经胸腔镜或剖胸直视下活检。由于胸膜转移性肿瘤 87% 在脏层，47% 在壁层，故此项检查有积极的意义。胸腔镜检查对恶性胸腔积液的病因诊断率最高，可达 70% ~ 100%，为拟定治疗方案提供依据。通过胸腔镜能全面检查胸膜腔，观察病变形态特征、分布范围及邻近器官受累情况，且可在直视下多处活检，故诊断率较高，肿瘤临床分期亦较准确。临床上有少数胸腔积液的病因虽经上述诸种检查仍难以确定，如无特殊禁忌，可考虑剖胸探查。

（六）支气管镜

对有咯血或疑有气道阻塞者可行此项检查。

六、诊断与鉴别诊断

诊断要点

1. 病因

①感染性如结核性胸膜炎。化脓性胸膜炎、阿米性脓胸。

②肿瘤性如肺癌、乳腺癌、胸膜转移癌、胸膜间皮瘤等。

③结缔组织与变态反应疾病如风湿、类风湿、系统性红斑狼疮等。

④充血性心力衰竭、肾病综合征、肝硬化及胸部外伤等。

2. 症状

少量胸腔积液时常无明显症状，大量胸腔积液时患者可有气促、胸闷、心悸。

3. 体征

随着积液量的增加，体检可见患侧胸廓饱满，呼吸动度减弱，气管抽健侧移位，叩诊胸部呈浊音或实音，听诊呼吸音减弱或消失。

4. X 线检查

积液量 >300 mL 时可见肋膈角变钝，包裹性积液可呈圆形或梭形。

5. 超声波检查

可见肺部积液征。

6. CT 检查

可见佩量积液或积液所掩盖的病变。

7. 胸膜活检

病理学检查明确诊断。

胸腔穿刺。

（1）确定性质

①血性多见于癌、结核、外伤等。

②脓性多为脓胸可继发感染。

③乳糜性多为淋巴淤滞。

④渗出液常见于结核、炎症。

⑤漏出液考虑肾病、肝硬化、心力衰竭等。

（2）病原体检查

可行积液涂片和培养。

（3）酶学检查

积液 LDH>5 000 U/L 提示恶性肿瘤；腺苷酸脱氨酶、溶菌酶和血管紧张素转化酶在结核性积液时常增高，而肿瘤积液不一般不高。

（4）免疫学检查

结缔组织疾病性积液中补体减少；狼疮细胞胸液中更易发现。

恶性积液。

多为恶性肿瘤进展所致，是晚期恶性肿瘤常见病症，如肺癌伴有胸腔积液者已属晚期。影像学检查有助于了解肺内及纵隔淋巴结等病变范围。鉴于其胸液生长迅速且持续存在，常因大量积液的压迫引起严重呼吸困难，甚至导致死亡，故需反复胸腔穿刺抽液，但反复抽液可使蛋白丢失太多（1 L 胸液含蛋白 40 g），故治疗甚为棘手，效果不理想。为此，正确诊断恶性肿瘤及组织类型，及时进行合理有效治疗，对缓解症状、减轻痛苦、提高生存质量、延长生命有重要意义。

全身化疗对于部分小细胞肺癌所致胸腔积液有一定疗效。纵隔淋巴结有转移者可行局部放射治疗。在抽吸胸液后，胸腔内注入包括阿霉素、顺铂、氟尿嘧啶、丝裂霉素、硝卡芒芥、博来霉素等在内的抗肿瘤药物，是常用的治疗方法，有助于杀伤肿瘤细胞、减缓胸液的产生，并可以引起胸膜粘连。胸腔内注入生物免疫调节剂，是近年探索治疗恶性胸腔积液较为成功的方法，诸如短小棒状杆菌疫苗（CP）、IL-2、干扰素 β、干扰素 γ、淋巴因子激活的杀伤细胞（LAK 细胞）、肿瘤浸润性淋巴细胞（TIL）等，可抑制恶性肿瘤细胞、增强淋巴细胞局部浸润及活性，并使胸膜粘连。为闭锁胸膜腔，可用胸腔插管将胸液引流完后，注入胸膜粘连剂，如四环素、红霉素、滑石粉，使两层胸膜发生粘连，以避免胸液的再度形成，若同时注入少量利多卡因及地塞米松，可减轻疼痛及发热等不良反应。虽经上述多种治疗，恶性胸腔积液的预后不良。

七、鉴别诊断

胸液检查大致可确定积液性持。通常漏出液应寻找全身因素，渗出液除与胸膜本身病变关外，亦可能由全身性疾病引起，鉴别诊断应注意起病缓急，发热、衰弱、胸痛等全身性或肺、胸膜局部症状；呼吸困难、能否平卧、有无下肢水肿；有无腹水或腹部肿块、浅表淋巴结肿大、关节或皮肤病变等，并结合相应血象、X 线胸片、B 超、胸液、结核菌素试验等，以及必要时作胸膜活检综合分析。

胸腔积液的诊断时，应首先鉴别渗出液与漏出液。渗出性胸液最常见的病因为结核性胸膜炎，以年轻患者为多，结核菌素试验阳性，体检除胸腔积液体征外无重要发现，胸液呈草黄色，淋巴细胞为主，胸膜活检无特殊改变。若未经有效抗结核治疗，随访 5 年，约有 1/3 可能出现肺内或肺外结核病变。漏出性胸液可能与左心衰竭、低蛋白血症等有关。

结核性与恶性胸液常需认真鉴别，两者在临床上均较常见，但治疗与预后迥然不同。恶性肿瘤侵犯胸膜引起胸腔积液称为恶性胸液，胸液多呈血性、大量、增长迅速、pH<7.4，CEA 超过 10 ~ 15 μg/L，LDH>500 U/L，常由肺癌、乳腺癌转移至胸膜所致。结核性胸膜炎多有发热，pH 多低于 7.3，ADA 活性明显高于其他原因所致胸腔积液，CEA 及铁蛋白通常并不增高。若临床难以鉴别时，可予抗结核治疗，监测病情及随访化疗效果。老年结核性胸膜炎患者可无发热，结核菌素试验亦常阴性，应予注意。若试验阴性且抗结核化疗无效，仍应考虑由肿瘤所致，结合胸液脱落细胞检查、胸膜活检、胸部影像（CT、MRI）、纤支镜及胸腔镜等，有助于进一步鉴别。CT 扫描诊断胸腔积液的准确性，在于能正确鉴别支气管肺癌的胸膜侵犯或广泛转移，对恶性胸腔积液的病因诊断、肺癌分期与选择方案至关重要。MRI 在胸腔积液诊断方面，尤其在恶性胸腔积液的诊断上，可补充 CT 扫描的不足，其特征性显然优于 CT。胸膜针刺活检具有简单、易行、损伤性较少的优点，阳性诊断率为 40% ~ 75%。胸腔镜检查对恶性胸腔积液的病因诊断率最高，可达 70% ~ 100%，为拟定治疗方案提供证据。通过胸腔镜能全面检查胸膜腔，观察病变形态特征、分布范围及邻近器官受累情况，且可在直视下多处活检，故诊断率较高，肿瘤临床分期亦较准确。临床上有少数胸腔积液的病因虽经上述诸种检查仍难以确定，如无特殊禁忌，可考虑剖胸探查。

八、治疗

胸腔积液为胸部或全身疾病的一部分，病因治疗尤为重要。漏出液常在纠正病因后可吸收，其治疗参阅有关章节。

（一）结核性胸膜炎

1. 一般治疗

包括休息、营养支持和对症治疗。

2. 抽液治疗

由于结核性胸膜炎胸水蛋白含量高，容易引起胸膜粘连，原则上应尽快抽尽胸腔内积液或肋间插细管引流。可解除肺及心、血管受压，改善呼吸，使肺功能免受损伤。抽液后可减轻毒性症状，体温下降，有助于使被压迫的肺迅速复张。大量胸水者每周抽液 2 ~ 3 次，直至胸水完全消失。首次抽液不要超过 700 mL，以后每次抽液量不应超过 1 000 mL，过快、过多抽液可使胸腔压力骤降，发生复张后肺水肿或循环衰竭。表现为剧咳、气促、咳大量泡沫状痰，双肺满布湿啰音，PaO_2 下降，X 线显示肺水肿征。应立即吸氧，酌情应用糖皮质激素及利尿剂，控制液体入量，严密监测病情与酸碱平衡，有时需气管插管机械通气。若抽液时发生头晕、冷汗、心悸、面色苍白、脉细等表现应考虑"胸膜反应"，应立即停止抽液，使患者平卧，必要时皮下注射 0.1% 肾上腺素 0.5 mL，密切观察病情，注意血压变化，防止休克。一般情况下，抽胸水后，没必要胸腔内注入抗结核药物，但可注入链激酶等防止胸膜粘连。

3. 抗结核治疗

4. 糖皮质激素

疗效不肯定。有全身毒性症状严重、大量胸水者，在抗结核药物治疗的同时，可尝试加用泼尼松 30 mg/天，分 3 次口服。待体温正常、全身毒性症状减轻、胸水量明显减少时，即应逐渐减量以至停用。停药速度不宜过快，否则易出现反跳现象，一般疗程约 4 ~ 6 周。注意不良反应或结核播散，应慎重掌握适应证。

（二）类肺炎性胸腔积液和脓胸

前者一般积液量少，经有效的抗生素治疗后可吸收，积液多者应胸腔穿刺抽液，胸水 pH<7.2 应肋间插管引流。

脓胸治疗原则是控制感染、引流胸腔积液及促使肺复张，恢复肺功能。抗菌药物要足量，体温恢复正常后再持续用药 2 周以上，防止脓胸复发，急性期联合抗厌氧菌的药物，全身及胸腔内给药。引流是脓胸最基本的治疗方法，反复抽脓或闭式引流。可用 2% 碳酸氢钠或生理盐水反复冲洗胸腔，然后注入适量抗生素及链激酶，使脓液变稀便于引流。少数脓胸可采用肋间插管闭式引流。对有支气管胸膜瘘者不宜冲洗胸腔，以免引起细菌播散。慢性脓胸应改进原有的脓腔引流，也可考虑外科胸膜剥脱术等治疗。此外，一般支持治疗亦相当重要，应给予高能量、高蛋白及富含维生素的食物，纠正水电解质紊乱及维持酸碱平衡。

（三）恶性胸腔积液

包括原发病和胸腔积液的治疗。例如，部分小细胞肺癌所致胸腔积液全身化疗有一定疗效，纵隔淋巴结有转移者可行局部放射治疗。胸腔积液多为晚期恶性肿瘤常见并发症，其胸水生长迅速，常因大量积液的压迫引起严重呼吸困难，甚至导致死亡。常需反复胸腔穿刺抽液，但反复抽液可使蛋白丢失太多，效果不理想。可选择化学性胸膜固定术，在抽吸胸水或胸腔插管引流后，胸腔内注入博来霉素、顺铂、丝裂霉素等抗肿瘤药物，或胸膜粘连剂，如滑石粉等，可减缓胸水的产生。也可胸腔内注入生物免疫调节剂，如短小棒状杆菌疫苗、白介素 –2、干扰素、淋巴因子激活的杀伤细胞、肿瘤浸润性淋巴细胞等，可抑制恶性肿瘤细胞、增强淋巴细胞局部浸润及活性，并使胸膜粘连。此外，可胸腔内插管持续引流，目前多选用细管引流，具有创伤小、易固定、效果好、可随时向胸腔内注入药物等优点。对插管引流后肺仍不复张者，可行胸–腹腔分流术或胸膜切除术。虽经上述多种治疗，恶性胸腔积液的预后不良。

第二节　气胸

胸膜腔由胸膜壁层和脏层构成，是不含空气的密闭的潜在性腔隙。任何原因使胸膜破损，空气进入胸膜腔，称为气胸（pneumothorax）。此时胸膜腔内压力升高，甚至负压变成正压，使肺脏压缩，静脉回心血流受阻，产生不同程度的肺、心功能障碍。

根据有无原发疾病，自发性气胸可分为原发性和继发性气胸两种类型。

诱发气胸的因素为剧烈运动，咳嗽，提重物或上臂高举，举重运动，用力解大便等。当剧烈咳嗽或用力解大便时，肺泡内压力升高，致使原有病损或缺陷的肺组织破裂引起气胸。使用人工呼吸器，若送气压力太高，就可能发生气胸。据统计，有 50% ～ 60% 病例找不到明显诱因，有 6% 左右患者甚至在卧床休息时发病。

一、发病机制

常规 X 线检查，肺部无明显病变，但胸膜下（多在肺尖部）可有肺大疱，一旦破裂所形成的气胸称为特发性气胸，多见于瘦高体型的男性青壮年。非特异性炎症瘢痕或弹力纤维先天发育不良，可能是形成这种胸膜下肺大疱的原因。

自发性气胸常继发于基础肺部病变，如肺结核（病灶组织坏死；或者在愈合过程中，瘢痕使细支气管半阻塞形成的肺大疱破裂）、慢性阻塞性肺疾患（肺气肿泡内高压、破裂）、肺癌（细支气半阻塞，或是癌肿侵犯胸膜、阻塞性肺炎、继而脏层胸膜破裂）、肺脓肿、尘肺等。有时胸膜上具有异位子宫内膜，在月经期可以破裂而发生气胸（月经性气胸）。自发性气胸以继发于慢性阻塞性肺病和肺结核最为常见，其次是特发性气胸。脏层胸膜破裂或胸膜粘连带撕裂，其中血管破裂，可以形成自发性血气胸。航空、潜水作业而无适当防护措施时，从高压环境突然进入低压环境，以及持续正压人工呼吸加压过高等，均可发生气胸。抬举重物等用力动作，咳嗽、喷嚏、屏气或高喊大笑等常为气胸的诱因。

1. 原发性气胸

又称特发性气胸。它是指肺部常规 X 线检查未能发现明显病变的健康者所发生的气胸，好发于青年人，特别是男性瘦长者。根据国外文献报道，这种气胸占自发性气胸首位，而国内则以继发性气胸为主。

本病发生原因和病理机制尚未十分明确。大多数学者认为由于胸膜下微小泡（bleb）和肺大疱（bulla）的破裂所致。根据对特发性气胸患者肺大疱病理组织学检查发现，是以胸膜下非特异性炎症性瘢痕为基础，即细支气管周围非特异性炎症引起脏层胸膜和胸膜下的弹力纤维和胶原纤维增生而成瘢痕，可使邻近的肺泡壁弹性降低导致肺泡破裂，在胸膜下形成肺大疱。细支气管本身的非特异性炎症起着单向活瓣作用，从而使间质或肺泡产生气肿性改变而形成肺大疱。某些学者认为肺组织的先天性发育不全是肺大疱形成的原因。即由于弹力纤维先天性发育不良，而弹性低下，肺泡壁扩张形成大泡而破裂。Marfan 综合征（一种先天性遗传性结缔组织缺乏疾病）好发自发性气胸即是典型的例子。国外有家族性自发性气胸报道，宫氏报道 725 例自发性气胸中有 11 例家族史，木村报道同胞兄弟同时发生自发性气胸，可能意味着遗传因素的存在。

2. 继发性气胸

其产生机制是在其他肺部疾病的基础上，形成肺大疱或直接损伤胸膜所致。常为慢性阻塞性肺气肿或炎症后纤维病灶（如硅肺、慢性肺结核、弥漫性肺间质纤维化、囊性肺纤维化等）的基础上，细支气管炎症狭窄、扭曲，产生活瓣机制而形成肺大疱。肿大的气肿泡因营养、循环障碍而退行性变性。在咳嗽、打喷嚏或肺内压增高时，导致肺大疱破裂引起气胸。吴氏等报道的179例自发性气胸病因中，慢性支气管炎并发肺气肿者占首位（38.5%），其次为肺结核占17.3%，特发性气胸为13.4%（第3位）、金黄色葡萄球菌性肺炎为12.3%（第4位），余者为其他原因。

金黄色葡萄球菌、厌氧菌或革兰阴性杆菌等引起的化脓性肺炎、肺脓肿病灶破裂到胸腔，产生脓气胸。真菌或寄生虫等微生物感染胸膜、肺，浸润或穿破脏层胸膜引起气胸。支气管肺囊肿破裂等可并发气胸。此外，食管等邻近器官穿孔破入胸膜腔，应用正压人工通气．长时间使用糖皮质激素等也可引起气胸。近年来某些疾病引起的继发性气胸逐渐被人们所注意：

①肺癌，尤其是转移性肺癌，随着综合性治疗的进展，肺癌患者的生存期逐渐延长，继发于肺癌的气胸必将日渐增多；其发生率占肺癌者的4%（尤其多见于晚期小细胞性肺癌）。其产生原因是：肿瘤阻塞细支气管，导致局限性气肿；阻塞性肺炎进一步发展成肺化脓症，最后向胸腔破溃；肿瘤本身侵犯或破坏脏层胸膜。

②结节病，主要为第3期阶段，气胸发生率为2%～4%。由于后期纤维化导致胸膜下大泡形成或因肉芽肿病变直接侵犯胸膜所致。

③组织细胞增多症X：据报道其自发性气胸的发生率可达20%～43%，这与该病晚期发生明显的肺纤维化，最后导致"蜂窝肺"和形成肺大疱有关。

④肺淋巴管平滑肌瘤病（LAM）：据文献报道约有40%患者并发自发性气胸。Taylor报道32例LAM中，26例（81%）发生气胸。本病发生与体内雌激素变化有密切关系。由于支气管旁平滑肌增生可部分或完全阻塞气道，引起肺大疱、肺囊肿，最终导致破裂发生气胸。

⑤艾滋病：引起自发性气胸的发生率为2%～5%。Coker等报道298例艾滋病中气胸发生率为4%。其发生机制可能为：该病易侵犯胸膜肺组织，且易并发卡氏肺囊虫肺炎，后者对肺和胸膜具有破坏作用，导致气胸；位于肺巨噬细胞上的人类免疫缺陷病毒（HIV）的直接细胞毒效应引起弹性蛋白酶释放，导致肺气肿，形成肺大疱。

3. 特殊类型的气胸

（1）月经性气胸

即与月经周期有关的反复发作的气胸。本病于1958年首先由Maurer报道，并于1972年由Lillington正式命名为月经性气胸。其发生率仅占女性自发性气胸的0.9%，约占50岁以下女性气胸患者的5.6%。其发生原因主要与肺、胸膜或横膈的子宫内膜异位（endometriosis）有关。确切的发病机制至今未明。但人们提出一些理论试图解释本病的发生机制：①胸腔内子宫内膜异位学说：其理由是气胸发作和月经周期密切有关；许多病例发现在胸腔内有子宫内膜异位；本病右侧多见且和胸腔内子宫内膜异位位置是一致的；发病年龄在两者也是相同的。因胸腔有子宫内膜异位的存在，细支气管内子宫内膜病灶在经期时充血、肿胀，使管腔部分阻塞而形成"活瓣"作用，致使远端局限性充气过度导致胸膜破裂。但是也有不能解释的现象：因本病而开胸手术的病例未发现子宫内膜异位病灶者约75%；胸部子宫内膜异位症的患者常有胸腔积液，月经性咯血，而月经性气胸并不伴有咯血和胸腔积液，因此子宫内膜异位引起的月经性气胸只代表部分气胸的病因。②膈肌通道裂孔学说：从膈肌的胚胎发育和解剖生理来看，气体自腹腔进入胸腔的途径为：膈肌的先天性缺陷，如Morgagni孔和Bochdalek孔等；膈肌上正常的食管、主动脉及下腔静脉裂孔；膈肌先天性破裂。如膈肌异位子宫内膜脱落后形成裂孔，Meigs'综合征及肺结核患者气腹治疗后出现的气胸已经证实胸腹腔之间存在通路。但在男性中没有见到单因膈肌缺陷而发生自发性气胸者。国外曾发现1例自发性气胸伴气腹者，并试图通过放射性核素显像法来证明其胸腹间有交通，但结果不支持。上述资料进一步证实了女性特定的发病机制。在月经期间因有不均匀的子宫收缩可能使空气进入宫腔，并经输卵管到达腹腔。此时恰逢闭塞膈肌小孔的异位子宫内膜组织脱落，膈肌通道临时开放，在胸腔负压吸引泵的作用下将气体从膈肌裂孔吸入胸膜腔而发病；而非月经期时因黏液栓子封闭宫颈，阻断气体由生殖道进入胸腔。这种理论可解释本病许多临床征象，如做诊断性人工气腹者可诱发气胸；做输卵管结扎或子宫切除后气胸可治愈。然而具有膈肌子宫内膜异位症和缺损者少见，仅占19%，且不少病例经手术阻断膈肌通道后仍有复发，因此不能单用本理论作全面合理的解释。③ Kovarik 等理论：认为盆腔内的子宫内膜组织可能通过膈肌缺损或血流、淋巴途径播散到肺胸膜下形成病灶，并在月经期脱落造成肺内气体外漏而产生气胸。日本学者报道 1 例经开胸探查未见膈肌异常，而在破裂的肺大疱周围发现了子宫内膜组织，更加支持了本理论。④前列腺素（主要为前列腺素 F2a）水平升高与月经性气胸有关：前列腺素可调节肺血管和支气管平滑肌的舒缩功能。Rossi 认为本病是患者在月经期间血中前列腺素 F2a 水平上升，使支气管平滑肌收缩，气道内压力升高，促使肺泡及胸膜破裂形成气胸。且前列腺素 F2a 可引起子宫内膜坏死。但目前尚缺乏充足的证据。

（2）妊娠合并气胸

以生育期年轻女性为多。本病患者因每次妊娠而发生气胸。根据气胸出现的时间，可分为早期（妊娠 3 ~ 5 个月）和后期（妊娠 8 个月以上）两种，其发生机制尚不十分清楚。有人认为与肾上腺皮质激素水平的变化和胸廓顺应性改变有关。妊娠早期发生的气胸，有学者认为与肾上腺皮质激素水平下降有关文献报道患者平时尿中 17– 羟类固醇含量为 3.25 μmol/24 小时（1.18 mg/24 小时），而妊娠时则降至 2.125 μmol/24 小时（0.77 mg/24 小时）。但也有认为妊娠时肾上腺皮质功能亢进，从而抑制了结缔组织损伤后的修复而引起。对于妊娠后期发生的自发性气胸，可能与胸廓顺应性低下而导致胸腔内压升高有关。

（3）老年人自发性气胸

60 岁以上的人发生自发性气胸称为老年人自发性气胸。近年来，本病发病率有增高趋势，男性较女性多。大多数继发于慢性肺部疾患（约占 90% 以上），其中以慢性阻塞性肺部疾病占首位。发生机制尚不十分清楚，但可能在原有的慢性肺部疾病基础上，由于老年人全身组织和器官不断衰老，肺泡弹性降低，全身抵抗力减退，在一般的活动，甚至咳嗽、打喷嚏及屏气，大便时即可引起肺泡破裂导致气胸。

二、临床表现

气胸症状的轻重与有无肺基础疾病及功能状态、气胸发生的速度、胸膜腔内积气量及其压力大小三个因素有关。若原已存在严重肺功能减退，即使气胸量小，也可有明显的呼吸困难；年轻人即使肺压缩80% 以上，有的症状亦可以很轻。

（一）症状

患者常有持重物、屏气、剧烈运动等诱发因素.但也有在睡眠中发生气胸者,病人突感一侧胸痛、气急、憋气,可有咳嗽、但痰少,小量闭合性气胸先有气急,但数小时后逐渐平稳,X 线也不一定能显示肺压缩。若积气量较大者或者原来已有广泛肺部疾患,病人常不能平卧。如果侧卧,则被迫使气胸患侧在上,以减轻气急。病人呼吸困难程度与积气量的多寡以及原来肺内病变范围有关。当有胸膜粘连和肺功能减损时,即使小量局限性气胸也可能明显胸痛和气急。

张力性气胸由于胸腔内骤然升高,肺被压缩,纵隔移位,出现严重呼吸循环障碍,病人表情紧张、胸闷、甚至有心律失常,常挣扎坐起,烦躁不安,有发绀、冷汗、脉快、虚脱、甚至有呼吸衰竭、意识不清。

在原有严重哮喘或肺气肿基础上并发气胸时,气急、胸闷等症状有时不易觉察,要与原先症状仔细比较,并作胸部 X 线检查。体格显示气管多移向健侧,胸部有积气体征。

（二）体征

少量胸腔积气者,常无明显体征。积气量多时,患者胸廓饱满,肋间隙变宽,呼吸度减弱；语音震颤及语音共振减弱或消失。气管、心脏移向健侧。叩诊患侧呈鼓音。右侧气胸时可致肝浊音界下移。听诊患侧呼吸音减弱或消失。有液气胸时,则可闻及胸内振楣。血气胸如果失血过多,血压下降,甚至发生失血性休克。

三、影像学检查

X线胸片检查是诊断气胸的重要方法，可显示肺受压程度，肺内病变情况以及有无胸膜粘连、胸腔积液及纵隔移位等。气胸的典型X线表现为外凸弧形的细线条形阴影，称为气胸线，线外透亮度增高，无肺纹理，线内为压缩的肺组织。大量气胸时，肺脏向肺门回缩，呈圆球形阴影。大量气胸或张力性气胸常显示纵隔及心脏移向健侧。合并纵隔气肿在纵隔旁和心缘旁可见透光带。肺结核或肺部慢性炎症使胸膜多处粘连，发生气胸时，多呈局限性包裹，有时气胸互相通连。气胸若延及下部胸腔，肋膈角变锐利。合并胸腔积液时，显示气液平面，X线下变动体位可见液面亦随之移动。局限性气胸在后前位胸片易遗漏，侧位胸片可协助诊断，或在X线下转动体位可发现气胸。

CT表现为胸膜腔内出现极低密度的气体影，伴有肺组织不同程度的萎缩改变。CT对于小量气胸、局限性气胸以及肺大疱与气胸的鉴别比X线胸片更敏感和准确。

气胸容量的大小可依据X线胸片判断。由于气胸容量近似肺直径立方与单侧胸腔直径立方的比率 [（单侧胸腔直径 – 肺直径）/ 单侧胸腔直径]，侧胸壁至肺边缘的距离为1 cm时，约占单侧胸腔容量的25%左右，2 cm时约50%。故从侧胸壁与肺边缘的距离 ≥ 2 cm为大量气胸，<2 cm为小量气胸。如从肺尖气胸线至胸腔顶部估计气胸大小，距离 ≥ 3 cm为大量气胸，<3 cm为小量气胸。

四、诊断和鉴别诊断

根据临床症状、体征及影像学表现，气胸的诊断通常并不困难。X线或CT显示气胸线是确诊依据，若病情十分危重无法搬动作X线检查时，应当机立断在患侧胸腔体征最明显处试验穿刺，如抽出气体，可证实气胸的诊断。

自发性气胸尤其是老年人和原有心、肺慢性疾病基础者，临床表现酷似其他心、肺急症，必须认真鉴别。

（一）支气管哮喘与慢性阻塞性肺疾病

两者均有不同程度的气促及呼吸困难，体征亦与自发性气胸相似，但支气管哮喘患者常有反复哮喘阵发性发作史，COPD患者的呼吸困难多呈长期缓慢进行性加重。当哮喘及COPD患者突发严重呼吸困难、冷汗、烦躁，支气管舒张剂、抗感染药物等治疗效果不好，且症状加剧，应考虑并发气胸的可能，X线检查有助鉴别。

（二）急性心肌梗死

患者亦有突然胸痛、胸闷，甚至呼吸困难、休克等临床表现，但常有高血压、冠状动脉粥样硬化性心脏病史。体征、心电图、X线检查、血清酶学检查有助于诊断。

（三）肺血栓栓塞症

大面积肺栓塞也可突发起病，呼吸困难，胸痛，烦躁不安，惊恐甚或濒死感，临床上酷似自发性气胸。但患者可有咯血、低热和晕厥，并常有下肢或盆腔血栓性静脉炎、骨折、手术后、脑卒中、心房颤动等病史，或发生于长期卧床的老年患者。体检、胸部X线检查可鉴别。

（四）肺大疱

位于肺周边的肺大疱，尤其是巨型肺大疱易被误认为气胸。肺大疱通常起病缓慢. 呼吸困难并不严重，而气胸症状多突然发生。影像学上，肺大疱气腔呈圆形或卵圆形，疱内有细小的条纹理，为肺小叶或血管的残遗物。肺大疱向周围膨胀，将肺压向肺尖区、肋膈角及心膈角。而气胸则呈胸外侧的透光带，其中无肺纹理可见。从不同角度作胸部透视，可见肺大疱为圆形透光区，在疱的边缘看不到发丝状气胸线，肺大疱内压力与大气压相仿，抽气后，大疱容积无明显改变。如误对肺大疱抽气测压，甚易引起气胸，须认真鉴别。

（五）其他

消化性溃疡穿孔、胸膜炎、肺癌、膈疝等，偶可有急起的胸痛、上腹痛及气促等，亦应注意与自发性气胸鉴别。

五、治疗

（一）一般处理

各型气胸病人均应卧床休息，限制活动，肺压缩 <20% 时不需抽气，可给予镇咳、止痛对症治疗，有感染存在时应视情况选用相应抗生素。

（二）急性气胸的处理

①闭合性气胸，肺压缩 <20% 者，单纯卧床休闲气胸即可自行吸收，肺压缩 >20% 症状明显者应胸腔穿刺抽气 1 ~ 2 次 / 天，每次 600 ~ 800 mL 为宜。

②开放性气胸，应用胸腔闭式引流排气，肺仍不能复张者，可加用负压持续吸引。

③张力性气胸，病情较危急须尽快排气减压，同时准备立即行胸腔闭式引流或负压持续吸引。

（三）外科治疗

手术目的首先是控制肺漏气，其次是处理肺病变，第三是使脏层和壁层胸膜粘连以预防气胸复发。近年来由于胸腔外科的发展，主要是手术方式的改进及手术器械的完善，尤其是电视胸腔镜器械和技术的进步，手术处理自发性气胸已成为安全可靠的方法。外科手术可以消除肺的破口，又可以从根本上处理原发病灶，如肺大疱、支气管胸膜瘘、结核穿孔等，或通过手术确保胸膜固定。因此是治疗顽固性气胸的有效方法，也是预防复发的最有效措施。

①手术适应证：a. 张力型气胸引流失败者；b. 长期气胸所致肺不张者；c. 血气胸患者；d. 双侧性气胸，尤其双侧同时发生者；e. 胸膜增厚致肺膨胀不全者；f. 伴巨型肺大疱者；g. 复发性气胸者；h. 月经伴随性气胸等特殊类型气胸；i. 青少年特发性气胸（易复发或引起双侧性气胸）等。若影像学见到多发性肺大疱者则更是手术指征。

②手术禁忌证：a. 心、肺功能不全不能耐受开胸手术者；b. 出血性素质，血小板计数 $<4 \times 10^9/L$，凝血酶原时间在 40% 以下者；c. 体质衰弱不能耐受开胸手术者。

③手术方法的选择：a. 肺大疱缝扎术：适用于肺的边缘大疱，直径 <5 cm 者。在疱基底部钳夹肺组织，行全层贯穿缝合结扎或全层间断褥式重叠贯穿缝合结扎。可以不切除大疱；b. 肺大疱切开缝合术：适用于位置较深，直径 >5 cm 的肺大疱。先切开大疱壁，切断疱内纤维索条，切除部分大疱壁，在疱内缝扎基底部，并折叠大疱壁，将大疱基底部连同脏层胸膜行全层间断褥式重叠贯穿缝合结扎；c. 壁层胸膜广泛剥脱及化学性烧灼：适用于大疱不明显或是多发性肺大疱不易切除者，或是肺功能太差不允许作肺切除者，可以只作壁层胸膜剥脱术，使两层胸膜粘连，消灭胸膜腔间隙。胸膜化学性烧灼是用 3% 碘酒纱布涂擦全部胸膜，只适用于肺大疱已处理、而其他肺组织无明显气肿或大疱者；d. 肺切除术：只限于肺组织已广泛破坏失去功能，而对侧肺功能尚好者。尽量行部分肺段或肺叶切除加胸膜剥脱，或用于纱布摩擦胸膜使其发生粘连。

④效果及不良反应：国内赵氏等人报道 70 例自发性气胸的外科手术治疗，术后无并发症，均痊愈，随访 1 年复发率为 1.2%。强调本病应适时外科治疗；以肺大疱缝扎术和切开缝合术为主，尽力避免行肺切除；壁层胸膜剥脱术及化学性烧灼是预防复发的重要措施。国内李氏等报道用开胸手术治疗 52 例自发性气胸患者，其中复发性气胸 42 例，首次发病经胸腔持续负压吸引肺复张不全者 4 例；双侧性气胸 8 例。全组术后治愈，随访 6 个月 ~ 12 年，无 1 例复发。术后并发症 2 例（复张性肺水肿及机械通气致张力型气胸各 1 例）均经保守治疗恢复。认为气胸患者术前均应闭式胸腔引流；大疱以切开缝合或结扎为主；对合并肺气肿、肺组织弹性差或弥漫性大疱者，应以大疱结扎为主，防止由于缝线切割加重漏气；弥漫性胸膜下大疱，直径 <1 cm 者可以不必处理，关胸前用干纱布摩擦胸膜，涂抹 3% 碘酊，促进胸膜粘连，可弥补术中大疱结扎或缝扎的不足，防止术后复发；术后 6 ~ 8 小时即开始进行上胸管持续负压吸引，促进肺复张。国外报道肺部病灶及大疱明显者多首选肺部分切除术，其次为部分切除加折叠缝合或单纯缝合。大疱不明显或不能大面积处理的继发性气胸等多主张壁层胸膜部分切除。肺切除加胸膜摩擦或部分胸膜切除可使术后气胸复发率分别降至 2.3% 和 2% 以下。Weeden 等对 233 例自发性气胸患者作 241 次壁层胸膜切除术，并发症的出现率为 3.7%，手术死亡率为 0.4%。

（四）胸膜粘连术

胸膜腔内注入硬化剂，产生无菌性炎症，使胸膜产生粘连，闭锁胸膜腔防止气胸复发。

由于自发性气胸复发率高，为了预防复发，用单纯理化剂、免疫赋活剂、纤维蛋白补充剂、医用黏合剂及生物刺激剂等引入胸膜腔，使脏层和壁层两层胸膜粘连从而消灭胸膜腔间隙，使空气无处积存，即所谓"胸膜固定术"（pleurodesis）。本方法的缺点是：①刺激性较大易引起感染。②肺源发病灶仍保留，遗有后患。③部分刺激剂效果不肯定；部分牢固粘连，给今后开胸手术带来极大困难。

①适应证：a.持续性或复发性自发性气胸患者。b.有两侧气胸史者。c.合并肺大疱者。d.已有肺功能不全，不能耐受剖胸手术者。

②禁忌证：a.张力性气胸持续负压吸引无效者。b.血气胸或同时双侧性气胸患者。c.创伤性气胸者。d.有显著的胸膜增厚，经胸腔引流肺不能完全膨胀者。

③胸膜粘连剂类型：a.刺激胸膜炎症类：属理化刺激剂的有高渗糖、白陶土、橄榄油、维生素C、米帕林（阿的平）、硝酸银、碘、滑石粉、盐酸四环素及其衍生物等。后2种是目前临床上常用的，余者均已弃用；属生物刺激剂的有支气管炎菌苗、链激酶（链球菌激酶）及DNA酶合剂等；属免疫赋活剂的有卡介苗、卡介苗细胞壁骨架（BCG-CWS）、CP及OK-432等。其作用机制可能是通过理化，生物刺激及免疫赋活作用产生无菌性及变态反应性胸膜炎，使两层胸膜发生粘连而阻止漏气。b.纤维蛋白类：属直接补充的有自家血、血浆、纤维蛋白糊等；属间接补充的有冻干人纤维蛋白原（纤维蛋白原）加凝血酶；属稳定纤维蛋白的有血液凝固第Ⅷ因子，对抗纤维蛋白溶解的有氨甲环酸（止血环酸）等。其作用是增加纤维蛋白对漏气口的覆盖，又称谓"小野寺内科胸膜粘连术"。c.直接黏合作用类：医用胶黏合剂氰基丙烯酸酯（cyanoacrylate）直接黏合胸膜裂口。

④方法：a.胸腔引流管注入法：通常用硅胶管或橡皮管插入病变部位，连续持续负压吸引使肺完全复张，随后经引流管注入黏合剂如：2～4g滑石粉混悬液，或1g盐酸四环素液，或冻干人纤维蛋白原（纤维蛋白原）1g、多西环素30～50mg及凝血酶500μg的混合物等。注药毕，须夹管2～6小时，嘱患者不断变动体位，使药液分布均匀，尤其须使药液流至好发肺大疱的肺尖部。最后再持续负压吸引，证实肺复张后拔管。若经1次无效者，可重复注药2～3次，渴望有效。本法优点：操作简便、安全，不增加患者痛苦。缺点：胸膜腔注入药物是盲目的，因此药物分布不均匀，完全性粘连效果差。b.经胸腔套管喷粉法：先在患者前上及后下胸部各插进一根胸膜套管，将盐酸四环素粉或碘化滑石粉从一套管口喷入胸腔，至粉末从另一套管口冒出为止。随后按反方向再做1次。术毕分别置入2根引流管让肺完全复张。本法优、缺点同上。但与上述方法比较，用药量减少，药粉分布相对较均匀。c.经胸腔镜用药法：在局部麻醉下插入单插孔式胸腔镜。在直视下可用二氧化碳激光或Nd-YAG激光烧灼烙断粘连带，烧灼凝固大泡漏气口。或直接将氰基丙烯酸酯约0.5mL喷在漏气口上，随后在肉眼控制下将药物（如滑石粉等）均匀地喷洒在胸膜上。术毕留置胸腔导管，持续负压吸引至肺复张后拔管。本法优点：诊断准确，撒药均匀，用药少，治疗效果好。缺点：需较贵重的胸腔镜器械和熟练的操作人员。

⑤目前常用的几种胸膜固定术及其疗效和不良反应：a.滑石粉法：为使用最早，疗效肯定的传统治疗方法。目前以在胸腔镜直视下撒滑石粉效果最好。一般在胸膜上喷2～4g可致胸膜固定。其并发症很少，常见有发热和胸痛，为滑石粉刺激胸膜所致炎症反应，大多在2～4天消失。Weissberg对200例气胸患者经胸腔镜喷入2g滑石粉治疗，首次成功率为88%。在失败的12%患者再次喷入滑石粉治疗，使成功率提高到97%，随访只有3%复发。上海医科大学中山医院对40例持续性或复发性气胸患者，经胸膜腔喷入3g滑石粉治疗，在1～3天内肺完全复张，随访2～7年复发率为5%。Viskum等报道99例自发性气胸患者经胸腔镜作滑石粉固定术，仅2例（2%）复发；随访时间超过20年，资料完整的50例患者胸部X线片显示11例正常，两侧肋膈角锐利；37例轻至中等度胸膜变化，如肋膈窦闭锁或小的胸膜斑，部分钙化；另2例双侧胸膜明显增厚钙化。经14～40年随访，未发现纯化滑石粉诱发恶性病，上述资料显示：经胸腔镜喷入滑石粉治疗气胸成功率高，肺完全复张时间缩短，复发率显著降低，几乎可与开胸手术相媲美，并发症比手术切除少，而且不良反应轻。认为本法是治疗气胸的一种完全有效的方法，也是预防复发的有效措施。b.盐酸四环素及其衍生物法：本法是现在较多使用的一种治疗气胸方法，

通常用盐酸四环素 1 g，或盐酸多西环素，或米诺环素（二甲胺四环素），或米诺环素（二甲胺四环素）加维生素 C 混合，经胸腔引流管或胸腔镜喷入胸膜腔，刺激胸膜产生粘连，近期疗效较高，在 80% 以上，但 3 个月后复发率达 20% ~ 40%，平均为 26%。术后均有发热和胸痛。c. 纤维蛋白胶法：即经胸腔引流管或经胸腔镜将纤维蛋白和凝血酶喷涂在病侧胸膜上，产生胸膜固定。由于这些制剂属人体生理物质，因此不良反应轻微，仅 17.3% 患者可致一过性肝功能损害，多在 1 个月内康复。这种方法成功率较高，平均复发率 24%。石氏等人用纤维蛋白原 1 g、盐酸多西环素 30 ~ 50 mg 及凝血酶 500 μg 或加 2% 氯化钙 10 mL 和氨甲环酸（止血环酸）10 mL 分别喷注 1 ~ 5 次，复发率仅 3.7%；术后胸痛 70.4%。

（五）特殊类型气胸的处理

①月经性气胸：a. 激素疗法：作用是抑制卵巢功能，阻止排卵过程及异位的子宫内膜组织脱落，达到控制症状的目的。常用的药物有孕激素、黄体酮、雄性激素等。某些避孕药物如达那唑（danazol，炔羟雄烯异噁唑）、炔诺酮（norethindrone）、异炔诺酮（norethynodrel）等也可使用。本法总的治疗效果约 63%。其中达那唑作为首选药。本方法仅能控制症状，不是根治疗法；由于其不良反应难以长期维持用药，因此，一般仅适用于症状轻、不能耐受手术或术后复发者。b. 开胸手术：适用于保守治疗无效，反复发作症状严重的患者。手术包括单纯膈肌缺损修补，部分膈肌切除缝合，部分胸膜肺切除等。本法总复发率为 37%。为了提高疗效，降低复发率，推荐在关胸前加用干纱布摩擦胸膜或撒入滑石粉等胸膜固定术。c. 妇科手术：适用于以上治疗无效，又无再次妊娠要求者，盆腔同时有子宫内膜异位症者。手术包括输卵管结扎术、卵巢切除术、子宫全切除术、双侧附件切除术等。目前认为子宫输卵管卵巢切除术是治疗月经性气胸最有效的方法，可使大多数患者获得痊愈。

②双侧同时发生自发性气胸：占整个自发性气胸 2% ~ 6%。同时发生双侧气胸极为危急，易致死亡，必须及时明确诊断，紧急处理：a. 术前先行双侧胸腔闭式引流，解除张力型气胸所造成的危急状态。b. 选用双腔气管插管静脉复合麻醉，可维持术中必要的潮气量（10 mL/kg）合理气道压力（1.96 kPa，20 cmH$_2$O），良好的血氧饱和度（90% 以上）及胸腔引流通畅，为手术成功提供保证。c. 手术：对年轻而无明显基础性肺疾病多主张一期手术；切口由胸骨正中，或经两侧腋部（以后者为优）。年龄大或原有肺疾病者宜二期手术。对双侧同时性气胸不能手术者宜创造条件至少应作一侧根治手术。肺部病灶或大泡明显者多选择大泡缝扎或肺部分切除加胸膜固定术。

③自发性血气胸：占自发性气胸的 2% ~ 12%。主要是气胸时脏层和壁层胸膜之间粘连带撕裂导致血管断裂引起的，临床上表现为气胸和血胸的症状（即液气胸和内出血）与体征及 X 线表现。保守治疗：a. 抽气排液，解除压迫症状，改善通气功能。一般抽液量在 1 000 mL 左右，必要时可重复抽吸；b. 胸腔插管引流：用大孔径胸腔引流管作持续负压吸引，压力为 -0.98 kPa（-10 cm H$_2$O），促使肺的复张。对于胸腔无法引流的血块，可用肝素加生理盐水作胸膜腔冲洗；c. 补充血容量，积极抗休克治疗。胸腔镜术：主要具有清除血凝块、烧灼止血、修补裂口等作用，适用于：a. 保守治疗无效，胸膜腔内持续出血者；b. 胸腔内大量凝血无法引流者；c. 持续漏气者。通过胸腔镜检查明确裂口部位及出血位置，估计胸腔内凝块多少和肺萎陷程度，及时清除血凝块，减少胸腔感染和胸膜粘连的发生率；经胸腔镜用激光或电灼器或强力的医用 ZT 胶等烧灼凝固或黏合漏气的裂口或出血的血管等。手术治疗：适应证：a. 保守治疗无效，或胸腔镜检术失败者；b. 由于凝血致胸膜增厚者。

（六）并发症及其处理

①血气胸

气胸出血系胸膜粘连带内的血管被撕断所致，肺复张后出血多能自行停止。如持续出血不止，排气、止血、输血等处理无效，应开胸手术止血。

②脓气胸

由结核分枝杆菌、金黄色葡萄球菌、肺炎杆菌、厌氧菌等引起的干酪性肺炎、坏死性肺炎及肺脓肿可并发脓气胸，应紧急排脓和排气，并选择有效的抗菌药物治疗（全身和局部）。支气管胸膜瘘持续存在者需手术治疗。

③纵隔气肿和皮下气肿

张力性气胸抽气或行闭式引流术后，可沿针孔或切口出现胸壁皮下气肿。

高压的气体进入肺间质，循血管鞘经肺门进入纵隔，继沿筋膜进入颈部皮下组织及胸腹部皮下。因纵隔内大血管受压，可出现胸骨后疼痛、气急、发绀、血压下降、心浊音界缩小或消失、心音遥远，纵隔区可闻及与心跳一致的破裂音。X 线胸片见皮下和纵隔旁出现透明带。皮下气肿及纵隔气肿多能随胸膜腔内气体排出减压而自行吸收，如纵隔气肿张力过高而影响呼吸和循环时，可作胸骨上窝穿刺或切开排气。

（七）合并症的处理

1. 妊娠合并气胸

虽说女性气胸的发生率低于男性，但是育龄期妇女气胸并不少见。怀孕和分娩阶段气胸的复发率较高，由此给母亲和胎儿带来潜在危害。早期的文献推荐积极的治疗方式，如长时间的胸腔引流、胸廓切开或提前中止妊娠。近年观点发现了变化，认为保守的治疗方式可以获得同等的疗效。如果孕妇没有呼吸困难、胎儿无不适、气胸量 <2 cm 则可以暂时观察。若存在持续漏气则建议胸腔插管引流。在分娩之后可选择创伤小的电视辅助胸腔镜手术（VATS）以避免以后妊娠时再次复发。为了避免气胸在自然分娩和剖宫产时复发，最安全的方式是在硬膜外麻醉下利用产钳或吸引器在足月前将胎儿引出。如果必须选择剖宫产手术，针刺麻醉较为适宜。

2. 月经性气胸

是自发性气胸的一种特殊类型，临床上以女性反复发作在月经周期的自发性气胸为特征，发病机制尚不清楚，可能与子宫内膜异位症和膈肌缺孔有关。好发于右侧，但左侧或双侧也有发生。患者常合并盆腔、胸、腹腔等部位子宫内膜异位症和膈肌小缺孔的存在，子宫内膜异位于膈肌和/或胸膜、肺，在月经周期发生异位子宫内膜的自发性脱落，引起自发性气胸是 CPTX 的主要原因。此外，月经期不均匀的宫缩，促使气体进入宫腔，经输卵管进入腹腔，此时闭塞膈肌微孔的异位子宫内膜脱落，膈肌通道开放，气体进入胸腔而发病。月经性气胸的治疗需要呼吸科、胸外科和妇产科医生的协作。通过改变患者月经周期，避免发生子宫内膜脱落，从而达到治疗的目的。此法适用于年龄较大、不需生育的患者。对于明确 CPTX 子宫内膜异位部位，内科治疗效果不好、张力性气胸、有显著胸膜增厚至肺膨胀不全者、10 ～ 19 岁的青少年患者手术治疗是最好的选择。可选择单纯膈肌缺孔修补术、部分膈肌或胸膜切除术、肺部分切除加折叠缝合或单纯缝合。对于非育龄期妇女，也可选择妇科手术包括输卵管结扎术、部分卵巢切除术、子宫切除术等。手术切除可使气胸复发率降至 2% 以下，疗效最确切为开胸术加妇科手术（尤其子宫切除术），几乎无复发。

3. AIDS 合并气胸

超过 5% 的 AIDS 的患者合并气胸，且 40% 的患者为双侧气胸。自发性气胸患者中合并 AIDS 的比例将近 25%。肺孢子虫病（卡氏肺囊虫肺炎）是 AIDS 患者发生气胸最重要的危险因子，影像学表现为囊肿、肺膨出或肺大疱。研究显示戊双脒气雾剂预防治疗是气胸发生的独立危险因子。此外，全身糖皮质激素的应用也是这类患者发病的危险因素。AIDS 患者发生卡氏肺囊虫的感染并合并气胸的患者，往往存在持续漏气、治疗难度大、复发及死亡率较高等特点。并且，患者免疫抑制的程度越重，及 CD4 数量越低，气胸的治疗效果越差。治疗方法包括胸腔闭式引流、胸膜剥脱术或胸膜部分切除术。单纯抽气治疗往往很难奏效。

（八）自发性气胸的注意事项

①急性期应绝对卧床休息。

②保持情绪稳定，要将自己的内心感受告知给医生护士。

③根据您的病情，医生决定是否进行胸腔穿刺、排气或闭式引流，这是治疗自发性气胸的一项有效的治疗措施，要了解其目的，消除紧张情绪，配合治疗。

④在治疗过程中，如出现呼吸困难加重情形，请立即通知医生或护士。

⑤饮食上进食蔬菜，水果等易消化食物，避免便秘的发生。

⑥进行胸腔闭式引流时，不要自行挤压，扭曲引流管，同时在床上活动时，避免牵拉引流管，要防止扭曲移位或脱落。

⑦在闭式引流过程中，如必须离开病床进行检查或允许范围内的室内活动时，请与护士联系，在护士的协助及处置后再行离床活动。

⑧在气胸痊愈的一个月内，不要剧烈运动。如打球，跑步。

⑨避免诱发气胸的因素，如抬提重物，剧烈咳嗽，屏气等，防止便秘，同时戒烟。

⑩常见各种胸部外伤，包括锐器刺伤及枪弹穿透伤肋骨骨折端错位刺伤肺，以及诊断治疗性医疗操作过程中的肺损伤，如针灸刺破肺活检，人工气胸等。

（九）自发性气胸急救方法

①立即让病人取半坐半卧位，不要过多移动，有条件的吸氧。家属和周围人员保持镇静。

②立即进行胸腔排气，这是抢救成败的关键。在紧急情况下，可用大针管以胶管连接针头，自锁骨中线外第二肋间上缘刺入 1~2 cm 抽气，即可解除病人呼吸困难。也可将手指或避孕套紧缚在穿刺针头上，在绞套尾端剪一弓形裂口，吸气时，胸腔里负压，裂口闭合，胶套萎陷，胸腔外空气不得进入。呼气时，胸腔呈正压，胶套膨胀，弓形口裂开，胸腔内空气得已排出。若急救现场无注射器，应争分夺秒送医院救治。

第十一章　肺部肿瘤

第一节　原发性支气管肺癌

　　原发性支气管肺癌简称肺癌，是最常见的肺部原发性恶性肿瘤，也是当今世界上对人类健康与生命危害最大的恶性肿瘤。肺癌在 20 世纪末不论男女已成为全球各种癌症死亡的首要原因，目前发病率仍呈明显上升趋势。在许多发达国家，列居男性常见恶性肿瘤的第一位，女性常见恶性肿瘤的第二、三位。男性发病多于女性，为 2：1～2.7：1。世界卫生组织（WHO）发布的数据显示 2002 年全世界的肺癌新病例为 135 万，死亡 118 万，每 30 s 有 1 人死于肺癌。中国每年死于肺癌约有 60 万人，可谓是"肺癌第一大国"。在过去的 30 年中，我国高发癌症谱变化明显，肺癌死亡率由 20 世纪 70 年代位居癌症死因第 4 位，跃居 2000 年的第 1 位，上升最为显著。其发病率和死亡率呈地区分布差异，城市明显高于农村，其中上海、北京、天津、武汉和哈尔滨等大城市最高。

　　据最新统计数据，2005 年我国各类肿瘤总体新发病例和 2000 年相比增长 14.6%，其中肺癌的增长最为显著，男性发病率增长了 27%，达到 49/10 万人；女性增长了 38%，达到 22.9/10 万人。尽管目前肺癌的基础和临床研究有了长足进展，但其早期诊断和治疗效果尚不理想，总的 5 年生存率不足 15%。

一、病因

　　原发性支气管肺癌的病因较为复杂，目前尚未完全明了，其中较为公认的发病因素如下。

（一）吸烟

　　吸烟是肺癌的第一位的危险因素。有资料表明，长期吸纸烟与肺癌，尤其是鳞状上皮细胞癌和未分化小细胞癌的发生有密切关系。吸烟者比不吸烟者肺癌发生率高 10 倍以上，且吸烟时间越长、量越大、开始吸烟年龄越小，肺癌的发病率和死亡率越高。烟草中含有 2 000 余种化学物质，烟雾中主要含有尼古丁、一氧化碳、苯并芘、亚硝胺和少量放射性元素钋等多种致癌物质。长期重度吸烟或被动吸烟者，可见支气管上皮细胞脱落，鳞状上皮化生、非典型增生等，出现癌前期的改变。被动吸烟近年来越来越受到人们的关注，尤其在女性，是导致肺癌发病率增加的主要原因之一。

（二）大气污染

　　工业废气和致癌物质（主要是苯并芘等）污染大气是工业化大城市肺癌发病率高的主要原因。致癌物主要来源于煤炭、柴油、石油等不完全燃烧的产物。室内环境污染近年来已受到广泛的关注。有研究证实经高温加热的食用菜油的油雾中存在有致癌物质，可能与女性肺癌的病因有一定关系。

（三）职业性致肺癌因素

　　大量接触石棉、砷、铬、镍、双（氯甲酸）乙烯和氯甲酸甲基乙烯、电离辐射、放射、芥子气、氡次级粒子和乙烯基氯化物等，均可诱发肺癌。其中石棉是最常见的肺癌的职业原因。多数人认为接触石棉又吸烟者，肺癌的发病率要比不接触石棉不吸烟者高50倍。

（四）肺部慢性病变或瘢痕组织的刺激

慢性支气管炎、肺结核、弥散性肺间质纤维化患者，肺癌发生率高于正常人群。在已愈合的结核纤维瘢痕灶中可发生腺癌。此外，病毒、真菌感染、机体免疫功能低下、内分泌失调及家族遗传因素，对肺癌的发生可能起综合性致癌作用。

二、病理与分型

（一）肺癌的起源和发展

肺癌绝大多数起源于各级支气管黏膜上皮，因而命名为支气管肺癌。但亦可起源于支气管腺体或肺泡上皮。肺癌多为单发，多中心原发灶仅占1.3%～12.5%，其生长和发展呈多样化。肿瘤以黏膜起源或向支气管腔内外伸性生长，或沿支气管黏膜下蔓延生长，或穿透管壁向邻近肺组织浸润性生长、形成肿块，或直接侵犯纵隔、胸壁、膈肌、心包等。局限于黏膜下层的肿瘤称原位癌。癌细胞可循淋巴管播散到肺门、纵隔、锁骨上和腋下淋巴结，亦可通过淋巴管进入胸导管或直接侵犯血管形成癌栓，导致远处血道转移。

（二）分型

1. 病理组织学分型（WHO肺癌分型）

（1）鳞状上皮细胞癌（高、中、低分化）：简称鳞癌，最为常见，占原发性支气管肺癌的40%～50%。多见于老年男性吸烟者。多为中央型，易向管内生长，形成结节样浸润或息肉样突出。常早期引起管腔狭窄，导致阻塞性肺炎和肺不张。癌组织易变性、坏死，形成空洞或癌性脓肿。高分化鳞癌细胞大，呈多形性，胞质丰富，有角化倾向。核畸变、染色深，细胞间桥多见，常呈典型鳞状上皮样排列。低分化鳞癌细胞排列分层紊乱，间质较少，无角化、细胞间桥等。核分裂相多。鳞癌恶性程度较低，尤其分化好的鳞癌生长缓慢，倍增时间92天，转移较晚，手术切除率高。

（2）腺癌：包括腺泡状、乳头状、细支气管—肺泡癌和实体瘤伴黏液形成。近年来有明显上升趋势，占30%～40%，女性多见，与吸烟关系不大。多生长在肺边缘的小支气管杯状细胞和黏液腺及肺泡，故周围型多见。典型的腺癌细胞，呈腺体样或乳头样结构，圆形或椭圆形，胞质丰富，核多偏位，核膜较清楚，腺癌向管外生长的倾向性较大，常累及胸膜引起胸腔积液。腺癌倍增时间为168天，但肿瘤血管丰富，故局部浸润和血道转移较鳞癌早。易转移至脑、肝、骨。

细支气管肺泡癌（bronehioloalveolar carcinoma，BAC）属于腺癌的一个亚型，因其有独特的临床病理和影像学特征，有学者认为应独立命名。BAC占肺癌的2%～5%，好发于中年，男女发病相近。组织起源多数认为来自细支气管末端的上皮细胞，包括具有分泌浆液的Clara细胞，亦有认为来自Ⅱ型肺泡细胞。其发生认为与慢性炎症引起的瘢痕和肺间质纤维化有密切关系，与吸烟关系不大。病理学分结节型和弥散型两种类型，前者孤立圆形，后者为弥散分布小结节灶或大片炎症样浸润，可能为癌细胞循肺泡孔（Kohn孔）或经气管直接播散所引起，亦有认为系多源性发生。本型分化较好者，细胞呈高柱状，核大小均匀，无明显异形，多位于细胞基底部。胞质丰富，呈嗜酸染色。癌细胞多沿支气管和肺泡壁生长，肺泡结构保持完整。分化较差的癌细胞多呈立方形，核大小不一，排列不整，可形成乳头向肺泡腔内突出。弥散型者预后与一般腺癌相似。

（3）小细胞肺癌：肺癌中恶性程度最高的一种组织学类型，占原发性肺癌的20%左右。发病年龄轻（40～50岁），与吸烟关系密切。男性多于女性，易侵犯大气道。趋向黏膜下浸润。肿瘤分燕麦细胞癌、中间细胞型和复合燕麦细胞型3种类型。认为可能起源于神经外胚层的嗜银细胞或Kulchitsky细胞，属APUD细胞（胺前身摄取和脱羧基化细胞），细胞体积小，颇似淋巴细胞，核深染，大小不一，胞质少，胞质内含有神经分泌型颗粒，具有内分泌和化学受体功能，分泌5-羟色胺、激肽、神经原特异性烯醇化酶等，引起各种副癌综合征。小细胞肺癌生长快，倍增时间75.9天，侵袭力强，远处转移早，常转移至脑、肝、肾、肾上腺、骨等脏器。

（4）大细胞未分化癌：分巨细胞癌及透明细胞癌。可发生于肺门附近或肺边缘的支气管。瘤细胞呈多边形，胞质丰富，核大，核仁明显，核分裂相多见。癌组织有出血坏死倾向，可通过淋巴管或血行转移，但较小细胞未分化癌转移晚，手术切除机会多。

（5）混合型肺癌：随着电子显微镜的应用，发现有不同类型癌细胞混合存在，其中以腺癌、鳞癌混合最常见。

2. 按生长部位分型

（1）中心型肺癌：发生于段以上支气管、位于肺门附近的肺癌称中央型。占 60%～70%，多见于鳞癌和小细胞肺癌。

（2）周围型肺癌：发生于段或段以下的周围支气管的肺癌称周围型。以腺癌多见，占 30%～40%。

3. 临床分型

（1）小细胞肺癌（SCLC）：发病年龄轻、转移早，恶性程度高，手术切除率低，对放化疗较敏感，是需全身治疗的一种恶性肿瘤。

（2）非小细胞癌（NSCLC）：除 SCLC 以外所有的肺癌，约占 80%，其中以鳞癌、腺癌最常见。近年电镜检查发现鳞腺癌并存的混合型可达 40%～50%，生长相对缓慢，鳞癌转移较迟，手术切除率明显高于 SCLC，但对化疗、放疗相对不敏感，以腺癌明显。

三、临床表现

（一）肿瘤本身引起的症状

1. 咳嗽

典型的为刺激性呛咳，无痰或少量白色黏液痰。多见于中央型，随着肿瘤增大，支气管腔变窄，咳嗽呈高音调金属音，若狭窄远端继发感染可引起咳嗽加重，痰量增多，黄脓痰。

2. 咯血

癌组织血管丰富，常反复间断痰中带血。如肿瘤侵蚀大血管，可引起大咯血。

3. 胸痛

肿瘤累及胸膜或纵隔，产生不规则的胸部钝痛。肋骨、胸壁、胸椎受侵犯时，可有持续性胸痛，部位固定并逐渐加重。

4. 呼吸困难

肿瘤阻塞支气管引起气急伴或不伴喘鸣；弥散型肺泡细胞癌或广泛肺内转移，影响气体交换和弥散功能，气急进行性加重。累及胸膜、心包引起大量胸腔积液、心包积液或伴有上腔静脉压迫综合征，均可产生胸闷、呼吸困难。

5. 发热

肺癌一般无明显毒性症状，无发热。肿瘤组织坏死可引起癌性发热，体温多在 38℃ 以下，抗生素治疗无效。产生阻塞性肺炎或癌性脓肿时，由于感染，体温可达 39℃ 以上，并伴全身毒血症状。

6. 消瘦及恶病质

晚期患者由于肿瘤毒素引起体质消耗，再加感染、疼痛等所致食欲减退，消瘦逐渐明显，有恶病质表现。

（二）肿瘤蔓延和转移引起的征象

（1）上腔静脉压迫综合征：头面部、颈部和上肢水肿以及前胸部瘀血和静脉曲张。

（2）恶性胸腔、心包积液：产生胸痛、气急、呼吸困难等症状。

（3）肺上沟瘤综合征：压迫颈交感神经引起霍纳综合征，表现为病侧眼睑下垂、缩孔缩小、眼球内陷、同侧额部及胸壁无汗或少汗；压迫臂丛神经引起同侧肩关节、上肢内侧剧烈火灼样疼痛和感觉异常。

（4）声嘶：喉返神经受压或受累所致。

（5）吞咽困难或气管 – 食管瘘：癌肿压迫或侵蚀食管引起。

（6）膈肌麻痹。

（7）转移症状：转移部位不同，有不同的临床表现。

（三）副癌综合征

1. 杵状指（趾）和肥大性骨关节病

杵状指（趾）发生快、有疼痛感、甲床周围环绕红晕。肥大性骨关节病有长骨末端疼痛、骨膜增生、新骨形成，关节肿胀疼痛，但无关节畸形或强直，多见于鳞癌。

2. 内分泌紊乱症状

肺癌尤其是 SCLC 为非内分泌性的内分泌肿瘤，有异位内分泌物作用，可产生相应的内分泌综合征。分泌促肾上腺皮质激素样的肽类物，引起库欣综合征，表现为皮质醇增多的症状；分泌促性腺激素引起男性乳房肥大，常伴有骨关节病；分泌甲状旁腺样激素，引起多尿、烦渴、便秘、心律失常、高血钙、低血磷等；合成分泌抗利尿激素，可引起稀释性低血钠综合征。

（四）神经肌肉综合征

表现为肌无力综合征（Eaton-Lambert 综合征）、癌性神经肌病、小脑性运动失调、眼球震颤、多发性周围神经炎及皮肌炎等。多见于 SCLC，其发生可能与自身免疫或免疫反应有关，也可能与癌细胞产生箭毒样物质或代谢异常、内分泌紊乱所致。

（五）体检

早期常无异常体征，有时可闻及肺部局限性吸气性哮鸣音，病情进展可扪及单侧或双侧肿大、质硬的锁骨上浅表淋巴结，胸腔积液或肺不张时可出现气管移位、胸部叩诊浊音、听诊呼吸音减低等体征。如有上腔静脉压迫综合征、肝转移时，可有胸壁静脉怒张、毛细血管扩张、肝肿大且能触及肿块等相应体征。肺外体征有杵状指（趾）、男性乳房肥大等。

四、辅助检查

（一）影像学检查

1. X 线检查

是发现肺癌的主要方法，包括胸透、胸片、体层摄影、数字减影血管造影术（DSA）、放大点片、胸部 CT。胸部正侧位片仍是常规检查和记录的方法，肺癌的特征性 X 线征象表现为肺门增宽、增浓，结节或块影密度深而不均、分叶、毛刺、小空泡征、胸膜凹陷征等。段、叶的局限性肺气肿、肺炎或不张也为中央型肺癌的重要 X 线征象之一。

2. 胸部 CT

胸部 CT（常规 CT、螺旋 CT、高分辨 CT）能清晰地显示肺内结构，发现胸片不能发现的肺内隐蔽部位病灶，观察纵隔和肺门淋巴结形态和大小，尤其适用于早期周围型小肺癌。

3. 胸部磁共振成像（MRI）

MRI 具有优良的软组织对比分辨率和多平面成像能力，在诊断肺上沟癌和纵隔受累上较 CT 为优。对诊断外周性肺癌无特异性。

4. 正电子发射体层扫描（PET）和 PET/CT

PET 是非损伤性影像诊断技术，采用正电子核素作为示踪剂（常用 18 氟 - 去氧葡萄糖 18F-FDG），通过病灶部位对示踪剂的摄取（SUV 值）量化分析病灶功能代谢状态，从而对疾病做出正确诊断。尤其在确定有无淋巴结转移方面更具优越性。PET/CT 是近几年发展起来的集 PET 的功能成像和 CT 的高分辨率解剖成像为一体的影像方法，可以同时反映病灶的病理生理变化及形态结构变化，其肺部病变诊断灵敏性、特异性和准确性最高分别为 97.7%、94.1% 和 97.9%，明显高于单纯 PET 或单纯 CT 的诊断准确率。因此，PET/CT 是肺癌诊断及准确分期的一种行之有效的较高敏感性和特异性的检查手段。

（二）痰脱落细胞检查

怀疑肺癌时应连续 3 次送验。阳性率 50% ~ 70%。纤支镜检查后行痰脱落细胞检查，可提高其阳性率。中央型肺癌阳性率高于周围型肺癌。

（三）肿瘤标志物检测

如癌胚抗原（CEA）、神经元特异性烯醇化酶（NSE）、鳞癌抗原（SCC-Ag）、糖类抗原（CA125）等，联合检测有助于肺癌的诊断，并在一定程度上可作为监测病情变化的随访指标。

（四）癌基因或抑癌基因检查

如 K-ras、H-ras、C-myc 和 p53 等。有益于诊断和评价疗效。

（五）纤维支气管镜检查

确定肺癌范围和部位，并通过刷检、活检、冲洗检查、经支气管针吸细胞学检查（TBAC）、经支气管肺活检（TBLB）及镜后痰脱落细胞检查等方法配合使用，有细胞学和病理组织学诊断价值。

（六）经胸壁肺穿刺活检及其他

靠近胸壁肺野内的病灶在透视、CT 或 B 超引导定位下进行经胸壁肺穿刺活检，阳性率高。主要并发症为气胸、出血。伴有胸腔积液者可行胸腔镜检查，在直视下获取组织标本，确诊率达 70% ~ 100%，创伤小、痛苦轻。浅表淋巴结肿大可行淋巴结穿刺活检。

（七）开胸手术探查

上述检查均未能确立诊断，或难以区分良、恶性时，若无手术禁忌证，可考虑行开胸手术探查。

五、诊断与鉴别诊断

（一）诊断

肺癌的早期发现、早期诊断、早期治疗至关重要，前者是关键。对高危人群应普查，主动发现患者，如同时伴有症状者应高度警惕，并作进一步检查。特别是出现刺激性呛咳或原有咳嗽性质改变；反复间歇性痰中带血，无其他原因者；胸痛部位固定并逐渐加重；反复同一部位肺炎，尤其是无明显毒血症状的段性肺炎；原因不明的四肢关节疼痛及杵状指（趾），均应考虑肺癌可能。X 线胸片或胸部 CT 扫描提示不规则块影，密度深而不均、边缘有毛刷、胸膜凹陷征、肺门或纵隔淋巴结肿大等，强烈支持肺癌诊断。肿瘤标志物如 CEA 异常升高有辅助诊断价值。痰或胸液脱落细胞检查或肺活检病理查见癌细胞可确诊。

（二）临床分期

采用国际抗癌联盟（UICC）提出的 TNM 分期，1997 年修正肺癌分期如下（表 11-1）。

表 11-1　肺癌的 TNM 分期（1997 年修正）

分期	TNM
隐匿癌	$T_XN_0M_0$
0 期	$T_{is}N_0M_0$
I	
I A	$T_1N_0M_0$
I B	$T_2N_0M_0$
II	
II A	$T_1N_1M_0$
II B	$T_2N_1M_0$
	$T_2N_0M_0$
III	
III A	$T_3N_1M_0$
B III	$T_3N_2M_0$
	$T_4N_{0\sim2}M_0$
IV	$T_{0\sim4}N_{0\sim3}M_1$

早期肺癌：1期包括 $T_1N_0M_0$，即 T_1 或 T_2 肿瘤，无胸内淋巴结和远道转移者为早期肺癌。隐性肺癌（$T_XN_0M_0$）、原位癌（$T_{is}N_0M_0$）也列入早期肺癌范畴

1. T 代表原发肺部病灶的分类

根据肿瘤的大小，对周围器官组织的直接侵犯与否及范围又分七类。

（1）T_X：从支气管肺分泌物中找到恶性细胞，但 X 线胸片和支气管中未发现病灶。

（2）T_0：根据转移淋巴结或远处转移能肯定来自肺，但肺内未见原发病灶。

（3）T_{is}：原位癌的病变局限于黏膜，未及黏膜下层者。

（4）T_1：肿瘤最大直径不大于 3 cm，四周围以肺脏或脏层胸膜；纤支镜镜下见病变范围的远端未侵犯到叶支气管。

（5）T_2：肿瘤最大直径大于 3 cm，或不论肿瘤大小但侵及脏层胸膜，或累及肺门区伴不张或阻塞性肺炎。纤支镜中显示肿瘤的近端在叶支气管以内或距隆突至少 2 cm。如有肺不张或阻塞性肺炎其范围应小于一侧全肺。

（6）T_3：不论肿瘤大小，有较局限的肺外侵犯，如胸壁、横膈、纵隔胸膜、心包，而不侵及心脏、大血管、气管、食管和椎体。或肿瘤在主支气管内，距隆突小于 2 cm，但未侵及隆突者。

（7）T_4：不论肿瘤大小，有广泛的肺外侵犯，包括纵隔、心脏、大血管、气管、食管、椎体（包括肺上沟瘤）、隆突和恶性胸腔积液。凡胸腔积液反复多次不能找到癌细胞，液体非血性非渗出液者，不能列为 T_4。

2. N 代表区域性淋巴结的分类

根据受累淋巴结部位分以下 4 类。

（1）N_0：胸内无淋巴结转移。

（2）N_1：转移或直接侵及支气管旁或（和）同侧肺门淋巴结。

（3）N_2：转移到同侧纵隔淋巴结和隆突下淋巴结。

（4）N_3：转移到对侧纵隔淋巴结或对侧肺门淋巴结，对侧或同侧的前斜角肌或锁骨上淋巴结。

3. M 代表远处转移

（1）M_0：无远处转移。

（2）M_1：有远处转移，需标明转移部位。

注：①凡一侧肺内有一个以上病灶，按最大直径计算。同叶同侧多发病灶为 T_4。异叶同侧多发病灶以 M_1 论。②T_4 中侵犯大血管是指侵犯主动脉、腔静脉和肺动脉总干。③心包积液、胸腔积液列为 T_4。

（三）鉴别诊断

肺癌与应与下列疾病鉴别。

1. 肺结核病

（1）肺门淋巴结结核：发病轻的 SCLC 患者，病灶位于肺门附近伴纵隔肺门淋巴结转移时，易与淋巴结结核相混淆。一般后者好发于青少年，有发热、消瘦、乏力等结核中毒症状，结核菌素试验常阳性，抗结核药物治疗有效，X 线胸片示单侧纵隔旁椭圆形阴影，右侧多于左侧，以气管旁淋巴结肿大为主。如病灶有钙化时，更有助于肺门淋巴结结核诊断。

（2）肺结核球：应与周围型肺癌相鉴别。结核球多位于结核好发的肺上叶后段和下叶背段，病灶边界清楚，内容密度高，可有钙化灶，周围可伴卫星灶或纤维结节病灶。病程长，常多年不变。周围型肺癌多好发于上叶前段，中叶及左肺后段，病灶密度浓而不匀，边缘分叶或伴有毛刺，经纤支镜肺活检或经皮肺活检有助于确立诊断。

（3）粟粒型肺结核：弥散性细支气管肺泡癌 X 线胸片示两肺弥散性小结节阴影，可与粟粒型肺结核相混淆。急性粟粒型肺结核多见于青少年，起病较急，有发热等全身中毒症状，可有肝脾肿大，但呼吸道症状不明显。X 线上为两肺细小、分布均匀，大小密度相似的粟粒样阴影。经积极抗结核治疗后，随着症状缓解，粟粒病灶逐渐吸收。

（4）肺结核空洞：肺结核空洞患者均有结核中毒症状，发病年龄轻，空洞位于结核好发部位，空洞内可有少量液平，常见引流支气管和卫星灶，并可伴同侧或对侧的播散，痰结核菌阳性可确诊。癌性空洞多为厚壁偏心空洞，内壁不规整，洞中可见斑块状坏死物，洞外壁有分叶，并可伴有肺门淋巴结肿大，大多见于扁平（鳞状）细胞癌。纤支镜检查和痰检癌细胞可明确诊断。

（5）结核性渗出性胸膜炎：肺腺癌常累及胸膜引起胸腔积液，若原发癌病灶明确，诊断不难。如仅以胸腔积液为首要表现时，需与结核性渗出性胸膜炎相鉴别。血性胸液、糖含量大于 3.4 mmol/L，pH 值大于 7.3，乳酸脱氢酶（LDH）大于 500 IU/L，CEA 阳性，并结合胸液脱落细胞学、胸腔镜胸膜活检或经皮胸膜活检有助于恶性胸腔积液诊断。结核性渗出性胸膜炎是中青年中的常见病，起病较急伴发热、盗汗等中毒症状，胸腔积液多为透明、草黄色，有时也可血性，糖含量小于 3.4 mmol/L，腺苷脱氨酶（ADA）大于 45 IU/L。胸水找到抗酸杆菌可确定诊断。

2. 肺脓肿

癌性空洞继发感染时，应与原发性肺脓肿相鉴别。后者起病急，全身中毒症状严重，随着脓肿向支气管溃破，咳嗽、咳出大量脓臭痰。胸片呈均匀的大量炎性阴影中有薄壁空洞及液平。血液白细胞计数增高。抗生素治疗疗效较佳。

3. 炎性假瘤

炎症吸收不全机化遗留的圆形团块状病灶，由于尚无包膜的肺实质浸润，胸片上有时不易与肺癌鉴别。炎性假瘤一般可追溯到发病初期有发热、白细胞升高等炎性表现，X 线片可显示出由片状浸润阴影逐渐发展成圆形或类圆形阴影，边缘不齐。无分叶、密度较深，常有胸膜增厚，病灶长期无变化。针刺肺活检有助于诊断和鉴别诊断。

4. 纵隔淋巴瘤

颇似中央型肺癌。淋巴瘤为全身性疾病，表现为肺门、纵隔淋巴结肿大，常为双侧性，可有发热及全身浅表淋巴结肿大、肝脾肿大等，但支气管刺激症状不明显。通过痰找脱落细胞、淋巴结活检，经支气管针吸淋巴结活检可加以鉴别。

5. 肺良性肿瘤

肺部良性肿瘤如错构瘤、支气管腺瘤在影像学上与肺癌相似，有时难以鉴别。一般而言，错构瘤多无症状，偶体检时发现，病灶边缘光滑，无分叶或毛刺，密度均匀，病程较长，多无明显进行性增大趋势。个别病例良恶性难以区分，经皮肤或经支气管肺活检仍未能得到病理诊断时，必要时行开胸活检或病灶切除。

6. 结节病

结节病是一种系统性肉芽肿疾病，可侵犯多器官、肺组织和肺门淋巴结，肺受累者占 80% ~ 90%，患者可无症状，X 线典型表现为双肺门淋巴结肿大，有些病例有肺内小结节，粟粒样或成网状阴影，可误诊腺癌伴肺门淋巴结转移。经纤支镜肺活检、支气管肺泡冲洗、淋巴结针吸活检及血清血管紧张素转移酶（ACE）测定以及其他受累器官活检均有助于诊断。

六、治疗

肺癌多学科治疗（也叫综合治疗），包括局部治疗（手术、放疗、支气管动脉插管化疗）和全身治疗（化疗、分子靶向治疗、中药）是目前肺癌治疗的原则。其中手术、化疗、放疗是肺癌治疗的传统三大重要环节，而靶向治疗是近年来崭露头角的治疗肺癌的一个新途径。依据肺癌患者的全身状况、肺癌分期、各种类型的生物学特征等进行综合评估，制订合理、有效的多学科治疗方案，以期较大幅度地提高患者的生活质量和治愈率。

（一）各期肺癌的多学科治疗方案

见表 11-2。

表 11-2　各期肺癌的多学科治疗

I	NSCLC	SCLC
Ⅱ	手术治疗	手术 + 化疗
Ⅲa	手术 + 术后化疗或（和）放疗	化疗 + 手术 + 化疗
	多主张化疗或放疗 + 手术 + 化疗	化疗 + 手术 + 化疗或化疗 + 放疗 + 化疗
	不能手术者以化疗 + 放疗 + 化疗为宜	
Ⅲb 期和Ⅳ期	全身药物治疗为主（化疗 / 靶向治疗）	全身药物治疗为主

（二）治疗方法

1. 手术治疗

为肺癌治疗的首选方法和基本治疗。一旦诊断确定，应及早争取手术。肺癌切除术后，可获得较高的 5 年生存率，尤以 NSCLC 疗效较佳，可明显延长生存期，术后平均 5 年生存率为 25% ~ 40%。早期肺癌可获根治或 5 年生存期达 80%。其中鳞癌大于腺癌。近 10 余年来，对Ⅰ、Ⅱ期 SCLC 也采用手术化疗和（或）放疗后手术为主结合化疗治疗，5 年生存率 35% 左右。手术的适应证和手术方式与肿瘤患者一般状态，重要脏器如心、肺、肝、肾等功能及肿瘤 TNM 分期密切相关。其目的包括彻底清除癌组织，达到临床治愈；清除大部分癌组织为放、化疗等其他综合性治疗创造有利条件；姑息性手术，减轻继发和并发症状，减少痛苦，提高生活质量。Ⅲb 和Ⅳ期肺癌不宜手术治疗。

2. 放射治疗

单纯放疗疗效较差，常与化疗联用。常用治疗有 $^{60}Co\ \gamma$ 线、电子束 β 线和快中子加速器等。高新技术适形放疗和调强适形放疗能提高肿瘤的放疗效果，减少放射反应。不同组织类型肺癌对放疗的敏感性不同，SCLC、扁平（鳞状）细胞癌、腺癌的敏感性依次递减，放射剂量一般为 40 ~ 60 Gy/5 ~ 7 W。

3. 化疗

70% ~ 80% 的肺癌患者在确诊时已属中晚期，失去了手术根治的机会，主要接受药物治疗为主的全身综合治疗。至今为止，化疗仍然是群体有效率最高的治疗方法，随着抗癌新药不断问世，铂类联合三代新药的两药方案疗效已奠定了在进展期肺癌治疗中的地位。尤其是对小细胞肺癌，有效率达 80% ~ 95%，对非小细胞肺癌有效率为 25% ~ 40%。为改善晚期 NSCLC 化疗的缓解率，减少陪治率，提高准确性，分子介导的个体化化疗真正做到"量体裁衣"，以及化疗联合分子靶向治疗是近年来研究的热点。但尽管如此，因肺癌早期发现率低，5 年存活率仍不足 15%。肺癌常用化疗药物、剂量、不良反应见表 11-3。

表 11-3　肺癌常用的化疗药物

药名	剂量和用法	主要作用机制	主要毒副反应
卡铂（CBP）	AUC5/ 天 $_1$ 维生素 D,21 天重复	与 DNA 结合成链内、链间交叉连接，形成 DDPDNA 复合物，破坏 DNA 功能	脱发, 骨髓抑制
顺铂（C-DDP）	80/(m² · d₁) 或分 2~3 天, 维生素 D, 配合水化、利尿、止吐,21 天重复	同上	恶心、呕吐、听觉和肾损害, 骨髓抑制较轻
依托泊苷（VP-16）	60 mg/(m² · d₁, d₅) 维生素 D,21 天重复	作用于 DNA- 拓扑异构酶Ⅱ或形成自由基, 造成 DNA 链断裂	骨髓抑制
异长春花碱（NVB）	25 mg/(m² · d₁ ,d₈) 维生素 D,21 天重复	抑制微管蛋白聚合, 使细胞停止于有丝分裂中期	骨髓抑制, 神经毒性较轻, 静脉炎
紫杉醇（PTX）	135~175 mg/(m² · d₁) 维生素 D,21 d 重复, *预处理	诱导和促进微管聚合, 抑制其解聚, 使细胞停止于 G2/M 期	脱发, 骨髓抑制, 变态反应
多烯紫杉醇（Docetaxel）	75 mg/(m² · d₁) 维生素 D,21 天重复, 地塞米松预处理	同上	骨髓抑制

续表

药名	剂量和用法	主要作用机制	主要毒副反应
吉西他滨（Gemgar）	$1.2 \ g/(m^2 \cdot d_1), d_8)$,21 天重复	主要作用 S 期细胞，抑制 DNA 的合成和自我修复机制	骨髓抑制，血小板减少多见，皮疹
培美曲塞（pemetrexed）	$500 \ mg/(m^2 \cdot d_1)$ 补充维生素 B_{12} 和叶酸，地塞米松预处理，21 天重复	多靶点叶酸拮抗剂	骨髓抑制轻
依利替康（irinotecan）	$60 \ mg/(m^2 \cdot d_1, d_8, d_{15})$ 维生素 D，21~28 天重复，	抑制细胞核拓扑异构酶 I	骨髓抑制

* 地塞米松，苯妥拉明，西咪替丁

（1）SCLC 常用有效联合治疗方案：①CE/P 方案：卡铂（或顺铂）、依托泊苷，每 3 周为 1 周期。②PCb 方案：紫杉醇、卡铂，每 3 周为 1 周期。③IC 方案：依利替康、顺铂，每 4 周为 1 周期。骨髓抑制较大，可合用 G-CSF（或 GM-CSF）。

（2）NSCLC 常用有效联合治疗方案：①一线标准化疗方案：疗效及毒副反应基本相似，有效率均为 25%～40%。总疗程 4 个周期为宜。a. NP 方案：异长春花碱（诺维苯）、顺铂，每 3～4 周为 1 个周期。b. PCb 方案：紫杉醇、卡铂，每 3 周为 1 个周期。c. GP（Cb）方案：吉西他滨、顺铂（卡铂），每 3 周为 1 个周期。d. DC 方案：多烯紫杉醇、卡铂，每 3～4 周为 1 个周期。②一线治疗方案：一线标准化疗失败时，进入二线治疗。目前常用药物有多烯紫杉醇、培美曲塞和表皮生长因子受体酪氨酸激酶抑制剂吉非替尼/厄罗替尼单药治疗。呼吸内科疾病诊疗新进展

（3）减少化疗、放疗毒性反应：①止吐：联合使用 5H3 受体阻滞剂（如奥丹西龙 C 或枢复宁）、甲氧氯普胺（胃复安）等有较强的止吐作用。②保护骨髓制剂：GM-CSF 或 G-CSF 1.5～5 mg/kg 皮下注射，于化疗结束后 24～48 小时，开始应用，每日 1 次，持续 5～7 天。③支持治疗：醋酸甲地孕酮促进食欲，减少胃肠道反应，增加体重。每日 60 mg，每日一次。此外可酌情给予脂肪乳剂、复方氨基酸等。④水化：为减少顺铂的肾毒性作用，用药前须水化，每日进液量 1 500～2 500 mL，必要时配合利尿治疗。

（4）化疗禁忌证：①营养状态差，有恶病质或生存时间不超过 2 个月者。②白细胞小于 $4 \times 10^9/L$，PLT 小于 $100 \times 10^9/L$ 或既往多疗程化疗或放疗使白细胞及血小板数低下者。③有骨髓转移或既往曾广泛对骨髓照射的放疗者。④严重的肾、肝功能障碍。⑤大咯血者。⑥对于年老体弱，严重感染，心功能不全，肺内有急性炎症，体温超过 38℃者要慎用某些化疗药物。

4. 生物靶向治疗

肺癌治疗研究的热点之一，是针对参与肿瘤发生、发展过程的细胞信号传导和其他生物学途径的一种治疗手段，具有靶向定位杀灭癌细胞，不破坏或少破坏正常细胞的特点，故选择人群疗效高且毒副反应小。目前研究最深入并投入临床使用的主要为表皮生长因子受体酪氨酸激酶抑制剂（EGFR-TKI）和抗血管内皮生长因子（VEGF）单克隆抗体。EGFR-TKI 的代表药物为吉非替尼、厄罗替尼，以肿瘤细胞膜上的表皮生长因子受体（EGFR）为靶点，通过与 EGFR 结合，抑制并阻断下流信号的传导，达到抑制肿瘤血管新生、抑制肿瘤细胞增生、促进肿瘤细胞凋亡，并抑制肿瘤细胞的侵袭和转移、降低肿瘤的黏附性、增加肿瘤对化疗药物的敏感性的作用。临床实践已显示 EGFR-TKI 对非小细胞肺癌的疗效明显，尤其是女性不吸烟的腺癌患者，与化疗药物相比能够显著改善患者的症状，而且耐受性良好，毒副反应轻微，口服使用方便，大大提高了患者的生活质量，是化疗失败的非小细胞肺癌患者二三线治疗的重要选择。主要毒副反应为皮疹、腹泻，仅不足 5% 的患者可出现间质性肺炎。

血管生成剂代表药贝伐珠单抗（bevacizumab，商品名阿瓦斯汀 avastin），研究已表明和化疗联用可明显提高有效率、无进展生存期和延长生存时间。认为抗血管内皮生长因子单克隆抗体可使肿瘤血管正常化，降低血管通透性，降低组织间隙压力，有助于药物及营养氧气输送和扩散，从而对放化疗更敏感。

5. 中医中药治疗

以化痰软坚、理气化瘀、清热解毒、养阴生津辨证论治。这对改善患者症状，提高患者免疫功能，增强其抗病能力有较大作用。

6. 生物免疫治疗

肿瘤免疫学和分子生物学的迅速发展，遗传工程、细胞工程等高技术日臻成熟，至 20 世纪 90 年代以来，免疫生物学治疗已成为肿瘤治疗的重要部分，在临床上发挥出较大的作用。肺癌的生物治疗有细胞因子和血生成因子治疗。目前临床常用的细胞因子有干扰素、白介素 II、肿瘤坏死因子等，它们可直接抑制肿瘤细胞增殖，还可增强巨噬细胞和 NK 细胞对肿瘤的杀伤活性。或通过阻止肿瘤内部血管形成，使肿瘤停止增殖和坏死。

7. 其他治疗

腔内型肿瘤可行纤支镜介入局部微波、电凝治疗，必要时行镍钛记忆合金支架放置术。恶性胸腔积液者在全身化疗同时应行胸腔插管引流术，待胸水缓慢引流完后，胸腔内注射化疗药物或生物反应调节剂如榄香烯乳剂、短小棒状杆菌等，行胸膜粘连术，以延缓、阻滞胸水的产生。

七、预防

加强宣教，普及防癌知识，提倡戒烟，宣传吸烟对人体健康的危害性及被动吸烟同样有害。治理环境污染，加强完善劳动保护制度，防止职业性致癌物和有害气体的吸入，减少大气污染，设立大气监测站。防治肺部慢性疾病，对高危人群、地区，积极开展普查工作，定期 X 线和痰脱落细胞检查，以便早期发现，及早治疗，可提高生存率。

八、预后

肺癌的预后与其分期及病理类型有关。早期发现、早期治疗可使肺癌获得痊愈。一般认为鳞癌预后较好，腺癌此之，小细胞未分化癌较差。

九、护理诊断及合作性问题

（一）营养失调

低于机体需要量，与癌肿致使机体消耗过度、吞咽困难、化疗反应致食欲下降、摄入量不足有关。

（二）疼痛

胸痛、骨痛、头痛，均与癌细胞浸润、肿瘤压迫或转移有关。

（三）恐惧

与肺癌的确诊、预感到治疗对机体功能的影响和死亡的威胁有关。

（四）潜在并发症

如肺部感染、呼吸衰竭、化疗药物毒不良反应、放射性食管炎、放射性肺炎。

十、预期目标

摄取足够营养，营养状况改善；疼痛减轻或缓解；恐惧减轻或消失；无并发症。

十一、护理措施

（一）一般护理

1. 休息

保持环境安静，根据不同病期安排患者适当休息，采取舒适的体位，减轻身体不适。

2. 饮食护理

给高热量、高蛋白、高维生素和易消化的饮食。尽量选用患者喜欢的食物，注意调配好食物的色、香、味，以增加食欲。根据病情采取喂食、鼻饲，保证营养供给。必要时，静脉输血、血浆、复方氨基酸等，以增强患者的抗病能力。有吞咽困难者取半卧位，给予流质食物，进食宜慢。因化疗而引起严重胃肠道反应而影响进食者，宜少量多餐，化疗前、后 2 小时避免进餐，放慢滴药速度，遵医嘱使用止吐药等相应处理。

（二）心理护理

护士应根据患者的年龄，职业、文化程度及性格等情况，给予沟通和心理支持。确诊后，根据患者的心理承受能力和家属意见，决定是否告之患者真实情况。对有一定文化素养，具有正确、豁达的人生观、性格开朗和迫切要求了解病情的患者，可采用恰当的语言告知病情，缩短其期待诊断的焦虑期，并及时给予心理援助，引导患者面对现实，调动机体潜能，与癌症做斗争。对于不愿或害怕知道病情的患者，应协同家属采取保护性医疗措施，介绍治疗护理措施及必要性，以镇静的态度、熟练的操作，协助医师迅速采取有效方法，缓解患者症状，使患者产生信任感。当病情加重，患者绝望、恐惧时，应给予良好的心理支持，动员家属、亲友关心支持患者，激发其珍惜生命、热爱生活的热情和求生的欲望。

（三）病情观察

观察肺癌患者常见症状、体征的动态变化；注意有无肿瘤转移的症状；化疗、放疗者，严密观察有无恶心、呕吐、脱发、口腔溃疡、皮肤损害等不良反应；放疗者有无咽下痛、咽下困难等放射性食管炎及咳嗽、咳痰等放射性肺炎的发生；监测周围血象、血浆蛋白、血红蛋白变化；监测生命体征、尿量和体重。

（四）对症护理

1. 疼痛的护理

避免加重疼痛的因素，如剧烈咳嗽、用力排便。指导腹式呼吸、缩唇呼吸，以减少呼吸带来的疼痛。采取局部按摩、局部冷敷、支托痛处、使用放松技术、分散注意力等措施缓解疼痛。疼痛明显影响日常生活者，及早使用镇痛药。晚期患者可采用自控镇痛法（PCA），并指导患者掌握操作方法。

2. 呼吸困难

给予患者高斜坡卧位，遵医嘱吸氧。根据病情，鼓励患者下床活动，以增加肺活量。大量胸腔积液者，协助医师进行胸腔穿刺抽液。

3. 放射性皮肤损害

放疗时，取舒适体位，嘱患者不要移动身体。放疗后，穿宽松柔软的衣服，勿擦去放射部位的标记，保持照射部位干燥。照射部位只用清水洗，忌用肥皂或用力擦洗；避免阳光直接照射、热敷；忌贴胶布；避免涂凡士林软膏、红汞、碘酊、乙醇等。

（五）用药护理

1. 化疗药物护理

常用化疗药物有环磷酰胺、顺铂、卡铂、依托泊苷、长春新碱、丝裂霉素等。化疗后，应注意观察和护理化疗药物不良反应：如注意骨髓抑制反应和消化道反应的护理；注意保护和合理使用静脉血管；注意口腔护理等。

2. 镇痛药物的护理

按医嘱和用药原则用药，用药期间注意观察用药效果、药物不良反应。一般非肠道用药，可在15～30分钟后、口服用药在1小时后，可以确定疗效及镇痛持续的时间。无效时，应立即通知医师重新调整镇痛方案。阿片类药物不良反应有便秘、恶心、呕吐、镇静和精神错乱，应给予预防和相应护理。

（六）并发症的护理

1. 肺部感染的护理

遵医嘱使用敏感抗生素治疗，镇咳排痰，维持气道通畅。

2. 放射性食管炎的护理

遵医嘱给予氢氧化铝凝胶口服。必要时，应用利多卡因凝胶，食物采用流质、半流质和少刺激性饮食。

3. 放射性肺炎的护理

促进患者有效的排痰，给予适当镇咳药。遵医嘱早期应用抗生素、糖皮质激素治疗。

十二、健康教育

（一）疾病知识介绍

宣传肺癌的预防保健知识，大力宣传吸烟对机体的危害，提倡不吸烟或戒烟；治理大气污染，加强环境卫生和劳动保护，改善工矿劳动条件；防止肺部慢性疾病；对肺癌高危人群（40岁以上有长期重度吸烟史和高危职业人群、高危地区人群）定期进行体检，早期发现肿瘤，早期治疗。

（二）生活指导

指导患者加强营养支持，多食高热量、高蛋白、高维生素、高纤维素和易消化的饮食，指导家属尽可能提高患者的食欲，合理安排休息和活动。保持良好的精神状态，预防呼吸道感染，增强机体抗病能力，促进疾病康复。

（三）出院指导

督促患者坚持化疗或放射治疗，交代下次化疗或放疗的时间及注意事项，间歇期遵医嘱坚持免疫治疗及中药治疗。晚期癌肿转移的患者要交代患者及家属对症处理的措施，定期到医院复诊，提高晚期患者的生活质量。

第二节　气管及肺部其他原发恶性肿瘤

肺部恶性肿瘤以原发性支气管肺癌占绝大多数，约为肺部全部恶性肿瘤的98%。其他肺部肿瘤的发病率占肺部恶性肿瘤的0.34%～2%，其临床表现、影像学改变及生物学特性，易与原发性肺癌相混淆，如无法手术则较难明确诊断。肺部其他恶性肿瘤以肺纤维肉瘤及平滑肌肉瘤占多数，其他类型恶性肿瘤如血管肉瘤、脂肪肉瘤、横纹肌肉瘤、神经纤维肉瘤、恶性肺淋巴瘤相对更少；肺部其他恶性肿瘤与原发性支气管肺癌有相似之处，但这些肿瘤在生物学特性、诊断、治疗和预后方面有别于原发性支气管肺癌。治疗及预后方面与原发性支气管肺癌有相同之处又有区别，应根据各自肿瘤浸润情况、生物学特点选择适合的治疗方法。

一、原发性气管癌

原发性气管癌是一种少见病，约占气管-支气管肿瘤中的2%，据M.D.Anderson癌症研究中心报告1949年到1988年原发性气管恶性肿瘤54例，其中鳞癌30例（54.5%）、腺样囊性癌10例（18%）。Hajdu报告41例气管原发癌，鳞癌30例（37%），腺样囊性癌7例（17%）。至1994年综合国内报告气管癌有124例，其中鳞癌49例（39.5%）、腺样囊性癌52例（42%），腺癌10例（4.8%）、黏液表皮样癌6例（4.8%）、小细胞癌3例、类癌2例、恶性淋巴瘤1例和恶性多形性腺瘤1例。上海市胸科医院总结自1957—1999年，共诊断气管肿瘤480余例，占同期原发性支气管肺癌（10 898例）的4%，其中原发性气管癌444例，占气管原发肿瘤的92.5%。

（一）病理

原发性气管肿瘤大多来自上皮或腺体的肿瘤，主要是鳞状细胞癌和腺样囊性癌（即圆柱瘤型腺癌），类癌较少见。良性肿瘤发病较少，占原发肿瘤的25%～35%。恶性肿瘤较常见，占68%～77%，其中以腺癌和鳞癌较多，小细胞癌较少。良性肿瘤有纤维瘤、乳头状瘤、淋巴管瘤、平滑肌瘤、毛细血管内皮瘤、黏膜下血管瘤和息肉等。恶性肿瘤中以鳞癌和腺样囊性癌最为多见，后者生长速度缓慢，在黏膜下扩散，肉眼有时难于辨认其侵犯范围，某些患者虽然在气管腔内病灶较小，但肿瘤已穿出管外并浸润到纵隔内。小细胞癌、鳞腺混合癌、大细胞癌较为少见，罕见的类型包括：平滑肌肉瘤、恶性淋巴瘤、纤维肉瘤、软骨肉瘤、横纹肌肉瘤、脂肪肉瘤、血管肉瘤、癌肉瘤、恶性黑色素瘤。气管低度恶性肿瘤中以腺样囊性癌为最多见，此外包括黏液表皮样癌、类癌、恶性纤维组织细胞瘤、神经纤维瘤等。

原发性气管恶性肿瘤中鳞癌发展较快，常呈溃疡性变，向外侵犯较早。食管前壁肌层亦常累及。气管肿瘤主要的转移途径是通过淋巴道，由下向上引流至锁骨上淋巴结，而很少向下转移至纵隔和隆突下淋巴结。血道转移发生率极低，直接向管壁外浸润常常是导致死亡的主要原因。

继发性气管肿瘤都是邻近器官癌肿直接侵犯所致，如甲状腺癌、支气管肺癌、食管癌等。

（二）临床表现

气管肿瘤的最常见症状是咳嗽，常呈刺激性、顽固性干咳，多种治疗无效，在早期气管腔未出现狭窄前，多有白色泡沫状痰，当肿瘤表面出现坏死者，可有血丝痰或满口血痰，但多数患者出血量不多，可在数天内自然停止。随着肿瘤的增大，气管腔逐渐狭窄，出现进行性呼吸困难，特点为吸气性呼吸困难，吸气期延长，即所谓的喘鸣，严重者吸气时锁骨上窝、胸骨上窝和下部肋间隙都凹陷，即三凹征。此时肺部 X 线检查无特殊表现，故常有误诊为支气管哮喘。声音嘶哑是肿瘤晚期出现局部压迫、侵犯或淋巴结转移累及喉返神经所致。

肺部听诊可闻及双肺呼吸音粗糙，严重者可听到风箱气流样的声音和各种音调的哮鸣音，即使不用听诊器亦可在近身处闻及，提示上呼吸道的梗阻。

由于气管肿瘤早期症状不典型，胸片检查多无异常发现，而出现典型的上呼吸道梗阻症状时，多数已处疾病的晚期，晚期患者常有局部转移，导致颈部淋巴结肿大，颈交感神经压迫征和上腔静脉阻塞综合征等。有些在确诊前往往有数月或数年的病程，因此，对难于缓解的刺激性干咳、痰血，应尽早进行气管镜检查，以明确诊断及时治疗。

（三）诊断

对年龄在 40 岁以上，近期出现气喘性哮鸣，体位变化能诱发或减轻症状，哮喘药物治疗无效，伴有痰血或阵发性夜间呼吸困难，而无心脏病等，都是鉴别气道梗阻和支气管哮喘的要点，应做进一步检查除外气管肿瘤。气管肿瘤常容易被误诊或漏诊，多数直至呼吸困难、病情危重时才被认识，故临床诊断时对长期顽固性咳嗽伴有吸气性呼吸困难者，应引起警惕，及时做相应检查。

1. 实验室检查

痰脱落细胞学检查。气管肿瘤，尤其是恶性气管肿瘤痰细胞学阳性率较高，对判断肿瘤的良恶性有帮助。但对气管肿瘤部位、范围、侵犯程度则需要其他检查手段来明确。

2. X 线检查

X 线诊断以空气对比摄片和气管断层为最好。侧位片对颈段气管暴露较好，隆突部颌面断层片能较好地显示胸段的气管全貌。如气管腔内有软组织阴影，管壁增厚，管腔狭窄可初步做出诊断。

3. CT 检查

CT 检查在诊断气管肿瘤的累及范围、浸润深度、蔓延方向及有无淋巴结转移等方面较胸片有优势。气管恶性肿瘤常表现在气管及支气管腔内、外生长，CT 表现为沿气管生长的不规则形突起的软组织块影，多呈菜花状，并可沿气管环状生长而导致环行狭窄。肿瘤与主动脉或食管间的脂肪间隙消失，是表明纵隔已受侵犯的 CT 征象。纵隔及肺门淋巴结增大，提示气管肿瘤存在转移的可能。

4. 纤维支气管镜检查

纤支镜检查是诊断气管肿瘤最有效的手段，它既可在直视下获得细胞学及组织学诊断，又能对肿瘤的范围、部位做出定位。对气管肿瘤有较严重气管梗阻、有出血病史或在检查中发现肿瘤表面血管丰富者应慎作活检及刷检，以免出现意外。

（四）治疗

对局限于气管的早期恶性肿瘤的治疗以外科为主，手术可达到切除病变，解除气道梗阻，重建气道的作用。手术方式以气管环状切除端端吻合最为常用，某医院共实施气管手术近 500 例，其中气管恶性肿瘤 400 例，并创新设计了隆突主支气管切除，多段支气管隆嵴成型术及气管和隆突切除、分叉人工气管置换等 20 多种新术式。因此对患者一般情况较好，能够耐受手术者，应首选手术治疗；对病变范围广泛，难于手术的患者采用以放疗为主的治疗，同时辅以化疗，可取得较好的疗效。内科姑息性治疗还包括经气管镜内电烧、激光等治疗；近年来，镍钛记忆合金气管内支架为部分晚期无法手术或有手术禁忌的患者提供了新的治疗方法，具有快速、方便的特点，能够为进一步治疗赢得时间。

（五）预后

气管鳞癌肿瘤完整切除术后 3 年生存率为 24.4%。也有报告气管鳞癌伴局部淋巴结转移者生存率为 25%，气管切端阳性者生存率为 20%，对切除端阳性患者术后加用放疗可达到延长生存时间的目的。单纯放疗的中位生存期为 10 个月左右。腺样囊性癌生长相对缓慢，如手术能够完全切除，切端和淋巴结阴性术后 1 年生存率可达 85%，治愈率为 75%，但术后有较多的复发和转移。淋巴结阳性者术后 1 年生存率稍低 84%，而单纯放疗的一年生存率仅为 25%，因此如有可能应采用手术治疗。气管腺癌较其他类型气管肿瘤更易出现局部转移侵犯纵隔，手术完全切除者 1 年生存率约半数。而单纯放疗者预后较差。气管类癌好发于气管下端 1/3 段，以无气管软骨的膜部多见。切除不完全者，术后易复发。肿瘤能够完全切除者多能长期生存。黏液表皮样癌预后相对较好，完整切除者多能长期生存。

二、肺纤维肉瘤

肺部其他恶性肿瘤中肺纤维肉瘤是较为常见的一种。据 Cuecion 一组 58 例报告，其中男性 40 例，女性 18 例；国内文献报告 7 例，男性 4 例，女性 3 例。发病年龄在 3 ~ 67 岁，以青壮年多见。

（一）病理

肉眼见肺纤维肉瘤质地较软，可有假包膜，切面呈灰白或鱼肉样，无明显纤维束，少数可见肿瘤内有大片坏死，瘤体以 4 ~ 12 cm 多见，镜下病理特征为长条形或长索形细胞构成，瘤细胞间常见有纤维细丝，银染后在瘤细胞间有较多的网状纤维呈纵横交错排列。分化较好的纤维肉瘤，瘤细胞形态多变，胞核颗粒粗，核膜核仁清晰，梭形核多见；分化差者胞质少，核小，细胞可有较多的核分裂相。

（二）临床表现

肺纤维肉瘤多数生长在肺实质内，也可见于支气管腔内；肿瘤位于支气管腔内者可较早出现症状，肺实质内的多在瘤体较大时出现症状。

咳嗽为最常见的症状，痰量不多，可伴有血痰、胸痛等症状，肿瘤较大者可有咳嗽、痰血、胸闷、气急、发热、胸痛、消瘦、呼吸困难等症状。

（三）实验室检查

1. X 线检查

肺周围椭圆形或体积较大的团块影，肿块一般在 4 ~ 12 cm，边缘光滑，质地均匀，无明显分叶或毛刺。生长部位可在肺的任何一叶。与原发性支气管肺癌所不同的是尽管肿瘤很大，但极少有纵隔淋巴结肿大。

2. CT 检查

肺纤维肉瘤 CT 检查可见肿瘤呈圆形肿块，边缘光滑，密度均匀一致，纵隔多无肿大淋巴结，CT 检查能够对肿瘤的定位及与肿瘤周边的关系提供帮助。

3. 纤支镜检查

生长于支气管腔内的肺纤维肉瘤在纤支镜下可见支气管腔内息肉样的新生物阻塞管口；位于肺实质内的肺纤维肉瘤在纤支镜下可见管腔外受压变窄的改变。

（四）治疗及预后

肺纤维肉瘤以局部侵犯及转移为主，较少出现淋巴道转移，对放疗和化疗相对不敏感。故治疗原则以手术治疗为主，肺纤维肉瘤多数较大，肿瘤可达 10 cm 以上，如肿瘤原发于纵隔面肿瘤可向纵隔直接侵犯，侵及大血管及纵隔组织，手术时难于完全切除。此时在手术时应在未完全切除的肿瘤部位安放银夹标记为术后放疗做准备。对于手术完全切除的患者预后相对较好，术后 5 年生存率为 40% ~ 50%，最长术后生存 24 年；而手术切除不完全者，如术中见肿瘤广泛侵犯壁层者易复发，多数在术后 2 年内死于局部或远道转移。术后加用化疗和放疗能够部分控制复发并延长生存期。

三、肺平滑肌肉瘤

肺平滑肌肉瘤可来自气管和支气管平滑肌组织，也可来自肺组织内的血管壁以及肺动脉干的平滑肌组织，以来自支气管平滑肌组织者占多数。

（一）病理

肿瘤多数起源于支气管和肺血管的平滑肌组织，左右肺、上下叶发生率无明显差异，肉眼下肿瘤多无包膜，质地中等，肿瘤细胞呈长条形，两端较钝，也有细胞呈小圆形或多形性，细胞大小型态较一致，胞质较少，胞核圆形；核仁和核膜不甚清楚，可见有核分裂相，分化较低的肿瘤细胞平滑肌细胞形态和排列难以辨认，需特殊染色才可判断组织来源。血管平滑肌肉瘤来自肺实质血管壁的平滑肌组织，肉眼见瘤体呈褐色，血管丰富，外形呈囊形或不规则形，镜下由大小不等的血管和变异的平滑肌细胞所组成，常可见大片坏死，血管走行不定，管腔不规则扩张呈海绵状或不规则形状，管壁明显增厚，部分管壁平滑肌细胞与周围的梭形瘤细胞融合成片，难以辨别。肿瘤血管内可有瘤栓。

（二）临床表现

发病年龄据报告可自新生儿到 92 岁，国内 25 例报告年龄在 19 岁到 58 岁，早期肿瘤较小时无任何症状，部分患者（12% ~ 32%）体检发现肺部肿瘤。最常见的症状为胸痛、咳嗽、发热，国内报告 25 例中 22 例均有不同程度的咳嗽，干咳或有痰，痰中带血丝者，约有半数，有一例咯血量每天达 800 mL，其他症状有胸闷不适（23%），活动后气急（27%）等，合并有肺不张或阻塞性肺炎患者可有高热、咳嗽、咯血、咳痰等症状。尽管咳嗽症状非常常见，但痰液检查很少能够检查到瘤细胞。

（三）实验室检查

1. X 线检查

X 线胸片上多呈圆形或椭圆形的阴影，多数肿瘤直径超过 5 cm，边缘多较清楚，密度中等、质地均匀，少数可略呈大分叶状，分层片可见肿瘤压迫或推移支气管的征象。肿瘤阻塞支气管管腔时可引起肺叶不张或阻塞性肺炎。

2. CT 表现

CT 表现为胸腔内较大的实质性肿瘤阴影，密度中等、部分肿瘤内部可见有低密度的液化坏死表现。CT 较少见纵隔淋巴结肿大。

3. 纤支镜检查

对原发于肺周围实质内的肺平滑肌肿瘤，纤支镜检查仅可见到支气管管腔受压变形的间接表现。病灶起源于较大支气管的肺平滑肌肉瘤可侵犯到支气管腔内，纤支镜可见管腔内肿瘤新生物呈息肉状，支气管黏膜受侵犯表现。

（四）治疗和预后

肺平滑肌肉瘤对化疗及放疗不敏感，治疗以手术为主，手术切除指征可适当放宽，虽然肿瘤很大，但多数在手术时无纵隔淋巴结转移。手术切除不完全者，术后可给予辅助性化疗及放疗，对肺叶切除后的单个复发病灶，如肺功能允许，可再次手术。

四、肺原发性横纹肌肉瘤

肺原发性横纹肌肉瘤十分罕见，男性患者多于女性，中年患者居多。肺组织无横纹肌纤维，发生于肺的横纹肌肉瘤其组织来源：①原始间叶细胞的肌源性化生。②其他结缔组织的化生。③咽部或食管区横纹肌母细胞的异位游走所致。

（一）病理

肿瘤瘤体较大，可大 20 cm 以上，表面光滑，可有假包膜，瘤体切面呈鱼肉样，或粉红色，易侵犯静脉和支气管，也有部分患者，原发于支气管腔内。镜检肿瘤多为多形性及巨细胞组成。

（二）临床表现

早期常无症状，合并感染时可有咳嗽，痰血等症状，肿瘤较大时可产生肿瘤压迫症状。但无特征性。

（三）实验室检查

1. 胸片

肿瘤多生长在肺周围，发展迅速，呈密度致密，边界清晰，无分叶和毛刺，亦无子灶，早期无症状，故就诊诊断时肿瘤体积多较大。

2. CT 检查

对肿瘤的定位及有无局部侵犯有帮助，多无纵隔淋巴结肿大。

（四）诊断

症状对诊断可有提示作用，对胸部 X 线有较大的实质性占位病变，肿瘤增大迅速者，应考虑到此病的诊断，诊断须获得组织学标本。

（五）治疗

首选手术切除，预后与肿瘤大小及局部侵犯相关。术后加化疗和放疗对提高预后有帮助。

五、肺原发性癌肉瘤

癌肉瘤可见于子宫，鼻咽部，乳腺，支气管，膀胱及食管等部位，原发于肺部的癌肉瘤，在肺部其他恶性肿瘤中极为罕见。肺癌肉瘤于 1908 年由 Kika 首次报告，到目前国内文献共报告 79 例。其发病年龄为 26～81 岁，以 50～69 岁为发病高峰，男性多于女性。

癌肉瘤组织发生有不同的看法，Jenkins 认为此瘤以癌为主，肉瘤是结缔组织的反应增生，Willis 则认为先发生癌变而后出现肉瘤变；另有学者认为肺原发性癌肉瘤是来源于不同成分的癌成分和肉瘤成分。归纳国内学者观点有三种：①癌和肉瘤同时存在学说。②合成学说：癌肉瘤组织诱导间质中的细胞上皮或间质分化而演变为癌和肉瘤。③复合学说：有多能干细胞向上皮或间质分化而演变为癌和肉瘤，使两种组织成分混合或融合为一体。

（一）病理

大体标本分为中央型（管内型）瘤体较小，可有蒂，呈息肉状，亦可沿支气管腔扩展。切面呈鱼肉样，质脆。周围型体积较大，可达 15 cm，肿物中等或较硬，质地均匀，色灰白或灰黄。有出血时呈褐色。镜下为含有癌和肉瘤两种成分的混合性肿瘤。癌的成分以鳞癌多见，且常为非角化者，此外，亦可为腺癌，肺泡细胞癌和大细胞癌，或各种类型的混合癌。肉瘤成分以纤维肉瘤最多见，此外，也见于多形性横纹肌肉瘤，平滑肌肉瘤，骨肉瘤，软骨肉瘤和恶性纤维组织细胞瘤等。

（二）临床表现

周围型在早期多无症状，体检时可发现，因症就诊者，肿瘤体积多较大，主要症状为咳嗽、咳痰，可有血丝痰或血块痰、胸闷、气短、发热、乏力和消瘦。肿瘤较大或发生于较大支气管时可出现支气管阻塞所致的支气管肺炎、肺不张、支气管扩张、肺化脓症等。

（三）实验室检查

1. 痰脱落细胞学

检查多数为阴性，仅个别病例可查见癌细胞。

2. 影像学检查

X 线表现：周围型在肺野中见肿瘤阴影，质地均匀，密度较高，部分可有分叶，边界清晰，一般无空洞或钙化。与肺癌的影像学改变较难区别。CT 检查可在纵隔窗内见部分有纵隔淋巴结肿大。

3. 支气管镜检查

对中心型癌肉瘤有诊断价值，可通过支气管镜活检取样获得病理诊断，周围型者可通过 TBLB 对诊断提供帮助，但所取标本较小，多数难于做出精确诊断。

（四）治疗

手术切除为首选治疗方法。早期病例手术治疗后预后较好，近年来为了提高生存率，在手术后多采用术后放疗或和化疗为主的综合治疗。对无手术机会的则采用放疗和化疗结合的综合治疗方法。文献报告：经积极的手术切除，术后放化疗，肺癌肉瘤 1 年生存率为 67%，3 年生存率为 53%，5 年生存率为 43%。化疗多采用 ADM、VDS、DDP 方案化疗，也有采用新的抗肿瘤药物治疗，但远期疗效仍有待观察。

六、肺原发性恶性淋巴瘤

原发于肺内的恶性淋巴瘤较为少见，国内文献报告有 7 例；欧美国家肺淋巴瘤的发病率高于国内，Koss 1983 年曾分析研究 161 例原发性肺霍奇金淋巴瘤，并对肺原发性恶性淋巴瘤进行描述。

（一）病理

肺原发性恶性淋巴瘤起源于肺支气管黏膜下的淋巴结组织及动静脉周围的淋巴组织，瘤细胞可沿淋巴管道的走向浸润生长及蔓延。瘤体皆位于肺实质内，可以表现为单发韧性肿物，大小可在 3 ~ 19 cm 之间，色灰白、淡黄至淡粉色，无包膜，肿物边界多不清晰。瘤细胞有恶性表现（细胞不成熟、形态单一、以小淋巴细胞为主），病变以上叶多见，分化差者细胞形态像淋巴母细胞，细胞大、胞质多·核成圆形，染色质细，可见核仁。分化好者，细胞如成熟的小淋巴细胞，呈小圆形，胞质少，核圆形，深染。核膜厚，染色质成块，无核仁，恶性淋巴瘤伴巨球蛋白血症者不少见，常为 IgM 型，少数为 IgG 和 IgA。淋巴瘤病理分类较复杂，过去从病理形态上分为淋巴肉瘤和网状细胞肉瘤二大类，目前多以小淋巴细胞淋巴瘤、浆细胞样淋巴瘤、滤泡中心细胞淋巴瘤和 B 细胞淋巴瘤划分。

（二）临床表现

约半数患者无症状。常见症状有发热、咳嗽、咯血，体重减轻，胸痛、胸闷、皮肤瘙痒等非特异性症状。如病灶位于肺尖部、生长速度快可出现上腔静脉压迫综合征、胸腔积液等表现。少数患者可出现声音嘶哑、膈肌麻痹等。

（三）实验室检查

1. 痰液脱落细胞检查

痰液脱落细胞检查极少阳性，纤支镜检查可见有支气管管腔受压、变形等间接征象。

2. X 线检查

肺内孤立性圆形或椭圆形阴影，可呈巨大团块影，边缘多数模糊不清，密度均匀，肿瘤极少钙化。肺门淋巴结少数有肿大。极少有远道转移。

3. CT

表现为胸腔内巨大的圆形或椭圆形肿块、边界清楚，肿块密度均匀，少数可见有低密度的液性暗区。

（四）治疗及预后

以手术治疗为主，如能完整切除，术后辅以化疗，可有较好的预后。肿瘤出现恶性胸腔积液者预后不佳；无法手术者可采用以化疗联合放疗的综合治疗。5 年生存率为 42% ~ 46%。

七、肺原发性霍奇金病

肺原发性霍奇金病及为罕见，据综合（1990）文献报告共有 61 例。女性 36 例，男性 25 例，年龄 12 ~ 82 岁，发病以 20 ~ 30 岁及 60 岁以上较为集中。

（一）病理

结节硬化型、混合细胞型、霍奇金肉芽肿及未分型为主要病理类型。

（二）临床表现

典型为持续性干咳伴轻度胸痛，其他症状有发热、消瘦、呼吸困难、咯血、疲劳、喘鸣等；约 20% 患者无任何症状，查体发现肺部病灶。多数患者无任何体征，部分患者见有肺实质体征、喘鸣、湿啰音；很少有浅表淋巴结肿大；少数患者可见有杵状指。

（三）实验室检查

1. 痰液检查

罕有阳性，脱落细胞无法做出诊断。

2. X 线检查

表现为单发或多发结节占多数，其次为肺部浸润阴影，以密度不均的浸润影多见，少数患者可见有肺不张及胸腔积液。

3. 纤支镜检查

多数纤支镜检查正常，部分患者镜下可见有非特异性的间接征象如支气管管腔狭窄变形、管壁受压、黏膜下浸润等改变。纤支镜检查病理阳性率极低。周围型肺霍奇金病 TBLB 检查，有助于诊断。

（四）治疗及预后

手术前难于做出诊断，治疗以手术治疗为主，术后加以化疗和放疗，预后相对较好。5 年生存率可达 70%～90%；对无手术指征者，放疗及全身化疗可提高生存时间，双侧病变、纵隔淋巴结转移、病灶累积胸膜、伴有空洞者预后较差。近年来，由于新的化疗药物的临床应用，对部分晚期肺霍奇金病的内科治疗提供了更多的可选择手段。

八、肺原发性恶性纤维组织细胞瘤

肺原发性恶性纤维组织细胞瘤好发于四肢及躯干，以下肢及臀部为多见，男性略多于女性，50 岁以上者多发，国外报告有 22 例，国内近十年报告肺恶性纤维组织细胞瘤 12 例，年龄 10～70 岁，肿瘤平均 8 cm。

（一）病理

肿瘤多较大，包膜多不完整，镜检成纤维细胞为主要成分，呈圆形、多边形，异形明显的组织细胞样细胞组成。核居中，染色质呈粗颗粒状，一个或两个核仁，胞质淡，嗜伊红，偶见巨细胞、中间形细胞，核黄色瘤样细胞等。免疫组织化学染色对上皮标志物抗体呈阴性反应，但对非上皮标志物抗体呈阳性反应。

（二）临床表现

发病以 50 岁以上多见，症状有咳嗽、痰血及胸痛，其他有低热、体重减轻、气短等，但也可无任何症状。

（三）实验室检查

胸片可见圆形或椭圆形块影，密度相对均匀，边缘清晰，可有局部侵犯如胸壁、脊柱或膈肌，较大肿瘤者可见有空洞形成。CT 检查：除见有肿瘤影外，多数无纵隔淋巴结肿大。

（四）治疗

以手术治疗为主，术后可辅以放疗和化疗。预后与肿瘤大小、有无局部及远道转移相关，但有部分患者在术后出现局部复发和远道转移，以血行转移多见。

九、肺网状细胞瘤

肺网状细胞瘤，我国各地的统计资料与国外有所不同，其发病率高于霍奇金病。但发生于肺部的仍属少见。

（一）病理

网状细胞大量增生，形态大小不一。细胞核结构不一致，体积较大，呈弥漫性分布。无分巢现象。核形不规则，染色质少而细，可见核仁。

（二）临床表现

本病发病年龄高峰在 31～40 岁。男性患者较多。主要症状为咳嗽、咯血和胸痛。

（三）实验室检查

1. X 线胸片

以周围型肿瘤多见，常呈巨大团块阴影，边缘清晰。可累及整个肺。较少引起支气管腔内阻塞现象。

2. 扫描

可对肿瘤的大小及局部侵犯做出定位。

（四）诊断

症状常无特异性，痰液及支气管镜检查对诊断帮助不大。根据 X 线及 CT 可对诊断提供线索。确诊常须手术剖胸。

（五）治疗和预后

肿瘤体积较小，手术能完全切除者预后较好。部分患者可长期存活。对姑息性切除者，术后易给予化疗或放疗可减少局部复发及远道转移率。

十、肺母细胞瘤（肺胚层瘤）

（一）病理

镜检见肿瘤部分有纤毛柱状上皮及腺体分化，以及基膜样结构的内胚层组织。也有人认为肿瘤可由成熟的肺间质中原始中胚层间质细胞形成。肿瘤细胞形态大小不一，呈梭形或椭圆形，核浓缩、核分裂象。上皮细胞与肉瘤细胞间分界不清，可见移形结构。不规则腺管内有双层或多层柱状上皮细胞。

肺母细胞瘤为极少见的原发性肺部肿瘤。此病占肺原发性恶性肿瘤的 0.25% ~ 0.5%。发病年龄从 2 个月到 80 岁，平均年龄 40 岁，男性患者多于女性（21：7）。

组织起源以肺胚基来源较为公认，认为肿瘤来源于原始多能性间质及肺母细胞。有人认为是肺癌肉瘤的一种变异，但肺母细胞瘤多好发于肺周围部位，形态类似胚胎早期的胚肺。瘤细胞向各种不同类型的上皮和间叶细胞分化。

肺母细胞瘤多含有上皮和间质两种恶性成分，故认为是癌肉瘤的一种亚型，因其发病似肾母细胞瘤故称肺母细胞瘤，也有称为肺胚胎型癌肉瘤。肿瘤多较大，2 ~ 26 cm，有包膜或假包膜，也有无包膜，但边界清楚，多呈圆形或椭圆形，表面可呈结节状，肿瘤有包膜或假包膜，切面呈灰白、粉红、棕色似鱼肉状，部分肿瘤可见有囊性变表现。肺母细胞瘤以膨胀性生长为主，局部浸润性生长相对较少。虽可侵犯肺胸膜和支气管外壁，但较少侵犯胸壁或侵入支气管腔内。镜检见肿瘤有纤毛柱状上皮及腺体分化和基膜样结构的内胚层组织，细胞形态大小不一，呈梭形或椭圆形，核浓染，伴有分裂象。肿瘤生长部位以肺的周围多见，极少见于肺的中心部位；病变多为单发，也可多发，且以双肺多发较多。

（二）临床表现

以呼吸道症状为主，主要为咳嗽、气急、咯血、胸痛等，亦有发热、乏力、食欲不振、占 90%。

（三）实验室检查

1. 痰检

无法做出细胞学诊断。

2. X 线检查

胸片见椭圆形或圆形肿块，多呈分叶状，边界清楚，无毛刺。多数肿瘤超过 10 cm，肿瘤内无钙化。CT 常显示肿瘤位于肺周围部，多较巨大，但多无纵隔淋巴结肿瘤，部分肿瘤可有局部浸润。

3. 支气管镜

对本病诊断帮助不大。可见肿瘤压迫所产生的支气管腔内的间接征象。

4. B 超或 CT 定位下经皮肿瘤穿刺

仅做细胞学检查很难做出诊断，采用较粗的活检枪活检，有可能获得诊断。

（四）诊断

多为手术探察或术后做出诊断。

（五）治疗

以手术切除为首选，多数患者术后须用放疗和辅助化疗。近年来新的化疗方案选用 IFO+EPI+VP-16 或 IFO（CTX）+EPI=DDP，部分患者可获得明显的疗效。

（六）预后

肿瘤直径大于 5 cm，或治疗后出现转移者是预后不良的标记。多数患者生存率在 2 年以内。手术切除 5 年生存率 6%。转移可出现淋巴道或血行转移。一旦出现转移，半数患者在 3 ~ 12 个月死亡。

十一、血管源性肿瘤

肺原发性血管源性肿瘤，可分为血管内皮细胞肿瘤及外皮细胞瘤。较多见于皮下、肌肉及内脏（肝、肺、脾）。肺部血管源性肿瘤较为罕见，发病年龄在 10 ~ 73 岁，平均年龄为 51.5 岁，男性多于女性，青少年发病较少。

（一）病理

肿瘤生长呈良性肿瘤的特征。大体标本切面可见丰富的血管。镜检见肿瘤组织由不典型的毛细血管构成。或由分化不良的内皮细胞或血管外皮细胞形成。镜下细胞呈圆形，椭圆形或梭形。肿瘤可坏死形成空腔或伴有液化。

（二）临床症状

主要为持续性咳嗽，咯血。肿瘤较大者可出现压迫支气管所产生的症状，如胸闷、气急、胸痛等。

（三）实验室检查

X 线胸片及 CT 示肿瘤成圆形、边缘光滑，密度均匀，部分可见有低密度区，瘤体可达 5 ~ 15 cm，甚至可占据一侧胸腔。

（四）诊断

临床有咳嗽、咯血，胸腔内有巨大肿瘤，应考虑到此病的可能，确诊需剖胸探察。

（五）治疗

首选手术切除，部分肿瘤发现时多已侵及局部如胸膜、肋骨、胸壁和纵隔等，晚期可出现血道和（或）淋巴道转移。无手术指征者可选用化疗或放疗，但一般疗效较差。

参考文献

［1］赵洪文，高占成，代冰．呼吸系统症状与全身性疾病［M］．北京：人民卫生出版社，2015.

［2］白冲，李强．呼吸内镜培训教程［M］．上海：世界图书上海出版公司，2015.

［3］白春学，蔡柏蔷，宋元林．现代呼吸病学［M］．上海：复旦大学出版社，2014.

［4］毕丽岩．呼吸内科学高级医师进阶［M］．北京：中国协和医科大学出版社，2016.

［5］杨岚，沈华浩．呼吸系统疾病［M］．北京：人民卫生出版社，2015.

［6］陈金辉．睡眠呼吸暂停低通气综合征临床诊治手册［M］．北京：人民军医出版社，2015.

［7］吴丛山．呼吸系统疾病的检验诊断与临床［M］．上海：上海交通大学出版社，2015.

［8］万欢英，高蓓莉，项轶．呼吸内镜基本操作与临床应用［M］．北京：人民卫生出版社，2015.

［9］郭佑民，陈起航，王玮．呼吸系统影像学［M］．第2版．上海：上海科学技术出版社，2016.

［10］韩颖萍．实用呼吸病临床手册［M］．北京：中国中医药出版社，2016.

［11］何权瀛．常见呼吸疾病诊疗指南专家共识解读［M］．北京：人民卫生出版社，2015.

［12］何权瀛．呼吸内科［M］．北京：中国医药科技出版社，2014.

［13］何权瀛．基层常见呼吸疾病诊疗常规［M］．北京：人民军医出版社，2015.

［14］王昌惠，范理宏．呼吸介入诊疗新进展［M］．上海：上海科学技术出版社，2015.

［15］胡建林，杨和平．呼吸疾病鉴别诊断与治疗学［M］．北京：人民军医出版社，2015.

［16］黄茂．呼吸内科临床处方手册［M］．南京：江苏科学技术出版社，2015.

［17］黄志俭，陈轶强．呼吸与各系统疾病相关急危重症诊治通要［M］．厦门：厦门大学出版社，2014.

［18］Robert M. Kacmarek，Steven Dimas，Craig W. Mack．呼吸治疗学精要［M］．第4版．北京：人民军医出版社，2015.

［19］李龙．呼吸科住院医师临床手册［M］．兰州：兰州大学出版社，2013.

［20］王爱梅，李晓明．血液、循环和呼吸系统［M］．北京：科学出版社，2015.

［21］李志奎．呼吸内科［M］．西安：第四军医大学出版社，2014.

［22］朱惠丽，贝政平．呼吸系统疾病诊疗标准［M］．上海：上海科学普及出版社，2014.

［23］孟昭泉．呼吸系统疾病防治手册［M］．北京：金盾出版社，2014.

［24］倪子俞．呼吸基础与临床［M］．北京：中国医药科技出版社，2011.

［25］钟小宁，柳广南．呼吸系统疑难病例解析［M］．北京：科学出版社，2013.

［26］赵建平，陈安民，徐永健．呼吸疾病诊疗指南［M］．第3版．北京：科学出版社，2013.

［27］肖毅．呼吸内科疑难病例析评协和医生临床思维例释［M］．北京：中国协和医科大学出版社，2013.

［28］朱毅．最新呼吸科疾病诊疗指南荟萃［M］．南京：东南大学出版社，2013.

［29］吴昌归，李志奎．西京呼吸与危重症医学科临床工作手册［M］．西安：第四军医大学出版社，2012.